HISTOIRE

DES

Eaux minérales de Vichy

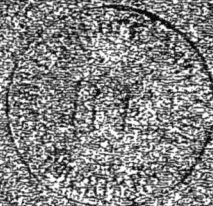

PAR

Antonin MALLAT

ET

Le Docteur J. CORNILLON

Ex-Interne des Hôpitaux de Paris
Ancien Médecin Inspecteur adjoint des Eaux de Vichy
Médecin honoraire de l'Hôpital thermal de Vichy

DEUXIEME FASCICULE

Orné de onze planches hors texte

2, Rue Casimir-Delavigne

1907

CHAPITRE III

LA SOURCE DE L'HÔPITAL

La source thermale qui, de temps immémorial, jaillissait à Vichy, proche de la ville, entre celle-ci et le quartier des Bains, à égale distance de la *Grande-Grille* et des *Célestins,* n'a été connue, jusqu'au milieu du xviiiᵉ siècle, que sous le nom caractéristique de *Gros Boulet.*

Elle ne devint la *Source près de l'Hôpital* qu'à partir de l'époque où l'hôpital thermal de Vichy, transporté hors les murs de la vieille ville, dans l'enclos légué, en 1741, à ses administrateurs par l'abbé Pierre de l'Arbre, curé de Vichy, prit quelque importance. Ce ne fut cependant qu'aux alentours de 1816 que le nom de *Source de l'Hôpital* commença véritablement à l'emporter sur celui de *Gros Boulet* : on dira même dans la suite tout simplement l'*Hôpital,* et personne alors ne se rappellera le premier nom de cette sœur de la *Grande-Grille* et du *Puits Carré.*

Cette histoire de la *Source de l'Hôpital* sera donc aussi celle du *Gros Boulet.* Il était bon, néanmoins, que, dès le début de ce chapitre, nous donnions cette indication nécessaire afin qu'on puisse se reconnaître quelque peu en lisant ce qui va suivre.

Ce fut Jean Banc qui, le premier, traita, en 1605, de la source *tiède* de Vichy sans toutefois lui donner de nom : « J'ai veu à Vichy, dit-il, près les murailles de la ville, un peu plus à costé que le chemin venant de Molins, une source tiède fort riche, qui boult à fort gros bouillons et a le goust aigret avec un desboire de bitume un peu nitreux comme les eaux de Vic-le-Comte. C'est merveille de la quantité de telles sources minérales et médicamenteuses qui sont en ce territoire de toutes sortes ; je croy que les unes ont faict tort aux autres, car s'en estant rencontré de froides, aigrettes, potables, on s'y est totalement

La Source de l'Hôpital.

arresté sans se soucier de tirer expérience des propriétés des tièdes. De façon que jusques icy elles n'ont guières d'employ, bien qu'il y aye beaucoup d'apparence qu'elles rendraient de beaux succès contre les maladies. »

Mareschal est plus précis. La *Fontaine Quarrée,* qui « est plus tempérée en sa chaleur » que les *bains,* se trouve sur « la douë (1) du fossé de Vichy, du côté du Nord ». Elle a « quatre pieds en quarré et profond », et « bien que d'une chaleur plus tempérée, ne cède rien en vertu aux autres plus chaudes ». Elle est « la plus utile et usitée des fontaines du lieu pour les buveurs ».

Joly, dans sa lettre à M. de Basville, consacre tout un alinéa au *Gros Boulet, ainsi dit à cause de son gros bouillon.* « La troisième source de Vichy est le *Boulet Quarré* sur les fossez de la ville, dont le goust est beaucoup plus acide que les autres, ce qui feroit croire que le vitriol ou son sel y prédomineroit. L'expérience n'y contrarie pas. Elle est la plus apéritive de toutes et a un peu plus de minéral. L'eau en est moins chaude que la première appelée *la Grille.* »

Du Clos, en 1675, s'exprime ainsi : « L'eau du *Grand Boullet,* que l'on dit estre un peu acide en sa source, s'est trouvée insipide estant apportée. En la faisant évaporer il se formoit de petites pellicules à la surface, et après l'évaporation la résidence s'est trouvée estre 1/176 du poids de l'eau : c'estoit un sel meslé de 1/22 de terre grise fibreuse qui en a esté séparée. Ce sel estoit de qualité nitreuse, comme celui de la *Grille de Fer,* du mesme lieu. Ayant esté fondu au feu, dans un creuset, il a pris couleur tannée. »

Le Rat rapporte que l'eau du *Gros Boulet* ou *Boulet Carré* est moins chaude et plus acide que celles de la *Grille de Fer* et de la *Grille de Bois :* « c'est là, la seule différence ».

Claude Fouët, dans ses deux livres de 1679 et de 1686, écrit que le *Gros Boulet* « est proche de la ville ». Son eau, « plus que tiède », fait moins d'impression sur la langue que celle de la *Grille.* « La saveur, en la buvant, est encore saline, mais après, cette saveur dégénère en amertume légère. »

---

(1) *Douë, douet* ou mieux *doit,* petit cours d'eau. Au féminin, *la dois* ou *la douë* vient de *ductio,* conduite. On sait que Vichy était, au moyen âge, une ville fortifiée entourée de fossés. Ce mot *douë* ou *douet* était assez répandu dans notre région. A Cusset, le bief du Sichon, qui traverse la ville et qui provient de l'écluse des Couteliers, s'appelle encore aujourd'hui le *Douet.*

En 1707, Burlet s'exprime ainsi : « L'eau du *Gros Boulet* est
tiède, assez limpide, d'un goût plus piquant que celui de la *Grille*,
d'une odeur qui semble participer quelque chose du fer. La boue qui
se trouve dans un espèce de petit ruisseau, qui sert comme de déchar-
geoir à cette fontaine, est noire. L'ayant fait sécher, il m'a paru
qu'avec la pierre d'aimant j'avais enlevé quelques particules. Cette eau
est assez d'usage ; elle est plus forte et plus purgative que celle de la
Grille. Mêlée avec l'infusion de noix de galle, elle devient d'une couleur bien plus ambrée et plus foncée que l'eau de la *Grille*. Par l'évaporation elle a donné, par pinte, près de 18 grains de résidence,
plus que l'eau de la *Grille*. Par les essais, j'ai trouvé la même chose
qu'à l'eau de la *Grille* et du *Puits des Capucins* ; elle fermente avec
tous les acides et le papier bleu rougi par un acide y reprend sa
couleur. »

« La cinquième fontaine de Vichy est, dit Piganiol de la Force,
sur les fossez de la ville, en allant du côté des Bains ; on l'appelle le
Gros Boullet Quarré. L'eau en est moins chaude que celle de la *Grille* ;
d'ailleurs elle est abondante, limpide et d'un goût plus agréable que
les autres. »

Avec de Lassone, le nom de l'*Hôpital* entre en scène. « La sixième
source de Vichy, écrivait-il en 1753, se nomme le *Gros Boulet* ; elle
est à côté d'une des portes de la ville, *près de l'hôpital* ; elle se trouve
renfermée dans un bassin quarré de pierre d'environ trois pieds et
couvert d'une grille de fer ; l'eau est fournie à gros bouillons par une
seule source. A côté d'un des angles extérieurs de ce bassin, il y a un
bouillon d'eau dont le jet, au-dessus du sol, s'élève à quatre ou cinq
pouces ; l'eau qu'il fournit se confond avec celle qui sort du *Gros
Boulet* et le ruisseau qu'elles forment va se rendre dans l'Allier, qui
n'en est pas éloigné. »

Le 10 juillet 1750, de Lassone trouva au *Gros Boulet* une température de 29° Réaumur, soit 36° centigrade 25 ; elle était, d'après
l'intendant Tardy, de 30° 1/2 au thermomètre Réaumur (1) en 1755.

Dans son *Dictionnaire universel de la France*, publié en 1771,
Robert de Hesseln, « professeur de langue allemande et inspecteur de
MM. les élèves de l'Ecole royale militaire », démarque simplement
tout ce que Piganiol de la Force avait écrit sur Vichy en 1722. Il
complète son article par l'analyse de l'*Examen des Eaux de Vichy*, de

(1) Soit 38° centigrade 125.

Burlet, à qui il emprunte le cas de M. Tessé, avocat au Parlement, qui accompagna à Vichy M. le premier président de Harlay et qui but sans précaution et sans besoin des eaux qui lui donnèrent une dysentérie dont il mourut.

Raulin (1), en 1777, donne une analyse succincte des eaux de Vichy par les réactifs et l'évaporation. A la fin de son travail, il conclut que ces eaux contiennent, par pinte, 64 grains d'alcali minéral nullement savonneux, et 8 grains tant de terre calcaire que de terre absorbante, « dont cette dernière fait la moindre partie ».

Desbrest est plus complet : le 27 août 1777, le thermomètre Réaumur plongé dans le *Gros Boulet* « qui est à quatre ou cinq cents toises de la *Maison du Roy* et à son midi sur le chemin des bains à la rivière d'Allier, du côté de la ville et tout près de l'hôpital », marqua 29°, c'est-à-dire exactement la même température qu'avait trouvée de Lassone en 1750. Une livre d'eau de cette source contenait :

Terre calcaire.........................	3 grains 1/6
Sel neutre à base pure d'alkali marin.......	8 grains 1/4
Sel alkali minéral ordinaire, alkali végétal, etc.	40 grains 1/2
Fluide élastique	4 pouc. cub. 1/2
Esprit sulphureux volatil	beaucoup
Phlogistique pur......................	peu

Desbrest ajoutait en note : « J'appelle phlogistique pur celui qui est isolé dans les eaux et qui ne fait pas partie des matières salines dans la composition desquelles il entre. Ce phlogistique est celui qui, en s'unissant à l'acide caustique de la chaux, produit l'odeur dont il est parlé plus haut (2). »

Mossier donne comme température de l'eau du *Gros Boulet* le chiffre de 30° Réaumur (3), et il indique qu'une livre de cette eau contient, d'après son analyse de l'an VIII, les matières suivantes :

(1) Raulin, *Parallèle des eaux minérales d'Allemagne qu'on transporte en France et de celles de la même nature qui sourdent dans le royaume*, in-12. Paris, Imprimerie royale, 1777.

(2) Desbrest prétend avoir constaté une odeur semblable à celle produite par le frottement de deux cailloux ou de deux pierres à feu lorsque l'on verse de l'eau de chaux nouvellement faite sur de l'eau de la *Grande-Grille*.

(3) Soit 37° centigrade 50.

Acide carbonique	non dosé	
Carbonate de chaux	2 grains	45
— de magnésie	0	27
— de fer	0	36
— de soude	33	52
Sulfate de soude	6	27
Muriate de soude	1	10
TOTAL	43 grains 97	

La Source de l'Hôpital.

« Avant 1785, la *Fontaine de l'Hôpital* était renfermée dans un bassin de forme carrée de deux pieds de hauteur, sur cinq de largeur et de longueur ; elle était garnie de barreaux de fer pour empêcher les animaux de venir s'y abreuver. A un des angles du bassin sortait un fort jet qui s'unissait avec le trop plein de la fontaine et allait se perdre dans les eaux de la rivière.

« En 1804 on réunit toutes ces eaux ; on construisit un nouveau bassin de forme carrée que l'on éleva de plusieurs mètres et dont on ferma hermétiquement l'ouverture supérieure ; sur une des faces de cette tour quadrangulaire, on pratiqua une ouverture où l'on plaça un tuyau à la hauteur d'environ deux mètres, afin de procurer de l'eau aux buveurs ; elle tombait dans un bac en pierre placé au-dessous et qui servait au voisinage, qui trouvait l'eau toute chaude pour y laver le linge et autres objets (1). »

Dans son rapport d'avril 1807, l'inspecteur Lucas, énumérant les sources qu'il surveillait depuis 1802, indique « le *Gros Boulet* près de l'hôpital ».

Le 5 juillet 1817, M. Roze Beauvais, architecte de l'Etablissement thermal, décrivait comme suit la *Fontaine de l'Hôpital* : « Elle est actuellement renfermée dans un piédestal carré en pierres de taille calcaires de deux mètres de largeur sur chaque face extérieurement; n'a réellement, intérieurement, qu'un mètre à cause de l'épaisseur des doubles murs en pierre, faits pour empêcher les infiltrations de l'eau minéralisée sur les parois extérieures de cette fontaine ; mais cette précaution n'a servi à rien : les eaux filtrent à travers les joints de ces pierres et les détériorent insensiblement.

« Le réservoir de cette fontaine, dont la capacité présente, sur une hauteur d'eau de 1^m32, la quantité de $1^{mc}32$ d'eau, offre peu de res-

(1) V. Noyer, *Lettres topographiques sur Vichy*, 1833.

Pendant son premier séjour à Vichy, en 1820, et aussi lorsqu'il y revint en 1822, Longchamp remarqua dans toutes les Eaux de Vichy, exposées à l'air, mais principalement dans celle de la *Source de l'Hôpital*, des flocons de matière verte qui restaient à la surface de l'eau et qu'on était obligé d'enlever plusieurs fois dans la journée avec des écumoires spéciales, alors que ceux qui se formaient pendant la nuit se précipitaient au fond du réservoir qu'il fallait, pour ce motif, nettoyer le samedi soir de chaque semaine. Il pensa que ces sortes de conferves, semblables en tout à la *barégine* qu'on trouvait dans les eaux minérales des Pyrénées, étaient formées par une matière végéto-animale qui se déposait de préférence sur le sous-carbonate de chaux précipité sur les parois du bassin. A l'analyse, 100 parties de cette matière végéto-animale, préalablement desséchées et débarrassées de la chaux, de la magnésie, de la silice et de l'oxyde de fer qu'elles pouvaient contenir, produisirent à la distillation 10,13 de sous-carbonate d'ammoniaque et 26,18 de charbon pur.

D'Arcet, pendant un des séjours qu'il fit à Vichy, recueillit à la *Source de l'Hôpital* des échantillons de cette matière verte qu'il rapporta à Paris et remit à Vauquelin pour qu'il l'étudiât et l'analysât. Dans le mémoire qu'il lut le 22 novembre 1824 à l'Académie des Sciences, ce dernier chimiste signalait (1), tout d'abord, que le liquide, qui contenait la matière végéto-animale de Longchamp, offrait une couleur verte par réfraction, et rouge-pourpre par réflexion, phénomène qui, dans la suite, parut pouvoir s'expliquer par la présence d'une matière bleue et d'une matière jaune que certaines réactions chimiques lui permirent de déceler. De son analyse, Vauquelin concluait, en somme, que la matière qui lui avait été remise par d'Arcet se composait de trois variétés de substances : l'une bleue, coagulée par la chaleur et les acides ; l'autre jaune, se dissolvant dans l'eau bouillante, précipitant par l'alcool et l'infusion de noix de galle ; la troisième, qui est précipitable par le principe astringent (2), ne l'est ni par la chaleur, ni par les acides, ni par l'alcool. Il ajoutait que, vraisemblablement, ces trois matières ne sont que des états différents d'une seule et même substance qui lui a paru très azotée, et qu'il considère comme une matière animale mélangée d'une certaine quantité d'alumine, d'oxyde de fer et de carbonate de chaux, dans les

(1) Voir *Annales de physique et de chimie*, 1825, t. xxviii.
(2) L'acide tannique ou tannin.

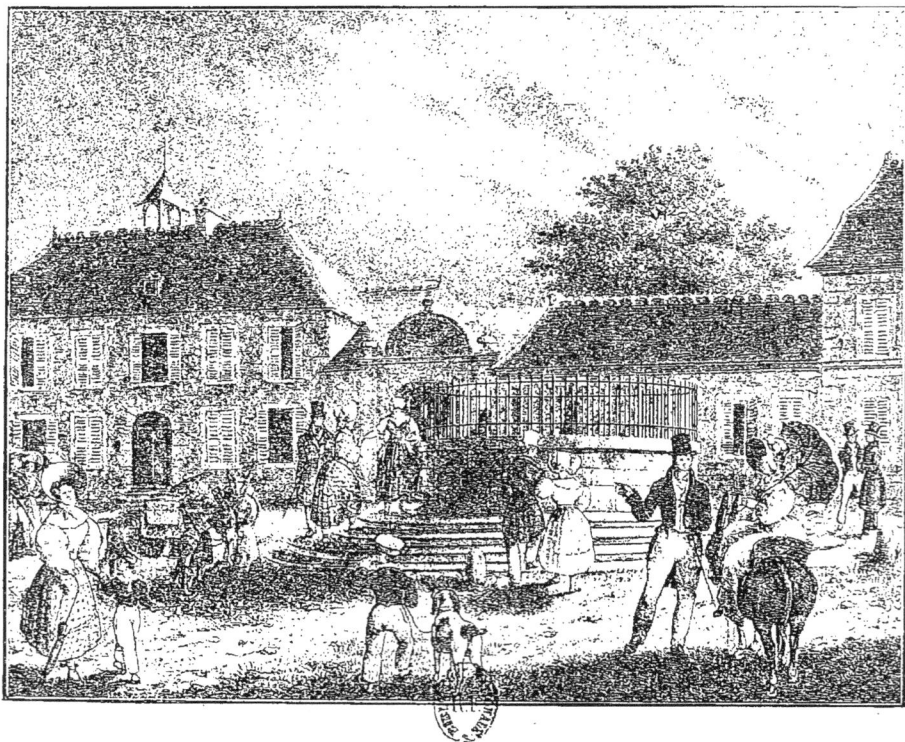

La Fontaine de l'Hôpital en 1828.

G. STEINHEIL, Éditeur.

proportions suivantes : alumine, 1 centigramme ; oxyde de fer, 31 ; carbonate de chaux, 128. En résumé, Vauquelin trouvait que la substance, dont la matière verte de la *Source de l'Hôpital* se rapproche le plus, était l'albumine.

D'Arcet, en juillet 1825, prit la température de l'eau de cette source ; elle était alors de 36°.

En 1826, Alibert, qui donne comme température du *Gros Boulet* ou *Fontaine de l'Hôpital* le chiffre de 30°, écrit qu'il faut traverser « une vaste et magnifique promenade pour se rendre à un nouveau bâtiment de bains alimentés par la *Source de l'Hôpital ;* cette source a été rendue au service avec un tel avantage, par M. le Dr Lucas, que déjà on s'aperçoit qu'elle suffit à peine aux besoins des malades. C'est d'après le rapport de ce savant médecin que M. le comte de Chabrol-Crouzol, alors sous-secrétaire d'Etat au Ministère de l'Intérieur, et aujourd'hui, ministre de notre marine, fit construire la fontaine et toutes ses dépendances. L'administration de l'hospice de Vichy, en reconnaissance d'un tel bienfait, a affecté deux lits, par chaque saison, aux habitants du pays de ce ministre qui s'est rendu si recommandable par ce qu'il a fait pour l'humanité (1). »

D'Arcet, en 1830, estime à 74 litres le gaz fourni, chaque minute, par la *Source de l'Hôpital.*

V. Noyer écrivait en 1833 : « Cette *Fontaine de l'Hôpital* a changé de forme ; le bac, que les habitants du quartier trouvaient si commode, a été enlevé, n'entrant point dans le plan de la nouvelle construction.

« Placée au centre de la place Rosalie (2) et dans l'axe longitudinal du pont suspendu construit sur la rivière d'Allier, cette source

(1) André-Jean-Christophe, comte de Chabrol de Crousol, né à Riom le 16 novembre 1771 et décédé à Chabannes le 7 août 1836.

(2) La place Rosalie, au centre de laquelle jaillit la *Source de l'Hôpital*, fut créée en 1816 par le baron Lucas, inspecteur des Eaux minérales de Vichy, qui acheta pour le compte de l'État la plus grande partie des terrains nécessaires à cet embellissement. Le reste fut cédé gratuitement par l'administration hospitalière, et en 1817 la place put être livrée à la circulation des piétons. Quant aux frais d'installation et d'agrandissement, qui s'élevèrent à 3.000 francs, ils furent acquittés par Mme la duchesse de Mouchy. En reconnaissance de cette libéralité, on donna le nom de *Rosalie* à la nouvelle place, en souvenir de Mme de Laborde, née Rosalie de Nettine, mère de la généreuse donatrice, qui, comme sa fille, était une cliente fidèle de la station thermale de Vichy. Depuis ce moment-là, on confondit, souvent, le nom de la place avec celui de la source, et on appela la première place de l'Hôpital, et la seconde *Source Rosalie*, dénominations sous lesquelles on les désigne parfois, encore, dans le public.

est renfermée dans un vaste bassin de forme ronde, dont le bord libre est garni d'une grille en fer maillé, élevée au-dessus du sol d'environ deux mètres, et autour duquel on circule sur une petite plate-forme, sur laquelle on monte par un escalier qui règne autour du bassin. Les abords en sont défendus par des piliers-bornes, qui devaient, primitivement, soutenir des colonnes qui auraient servi d'appui à une jolie coupole d'ordre composite. Cette partie du plan n'a point été exécutée. La *Fontaine de l'Hôpital* fournit 51ᵐᶜ d'eau en 24 heures, sa température est de 35°25. »

Chevalier trouva, le 28 septembre 1835, une température de 26° à la *Source de l'Hôpital ;* cette température était de 32°, le 2 septembre 1836 ; de 34°, le 3 ; de 31°, les 7 et 9 ; et enfin de 30°50, le 13. La proportion des matières salines contenues dans un litre d'eau de l'*Hôpital* était, en 1835, de 5ᵍʳ20, alors que Longchamp l'avait trouvée de 6ᵍʳ68. En 1837, 200 grammes de gaz librement émis par la *Source de l'Hôpital* se composaient de 193 d'acide carbonique et de 7 de résidu qui contenait lui-même 55 d'azote et 45 d'oxygène pour cent. Chevalier ajoutait dans une note de la brochure contenant ces résultats, « qu'il avait, quelquefois, remarqué sur la surface du bassin de la *Source de l'Hôpital* une matière oléagineuse ; elle était plus sensible le jour même où le bassin, après avoir été lavé, venait d'être rempli. »

D'après le Dʳ Ch. Petit, alors inspecteur-adjoint des Eaux de Vichy, la température de l'eau de l'*Hôpital* était, en mai 1837, de 32°, tandis que Prunelle l'indiquait, en 1840, de 35°25.

C'est seulement en septembre 1842 que fut élevé le pavillon en fer destiné à couvrir la *Fontaine de l'Hôpital* et à la mettre à l'abri de la pluie. Elargi et modifié plusieurs fois dans les dernières années du siècle passé, ce pavillon n'a disparu qu'en mars 1907 pour faire place à un drink-hall de fort belle apparence, qui, se reliant aux galeries couvertes du Parc, permet, ainsi, aux promeneurs de se soustraire aussi bien à la chaleur solaire qu'aux diverses intempéries saisonnières.

En octobre et novembre 1843, François avait trouvé à la *Source de l'Hôpital* une température de 31°60 et un débit moyen de 56ᵐᶜ620. Aussitôt après le jaillissement du « premier puits foré du sieur Brosson », le 17 janvier 1844, l'ingénieur Boulanger, qui avait constaté à la *Grande-Grille* et au *Puits Carré* une perte journalière de 68.869 litres, signalait, au contraire, à l'*Hôpital* un accroissement de volume sur celui indiqué par François. Cela tenait uniquement au niveau de la

source auquel il avait opéré. En effet, dix-huit jours après le jaillisse-   *La Source ι*
ment de la *Source du Parc,* François, à la suite d'expériences souvent   *l'Hôpital.*
répétées et toujours vérifiées, trouvait à la *Source de l'Hôpital* un débit
de 52.416 litres par 24 heures, c'est-à-dire, inférieur de 4.204 litres
à celui de 1843, la température ayant du reste, elle-même, baissé et
n'étant plus alors que de 29°90. Du 17 janvier au 11 février 1844,
cette température et ce débit baissèrent encore. Le thermomètre ne
marqua plus alors que 29°80 et des mesurages, vérifiés plusieurs fois,
ne donnèrent qu'un débit moyen de 50.089 litres par 24 heures.
Le *Puits Brosson* ayant cessé de jaillir, la température remonta, du
11 février au 20 avril 1844, à 30°50 et le débit atteignit alors un
chiffre plus élevé que jamais : il fut, en effet, de 60.789 litres par
24 heures (1).

Dans son rapport, du 16 avril 1856, François écrit à propos de la
Source de l'Hôpital : « Le bassin repose sur une alternance de travertin et de sables apportés par la source. A une profondeur de 3 à
4 mètres on rencontre les marnes tertiaires... On sait que les griffons
de cette source sont engorgés, que des naissants d'eau minérale,
ayant des relations connues avec eux, existent notamment dans les
caves et les jardins Collas et Petit et sous la place du Fatiteau.

« La *Source de l'Hôpital* a présenté un régime à peu près invariable depuis 1850. Toutefois, en 1846, une perte de 4 à 6ᵐᶜ s'étant
produite, fut combattue par le bétonnement du sol du bassin circulaire
et par le dégagement du sol du puisard au fond duquel se trouvent
les griffons. Bien que le débit n'ait pas varié, la source paraît s'être
modifiée : en 1844, on observait dans le puisard quatre naissants ;
depuis 1853, j'ai remarqué que le naissant du sud a disparu, sans
doute pour se joindre aux trois griffons actuels. »

En mai 1846, Ch. Petit trouve à l'*Hôpital* une température de 32°
alors que Barthez, en août 1847, décembre 1852, janvier 1853 et
novembre 1858, ne lui attribue que 31° seulement.

En 1847, au contraire, François note une température de 31°70,
et un débit de 53ᵐᶜ au niveau du trop-plein.

(1) Quelques-uns des chiffres que nous citons là ne concordent pas avec ceux
indiqués par M. Voisin dans son *Mémoire sur les sources minérales de Vichy.* Nous
avons puisé les nôtres dans le rapport de M. l'ingénieur François, qui est daté du
5 août 1844, et dont le titre est le suivant : *Rapport sur l'influence du premier sondage
du sieur François Brosson sur les sources minérales de Vichy et notamment sur la source
du Puits Carré.*

Le résidu de trois litres d'eau de l'*Hôpital* pesait, en 1847, d'après Chevalier et Gobley, 16^{gr}50 et donnait un très léger anneau arsenical. Le dépôt recueilli à la source même, traité également par l'appareil de Marsh, montrait un très bel anneau d'arsenic métallique.

En 1850, Chevalier et Barthez obtenaient 95 grammes de résidu par l'évaporation de dix litres d'eau de la *Source de l'Hôpital* qui leur donnaient un anneau arsenical pesant 0^{gr}010 soit 0^{gr}001 d'arsenic métallique par litre d'eau. 65 grammes de dépôt naturel de cette même *Source de l'Hôpital* leur fournirent aussi un anneau arsenical pesant 0^{gr}008.

Cette même année 1850, Baudrimont trouva à l'*Hôpital* une température de 31°22, mais il ne cite pas cette source parmi celles où il put constater la présence de l'acide sulfhydrique dans le gaz qui s'en échappe. Il y constata facilement la présence d'une matière organique en dissolution dans toutes les eaux de Vichy et il reconnut qu'il s'y produisait une plante de la famille des algues, tribu des oscillariées, l'*oscillaria thermalis,* qui y est ou y a été quelquefois en telle abondance, qu'elle obligeait le curage du bassin de la *Source de l'Hôpital.* Cette oscillaire naissait de la *barégine* ou *glairine* qui elle-même se forme « par le conflit » de la substance organique en dissolution, d'une certaine température, de l'air et de la lumière.

Dans son rapport, du 28 novembre 1851, M. l'inspecteur général des mines Dufrénoy s'exprime ainsi : « *Etablissement de l'Hôpital* : La construction du bassin dans lequel s'écoule la source qui porte son nom empêche d'en étudier la marche souterraine. On ne peut la conjecturer que par comparaison avec les autres sources ; le jaugeage en est, au contraire, très facile, le bassin de réception étant muni d'un trop-plein. Malgré cette disposition favorable, les jaugeages qui ont été faits présentent des différences notables entre eux ; ils paraissent le résultat d'intermittences dans l'écoulement dû au dégagement d'acide carbonique ; peut-être sont-ils dus, en partie, à l'action des autres sources, notamment du *Puits Carré* et du *Puits Brosson (Note de M. François, du 18 octobre 1851).* Quelques expériences accusent 69^{mc} par 24 heures (*Observations de M. François, des 19, 21 et 29 mars 1844, insérées dans les tableaux de jaugeage communiqués à M. le Ministre, le 18 octobre*), tandis que d'autres sont descendues à 42^{mc} (*Observations des 31 janvier 1851 et 1er avril 1844, mêmes tableaux*). Mais, il résulte de la moyenne de plus de 150 jaugeages

que l'on peut compter sur 48^{mc} par jour *(Moyenne que j'ai calculée* *La Source de*
sur 150 observations consignées soit dans les tableaux précédents, *l'Hôpital.*
soit dans la note remise le 18 octobre 1851, dans laquelle sont
rapportés les jaugeages exécutés, les 24, 25, 26, 27 et 28 septem-
bre 1849. Rapport de M. Dehausy, du mois de novembre 1850).
Il paraît que la *Source de l'Hôpital* éprouve quelques fuites latérales; il existe, en effet, dans la rue du Vieux-Vichy (1), attenante à la
place Rosalie, deux maisons dans les caves desquelles il se fait des
épanchements d'eau minérale. Ce sont des filets appartenant à la
Source de l'Hôpital. On pourrait les empêcher de se perdre par des
travaux de captage dont M. François a, depuis longtemps, indiqué la
nature et aussi la nécessité. *(Voir les rapports qu'il a adressés, de*
1844 à 1846, à M. le Ministre de l'agriculture et du commerce). »
Analysé, le 14 mai 1852, par l'Ecole des Mines de Paris, un litre
d'eau de l'*Hôpital* donna les résultats suivants :

Acide carbonique libre et des bicarbonates ...	3^{gr}7970
— chlorhydrique.....................	0.3240
— sulfurique	0.1640
— phosphorique	0.0250
— arsénique.......................	traces
Silice.............................	0.0500
Protoxyde de fer	traces
Chaux............................	0.2250
Magnésie..........................	0.0640
Potasse...........................	0.2280
Soude.............................	2.5000
TOTAL..............	7^{gr}3770

En novembre 1854, François trouva, au robinet de jauge, un débit
de 63.120 litres par 24 heures. La température de la source était alors
ce qu'elle était en 1847, c'est-à-dire de 31°70.
« La *Source de l'Hôpital,* autrefois désignée sous le nom de *Gros-*
Boulet, écrit Bouquet dans son *Histoire chimique,* est située au milieu
de la place Rosalie dans le vieux Vichy. A la sortie de la roche
concrétionnée d'où elles jaillissent spontanément, ses eaux sont reçues
dans un puits carré, profond de deux mètres environ, taillé dans la

(1) Rue de Porte-de-France.

roche même, et viennent ensuite se rendre dans un vaste bassin circulaire, lequel communique, à l'aide de tuyaux souterrains, avec les baignoires et les salles de douches de l'*Etablissement de l'Hôpital*.

« Ce bassin est exhaussé d'un mètre environ au-dessus du sol de la place, entouré d'une grille et recouvert d'une toiture supportée par plusieurs colonnettes de fonte. La construction de cette toiture a eu pour but de mettre l'eau minérale à l'abri des rayons du soleil et, par suite, de prévenir la formation d'une matière organisée verte qui se développe en grande quantité dans cette eau, sous l'influence de l'irradiation solaire.

« Le débit de la *Source de l'Hôpital* est très variable ; les jaugeages effectués par M. François, depuis 1843, accusent un rendement journalier de 41.200, 69.300 et même 75.550 litres (1) ; en moyenne, elle donne 52.400 litres par 24 heures. Elle éprouve quelques pertes latérales qui nécessiteront de prochains travaux de captage.

« L'eau de cette source est employée, à la fois, pour boisson et pour le service des bains de l'*Etablissement de l'Hôpital*.

« Le 3 octobre 1853, la température de l'air étant de 13°, nous avons trouvé celle de l'eau égale à 30°8. »

D'après son analyse, Bouquet attribue à un litre d'eau de l'*Hôpital* la teneur suivante :

Acide carbonique.........................	4^{gr}719
— sulfurique...........................	0.164
— phosphorique	0.025
— arsénique..........................	0.001
— borique	traces
— chlorhydrique......................	0.324
Silice.................................	0.050
Protoxyde de fer......................	0.002
— de manganèse	traces
Chaux.................................	0.222
Strontium..............................	0.003
Magnésie..............................	0.064
Potasse................................	0.228

(1) Le 25 février 1844, M. l'ingénieur Boulanger fit 35 jaugeages de la *Source de l'Hôpital*. Le débit le plus élevé qu'il obtint fut de 81^{me}156 par 24 heures, et le plus bas, de 38^{me}232 dans le même temps. Le débit moyen était donc de 63^{me}009 environ. *(Document provenant du cabinet de H. Batilliat, architecte.)*

Soude...	2.500
Matière bitumineuse.........................	traces
TOTAL.................	$8^{gr}302$
Poids des résidus fixes........................	$5^{gr}264$
Poids de sels neutres.........................	5.326

La Source e
l'Hôpital.

d'où il tire la composition hypothétique qui suit :

Acide carbonique libre dissous................	$1^{gr}067$
Bicarbonate de soude.........................	5.029
— de potasse......................	0.440
— de magnésie.....................	0.200
— de strontiane	0.005
— de chaux........................	0.570
— de protoxyde de fer	0.004
— de protoxyde de manganèse	traces
Sulfate de soude.............................	0.291
Phosphate de soude..........................	0.046
Arséniate de soude...........................	0.002
Borate de soude.............................	traces
Chlorure de sodium..........................	0.518
Silice.......................................	0.050
Matière organique bitumineuse...............	traces
TOTAL...................	$8^{gr}222$

Le dépôt compact de l'eau de la *Source de l'Hôpital*, qui était « lisse à la surface, rugueux et cristallisé à l'intérieur, formé de zones concentriques et rayonnantes de couleur grise, séparées d'une manière irrégulière par des bandes brunes ferrugineuses », contenait pour cent parties :

Perte par calcination........................	$44^{gr}10$
Acide arsénique.............................	0.34
— phosphorique........................	traces
— sulfurique...........................	0.48
Silice.......................................	0.30
Sesquioxyde de fer..........................	0.70
Protoxyde de manganèse	0.12
Chaux......................................	48.40
Carbonate de strontiane.....................	0.88
Magnésie...................................	3.70
Matière organique	traces
TOTAL...................	$99^{gr}02$

Bouquet interprétait cette composition centésimale ainsi qu'il suit :

Carbonate de chaux......................	$85^{gr}78$
— de magnésie....................	7.64
— de strontiane..................	0.88
— de manganèse..................	0.19
Sulfate de chaux........................	0.84
Acide phosphorique.....................	traces
— arsénique.........................	0.34
Sesquioxyde de fer......................	0.70
Silice..................................	0.30
Eau et matière organique..................	2.35
TOTAL.................	$99^{gr}02$

Enfin, 14 litres de gaz, spontanément émis par la *Source de l'Hôpital* à la pression de 753 et à la température de 17°, lui donnèrent 12 litres 77 d'acide carbonique, soit $25^{gr}284$ de ce gaz et 16 centimètres cubes d'air.

En 1855, Ch. Petit, alors inspecteur des Eaux de Vichy, publiait une brochure de 31 pages seulement (1) dans laquelle il reprenait la question de la matière végéto-animale de Vauquelin produite surtout par la *Source de l'Hôpital*. M. Jules Haime, « jeune naturaliste des plus distingués », avait étudié cette matière au microscope. Elle était composée d'une algue du genre *Ulothrix* qu'il proposa d'appeler l'*Ulothrix vichyensis*, et d'une diatomée voisine de la *Navicula* alors connue et qu'on pourrait aussi appeler *Navicula vichyensis*. Il avait rencontré également dans l'eau elle-même le *Bacterium termo* de Dujardin et le *Vibrio lineola* d'Othon-Frédéric Muller. A part cela, M. Haime ne vit dans les eaux de Vichy aucun être ayant les caractères de l'animalité, vivant ou mort. Les analyses que Petit fit faire par O. Henry de l'eau produite par les vapeurs condensées, spontanément émises par la *Source de la Grande-Grille*, et des produits obtenus par la distillation des eaux de l'*Hôpital* et de la *Grande-Grille*, ne décelèrent que la présence de l'iode, en petite quantité, et du carbonate de soude. Petit ne se prononce pas sur la valeur thérapeutique de la matière organique des Eaux de Vichy qui

(1) *De la matière organique des Eaux minérales de Vichy, sa nature, son existence à l'état de végétation et à l'état latent dans ces Eaux ; sa volatilité et sa présence dans leurs vapeurs ; importance présumée de son rôle.* Paris, chez J.-B. Baillière, 1855.

Histoire des Eaux minérales de Vichy.

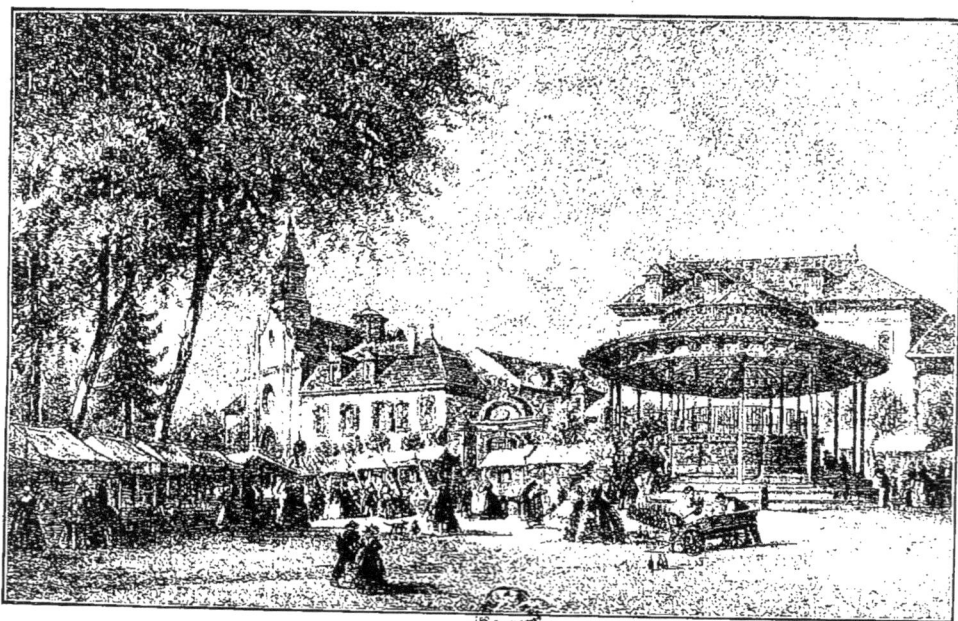

La Source de l'Hôpital en 1860.

G. STEINHEIL, Éditeur.

y existe à l'état latent, et qui se développe à l'air, grâce aux rayons solaires surtout, puisque la *Source de l'Hôpital* est celle qui en contient le plus, alors que les *Célestins*, par exemple, dont l'eau ne voit guère le jour, en possèdent baucoup moins. *La Source de l'Hôpital.*

MM. François et Pigeon trouvèrent, du 17 au 20 mars 1856, au robinet de jauge de la *Source de l'Hôpital*, un débit de 47^{mc}439 et une température de 30°70, alors qu'à la même époque ce débit, calculé par les mêmes ingénieurs à la bonde du fond, l'eau de la source s'écoulant depuis 24 heures à ce niveau, était de 49^{mc}627 et la température de 34°45.

Le *Dictionnaire des eaux minérales et d'hydrologie médicale* indique, en 1860, un débit de 53^{mc} par 24 heures et une température de 31°70.

Le 13 octobre 1869, M. de Gouvenain, ingénieur des mines, trouvait à la bonde du fond de la *Source de l'Hôpital*, un débit de 51^{mc}391 et une température de 34°70 ; le lendemain, avec 1^{m}76 de charge d'eau sur les griffons, ce débit était descendu à 48^{mc}965 et la température à 34°5. En 1873, il constatait la présence de l'arsenic, de traces infinitésimales de cuivre, mais pas de plomb, dans le dépôt calcaire de la *Source de l'Hôpital* recueilli vers la partie de l'aqueduc qui existe au sous-sol de la place Rosalie. Le 26 juillet de la même année, à 2 heures de l'après-midi, la température de l'eau de la buvette de l'*Hôpital* était, d'après des Cloiseaux, de 34°, la température de l'air étant de 31°, et la pression barométrique de 737$^{m/m}$; la densité de l'eau, le même jour, était de 1.0025.

Willm, en 1881, attribue au résidu d'un litre d'eau de la *Source de l'Hôpital*, dont la température était alors de 34°, la composition élémentaire suivante :

Acide carbonique total (CO²)...............	4^{gr}7084
— (p. insoluble) (CO²O)......	0.2642
Calcium..................................	0.1512
Magnésium	0.0149
Oxyde ferrique (avec traces de manganèse)...	0.0019
Silice...................................	0.0620
Acide sulfurique (SO³O).................	0.1803
Chlore	0.3447
Acide carbonique des alcalis (CO²O)........	2.1436
— phosphorique (PO⁴H)	traces

Acide arsénique (AsO⁴H) 0.0009
Sodium 1.8394
Potassium............................... 0.1719
Lithium................................. 0.0043
Acide borique, iode, strontium, cœsium, rubi-
dium .... traces

TOTAL des matières dosées ... $5^{gr}1793$

Arsenic libre en milligrammes.............. $0^{mgr}48$

d'où il tirait le groupement hypothétique suivant :

Acide carbonique total.................... $4^{gr}7084$
— combiné (bicarbonates)..... 3.5314
— libre (CO²).............. 1.1770
Carbonate de calcium..................... 0.3781
— de magnésium.................. 0.0522
— ferreux (avec Mn).............. 0.0028
— de sodium.. .... 3.5240
— de potassium.................. 0.3041
— de lithium................... 0.0227
Sulfate de sodium 0.2667
Chlorure de sodium...................... 0.5675
Phosphate disodique .... traces
Arséniate disodique..................... 0.0012
Silice.................................. 0.0620
Acide borique, iode, strontium, rubidium, matières organiques....................... traces

TOTAL par litre............. $5^{gr}1813$

Poids du résidu observé.................. $5^{gr}1828$

Teneur en bicarbonates anhydres :

Bicarbonate de calcium .... $0^{gr}5445$
— de magnésium 0.0795
— ferreux.................... 0.0038
— de sodium................. 4.9868
— de potassium 0.4010
— de lithium.................. 0.0362

Teneur en bicarbonates alcalins normaux ou hydratés :

Bicarbonate de sodium..................... 5^{gr}5852
   —   de potassium 0.4407
   —   de lithium 0.0418

En 1882, l'un de nous attribuait à un litre d'eau de l'*Hôpital* une teneur en carbonate de lithine égale à 0^{gr}0055.

Peyraud et M. Gautrelet observèrent, en 1886, à la *Source de l'Hôpital*, pour l'eau puisée aux robinets d'embouteillage, une température de 30°8 et 1^{gr}067 d'acide carbonique libre par litre. L'eau distribuée à la buvette ne contenait, le même jour, que 0^{gr}347 de gaz par litre. Enfin, d'après les mêmes expérimentateurs, un litre d'eau de cette *Source de l'Hôpital* contenait aussi cinq dix millièmes d'acide sulfhydrique par litre.

Le 3 mars 1889, M. Bretet trouva que le titre hydrocalimétrique de l'eau de l'*Hôpital* était de 6^{gr}55 par litre calculé en C^2O^4,NaO,HO.

MM. Roman et Colin prenaient, le 26 juillet 1891, à 11 h. 45 du matin, la température de l'eau de l'*Hôpital*. Ils la notaient, ce jour-là, en plein bouillon, égale à 33°6 au thermomètre recuit de Baudin, la température de l'air extérieur étant de 23°3 et la hauteur barométrique réduite à 0° de 741^m/^{m}5.

Le 30 juin 1892, M. le Dr Nivière donna comme température de l'*Hôpital* le chiffre de 33° à 6 h. 15 du matin, la température de l'air étant de 15° et la pression barométrique de 730 ^{m}/^{m}, alors que le même jour, à 1 h. 15 du soir, il trouvait à l'eau une température de 33°1, celle de l'air s'étant élevée de 4° et la pression barométrique ayant baissé de 7 ^{m}/^{m}.

Le 10 avril 1893, le débit de l'*Hôpital* était, d'après M. Friedel, de 34 litres 09 à la minute, soit de 49^{mc}089 par 24 heures. Il était, selon M. Laurens, de 44 litres 38 à la minute, soit de 63^{mc}907 par 24 heures, le 6 février 1895, et de 38 litres 46 à la minute, ou 55^{mc}382 par 24 heures, le 14 mars de la même année.

En 1895, l'Ecole des Mines de Paris indiquait pour l'extrait sec et le chlorure de sodium contenus dans un litre d'eau de l'*Hôpital* les deux chiffres qui suivent :

Résidu sec à 180°........................ 5^{gr}1320
Chlorure de sodium 0.5675

En 1896, l'un de nous donnait comme titre alcalin d'un litre d'eau de cette source le chiffre de 6^{gr}10 calculé en C^2O^4,NaO,HO.

Le 7 mai 1898, la température officielle de l'eau de l'*Hôpital*, prise par l'ingénieur en chef Genreau, était de 34°5. Son débit, le même jour, était de 33 litres 33 par minute, soit de 47^{mc}995 par 24 heures. Le 20 décembre de cette même année, l'ingénieur Anglès d'Auriac trouvait comme débit 30 litres à la minute, soit 43^{mc}200 par 24 heures. Puis les années suivantes, le jaugeage souvent répété de cette source fournit les résultats qui suivent :

1899, 2 décembre (ingénieur Anglès d'Auriac) 33 litres 24 à la minute, soit 47^{mc}865 par 24 heures.

1900, 2 décembre (même observateur), 32 litres 60 à la minute, soit 46^{mc}944 par 24 heures.

1901, 17 février (même observateur), 32 litres 60 à la minute, soit 46^{mc}944 par 24 heures ; 21 avril, 31 litres 49 à la minute, soit 45^{mc}345 par 24 heures.

1902, 26 avril (ingénieur Gourguechon) 23 litres 65 à la minute, soit 34^{mc}056 par 24 heures ; 6 mai, 24 litres 39 à la minute, soit 35^{mc}121 par 24 heures ; 26 mai, 25 litres 86 à la minute, soit 37^{mc}238 par 24 heures ; 29 octobre, 23 litres 81 à la minute, soit 34^{mc}286 par 24 heures ; 5 novembre, 24 litres 48 à la minute, soit 35^{mc}251 par 24 heures ; 30 décembre (jaugeage officiel) 23 litres 90 à la minute, soit 34^{mc}416 par 24 heures.

1903, 23 mars (jaugeage officiel) 23 litres 25 par minute, soit 33^{mc}480 par 24 heures.

1904, 11 avril (Compagnie Fermière) 27 litres 92 par 24 heures, soit 40^{mc}204 par 24 heures.

1905, février (jaugeage officiel) 30 litres 050 par minute, soit 43^{mc}280 par 24 heures ; 24 décembre, 29 litres 13 à la minute, soit 41^{mc}947 par 24 heures.

1906, 19 novembre (jaugeage officiel par l'ingénieur ordinaire Macaux) 33 litres 8 par minute, soit 48^{mc}672 par 24 heures.

Il apparaît clairement, par les chiffres cités ci-dessus, que la *Source de l'Hôpital* eut à subir, comme le *Puits Carré* et la *Grande-Grille*, les funestes effets des forages entrepris depuis 1895 dans les environs de Vichy et plus particulièrement de celui de la *Source du Pont de Champ de Cornes*. Si, en 1844, elle avait relativement peu souffert de l'ouverture du *Puits Brosson*, en 1902 et 1903 elle se ressentit vivement du nouveau jaillissement artificiel d'eau minérale provoqué par le sondage Boussange qui, sans l'heureuse et rapide intervention de la Compagnie Fermière, aurait probablement mis à mal les principales sources de Vichy. *La Source de l'Hôpital.*

M. Anglès d'Auriac avait constaté, le 17 février 1901, à la *Source de l'Hôpital*, une température de 34°3 ; elle n'était que de 33°7 le 24 décembre 1905 et de 33°8 le 19 novembre 1906. Nous-mêmes nous l'avons trouvée, au robinet de distribution publique, de 33° (thermomètre recuit de Baudin), le 19 avril 1907, à 9 heures du matin, la température de l'air étant de 3°8 et la pression barométrique réduite à 0° de 762 $^{m}/^{m}$.

L'analyse de l'eau de l'*Hôpital,* puisée à la source le 10 décembre 1900, à 11 heures du matin, donna à M. Pouchet, pour un litre, les résultats suivants :

Résidu à 110° .... 5^{gr}205
Résidu après incinération................... 5.055
Silice en Si O² 0.062
Chaux en Ca O........................... 0.228
Magnésie en Mg O 0.023
Acide sulfurique en SO³................... 0.154
Chlore en Cl 0.349
Acide carbonique total en CO².............. 4.834
    —   sur le résidu fixe............ 1.777
Degré alcalimétrique exprimé en carbonate de
   soude, CO³ Na² 4.271

En 1901, l'un de nous indiquait comme titre alcalin d'un litre d'eau de l'*Hôpital,* calculé en bicarbonate de soude anhydre, le chiffre de 5^{gr}90, alors que M. Bretet trouvait pour de l'eau puisée à la source même, le 9 mai 1906, le titre hydrocalimétrique de 6^{gr}20 calculé en C²O⁴,NaO,HO.

Analysée de nouveau par M. Pouchet en 1906, l'eau prélevée aux griffons, le 18 octobre, avait une température de 33°2 et contenait par litre :

Résidu à 110°............................ 5.222
Résidu à 180°............................ 5.172
Résidu après incinération................... 5.096
Silice en Si O²............................ 0.042

Chaux en Ca O		0.228
Magnésie en Mg O		0.025
Acide sulfurique en SO³		0.150
Chlore en Cl		0.352
Acide carbonique dégageable par l'action de la chaleur de 15 à 100°	en poids ..	1.2558
	en volume.	690 c. c.
Acide carbonique dégageable après l'action de la chaleur par l'action des acides à chaud	en poids...	3.2123
	en volume.	1.765 c. c.
Acide carbonique total	en poids...	4.4681
	en volume.	2.455 c. c.
Alcalimétrie en carbonate de soude, CO³ Na². .		4.293

Enfin, dans la séance du 7 janvier 1907 de l'Académie des Sciences, M. P. Carles annonçait qu'il avait dosé 0gr018 de *fluorure* dans l'eau de la *Source de l'Hôpital* (1).

Il nous faut, avant d'en finir avec la *Source de l'Hôpital,* indiquer, très sommairement, les filons parasites qui jaillissent autour d'elle ou dans ses environs, ces *naissants* naturels d'eau minérale qu'on a toujours considérés comme dépendant d'elle, et que François voulait, par un nouveau captage, faire disparaître à tout jamais au grand profit de la source-mère d'où ils émanaient.

Le plus anciennement connu de ces filons est celui qu'on a toujours appelé la *Source Collas.* Elle est située sur le côté gauche de la rue de la Porte-de-France, dans la cour même de la maison Forestier (2), et près de la propriété Dayat (3). « Elle est recouverte par une dalle et sa position est marquée par une borne (4). » Cette source, avec la tour d'échelle (5), fut achetée 3.000 francs, par l'Etat, à Gilberte Valéry, veuve Collas, et à son fils Jean Collas, par acte reçu Mᵉ Forissier, notaire à Vichy, le 26 mai 1844.

La *Source Pacaud-Petit* jaillit dans la cave de l'ancienne maison Jardin (6), à quelques mètres seulement de la *Source Collas,* à l'intersection des rues d'Allier et de la Porte-de-France, mais du côté

(1) *Le fluor dans les eaux minérales* ; comptes rendus hebdomadaires de l'Académie des Sciences, 1907, nᵒˢ 1 et 4.
(2) Rue de la Porte-de-France, nᵒ 4.
(3) Rue de la Porte-de-France, nᵒ 6.
(4) Voisin, *loc. cit.*
(5) En tout 6m230 de terrain.
(6) Rue de la Porte-de-France, nᵒ 1.

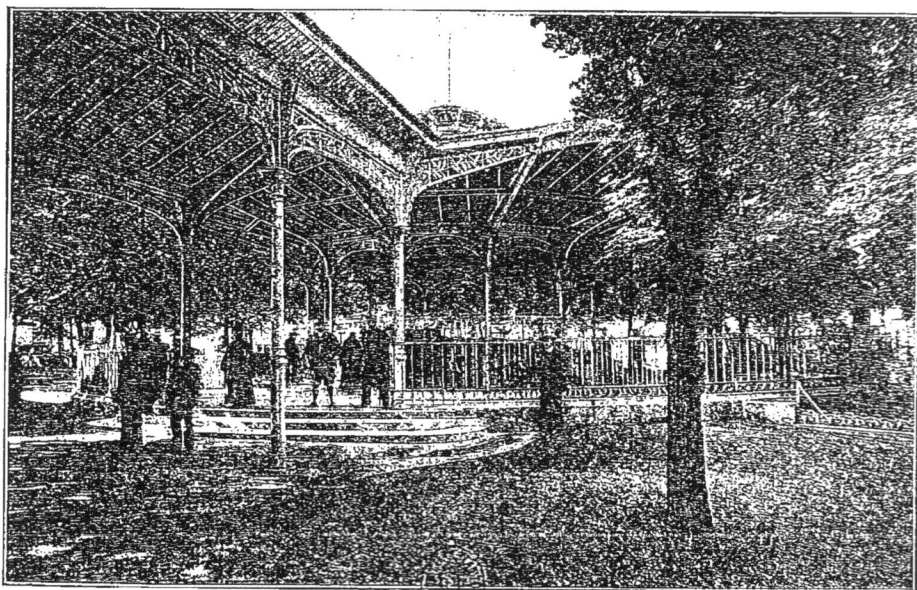

Source de l'Hôpital en 1907.

G. STEINHEIL, Éditeur.

des numéros impairs. L'Etat l'acquit, ainsi qu'une portion de la maison dans laquelle elle sourd, de François Pacaud, dit Petit, et de sa femme, Gabrielle Malivois, le 7 novembre 1843.

Vis-à-vis de la *Source Pacaud-Petit* et dans la cave de l'ancienne maison Grolleau (1), qui fait l'angle gauche des rues d'Allier et de la Porte-de-France, du côté des numéros pairs, il existe un *naissant* semblable aux précédents, qui est recouvert d'une dalle. La maison tout entière et le filon d'eau minérale qu'elle renferme ont été apportés en toute propriété à l'Etat, en vertu de l'article 5 de la convention du 10 mars 1897. Le 3 mai 1869 le préfet de l'Allier était avisé par la Compagnie Fermière que, « toujours soucieuse des intérêts qui lui sont confiés, elle s'était rendue dernièrement acquéreur à Vichy, près la *Source de l'Hôpital,* d'un immeuble dans lequel coule une source, propriété Jacquiot. Cette source — qu'on a appelée dans la suite *Source Jacquiot* — paraît jaillir de la même roche que celle d'où jaillit la source de l'Etat et avoir son écoulement dans le sens de l'Allier, c'est-à-dire être une déperdition de la *Source Rosalie,* et influer sur son écoulement. En cas de nécessité, la Compagnie serait décidée à en faire la cession, etc. ».

Rue Alquié, dans un terrain dit Maussant et Rémy, où est situé maintenant l'embouteillage de la *Source du Parc*, jaillissait une source minérale achetée 7.000 francs en 1871 par les fermiers de l'Etat, tant à cause de l'intérêt qu'il pouvait y avoir pour eux à ne pas la laisser se développer qu'à cause d'un fort beau carrelage gallo-romain qui se trouvait autour d'elle. Cette source fut apportée à l'Etat, en vertu du même article 5 de la convention du 10 mars 1897.

Sur la place de l'Hôtel-de-Ville (ancienne place du Fatiteau), plusieurs jaillissements d'eaux minérales apparurent un jour et furent immédiatement aveuglés. Il en fut de même d'une source minérale fort abondante qu'on découvrit plus récemment à trois mètres de profondeur, en faisant les fondations du pavillon Forge (2). « Il parait qu'il y avait autrefois une buvette à cette source qui se trouvait au pied de l'ancien rempart, près de la Porte-de-France (3). »

« En voulant creuser, dit Voisin, une cave dans la maison Forestier, on a trouvé, presque à fleur du sol, un travertin calcaire,

(1) Rue de la Porte-de-France, n° 2.
(2) Rue du Pont, n° 24.
(3) Voisin, *loc. cit.*

dont la dureté a fait renoncer à ce travail ; dans ce travertin, on a remarqué une fissure béante dirigée vers la *Source de l'Hôpital,* remplie d'eau minérale et dans laquelle une tige de fer a pu librement pénétrer jusqu'à deux ou trois mètres de profondeur (1). »

Notons, enfin, que presque tous les puits du vieux Vichy qui, avant la distribution publique d'eau, servaient à l'alimentation de la vieille ville, sont plus ou moins minéralisés. Nous citerons particulièrement celui de la maison Lustrat-Tantôt (2) ; l'ancien puits de la vieille mairie, place Sévigné ; le puits de la place de l'Hôtel-de-Ville, etc, etc.

Malgré ces déperditions, l'*Hôpital* est, de toutes les sources de Vichy, celle qui jaillit « en gros boullets » à l'altitude la plus élevée. Elle est aujourd'hui emprisonnée dans une vasque ronde en fonte, recouverte de verroteries qui protègent son eau contre tout ensemencement par l'air. On la distribue aux nombreux buveurs qui la fréquentent par six robinets nickelés et stérilisés aussi souvent qu'il est besoin, de telle sorte que les malades peuvent l'absorber dans son intégralité et sans que son contact avec l'air ambiant lui ait fait perdre soit de sa température, soit de son gaz libre. Elle fut, dans les temps modernes, la première des sources chaudes de Vichy employées en boisson ; elle est encore, aujourd'hui, la plus suivie et la plus appréciée de toutes, comme aussi la plus stable dans son débit et sa température.

RÉSUMÉ

Noms divers sous lesquels la Source de l'Hopital *a été successivement désignée :* Fontaine Quarrée, Gros Boulet, Boulet Quarré, Grand Boullet, Gros Boullet Quarré, Gros Boulet près de l'Hopital, Fontaine de l'Hopital, Source de l'Hopital, Source Rosalie, l'Hopital.

Date du captage de la source : Jaillissement naturel de temps immémorial.

Profondeur du puits : Inconnue.

Altitude du jaillissement naturel actuel : 262^{m}53

Mode d'amenée de l'eau au robinet de distribution : Arrive naturellement sans être pompée.

Plus fort débit observé : 81^{mc}156 par 24 heures, le 25 février 1844.

Plus faible débit observé : 33^{mc}480 litres par 24 heures, le 23 mars 1903.

Plus haute température observée : 30° 1/2 du thermomètre Réaumur, soit 38° centigrade 125, en 1755.

Plus basse température observée : 26° centigrade, le 28 septembre 1835.

Débit le 19 décembre 1906 : 48^{mc}672 par 24 heures.

Température au robinet de distribution le 19 avril 1907 : 33°.

Titre alcalin d'un litre d'eau puisé le 9 mai 1906 : 6^{gr}20, *calculé en* C^2O^4,NaO,HO.

(1) Voisin, *loc. cit.*
(2) Rue du Pont, n° 25.

CHAPITRE IV

LA SOURCE LUCAS

C E nom de *Source Lucas* est encore plus récent que celui de *l'Hôpital*. Il ne date, en effet, que des premiers lustres du xixᵉ siècle, malgré que la source minérale qu'il désigne soit une des plus anciennes de Vichy, puisqu'elle existait déjà à l'époque gauloise et que, comme pour le *Puits Carré,* on lui ait retrouvé ses titres gallo-romains sous la forme d'une piscine fort bien conservée dans laquelle elle venait sourdre au temps où les *Aquis Calidis* étaient en pleine vogue.

Vers la fin du xviᵉ siècle, il coulait à Vichy, auprès des *Grands Bains,* une source *tiède* que le sieur Bachot, médecin de Thiers, employait avec succès dans plusieurs maladies (1). Cette source, dès 1636, s'était dédoublée. Il y avait là, maintenant, deux fontaines fort voisines et bien distinctes, les *Bouïllettes,* dont l'une était tiède et l'autre « tempérée en froid (2) ».

En 1675, ces *Bouïllettes* « sont deux *Petits Boulets quarrez* sur le chemin des *Bains* à Cusset, qui sont tièdes, tous deux se joignant, et sont à peu près de mesme qualité, à scavoir un goust comme celui de fer et un peu acide ou il se trouve du nitre par l'évaporation... M. Garnier, thrésorier de France en la Généralité de Moulins, estant incommodé de la gravelle, après l'épreuve de toutes sortes d'eaux minérales avec peu de succez, fut conseillé d'en boire, d'où il reçut un si grand soulagement, que pour en continuer l'usage, il les fit construire, et de là s'appellent les *Fontaines Garnières* » (3).

Du Clos, en cette même année 1675, publie que l'eau « des *Petits*

(1) Jean Banc, *loc. cit.*
(2) Claude Mareschal, *loc. cit.*
(3) Antoine Joly, *loc. cit.*

Boullets estait un peu aigrette. Elle s'est trouvée assez semblable à celle du *Grand Boullet*. Son sel estait pareil et en même proportion. »

Le Rat prétend que la seule différence entre le *Gros Boulet* ou *Boulet Carré*, les deux *Petits Boulets*, la *Grille de Fer* et la *Grille de Bois*, c'est que leurs eaux sont moins chaudes et plus acides.

Fouët, en 1679, ne cite pas les *Petits Boulets* dans l'énumération qu'il fait des six fontaines minérales de Vichy, mais seulement les deux *Fontaines Gargniez* qui sont tempérées et qui tiennent le milieu entre les quatre autres. En 1686, il ne les appelle aussi que les *Fontaines Gargniez* « à cent pas de la *Grille* dont l'eau est un peu dégourdie seulement et fait beaucoup moins d'impression sur les organes du goust que le *Puy Quarré* et la *Grille* ».

Le Dr Antoine Joly apporta, en 1683, à l'Académie royale des sciences, plusieurs concrétions de terres et de sels qui se formaient aux voûtes des bains de Vichy. Cette société fit faire plusieurs expériences pour connaître leur nature, et remarqua, qu'en général, ces sels étaient détersifs et lixiviels. « Le sel de la fontaine qu'on nomme *Petit Boulet* est plus lixiviel que celui du *Grand Boulet* et de la *Grille ;* il est de couleur brune ; les autres sont blancs et il y en a qui sont transparents comme des cristaux. »

L'eau des *Fontaines Gargniès* ou du *Petit Boulet* était, en 1707, selon Burlet, froide et d'une saveur qui tire sur l'acide. Elle était moins chargée de sel que celle du *Gros Boulet ;* elle fermentait aussi avec les acides mais moins sensiblement que l'eau du *Gros Boulet*. La couleur qu'elle donnait à l'infusion de noix de galle tirait sur celle « du vin paillet ».

Piganiol de la Force écrivait en 1722 : « A cinquante ou soixante pas de la *Grille*, en allant des *Bains* à Cusset, on trouve deux autres fontaines qu'on nomme les *Petits Boulets ;* mais il y en a une qui n'est presque point en usage, parce qu'elle ne jette que de petits bouillons, encore sont-ils altérés par l'eau douce. L'eau de l'autre de ces deux fontaines est fort en usage et elle est plus acide que les eaux de la *Grille* et de la *Fontaine des Capucins*. Ces deux fontaines sont enfermées dans deux petits réservoirs quarrez de pierre, lesquels ont deux pieds en tous sens. »

En 1734, il n'existe plus là qu'une seule source. Chomel est fort précis sur ce point. « A cent pas de la *Grille*, dit-il, on trouve le *Petit Boulet*, dans lequel s'est déchargée une seconde source, lesquelles

deux on nommait *Fontaines Garnié*, à cause qu'elles ont été construites   *La Source Lucas*
par M. Garnié, médecin (1). »

En 1743, Ligier, médecin à Thiers, ordonnait à une de ses malades, qui avait « des obstructions dans le ventre inférieur », sept à
huit verres par jour « des eaux de Vichi, partie de la *Grande-Grille*
et de celle qu'on appelle de M. Boyrau (2) ». Cette *Source Boyrau* ou
mieux *Bouérot*, du nom de l'Intendant d'alors, avait dû apparaître entre
1739 et 1742, probablement dans la propriété qu'il possédait sur la
route des *Bains de Vichy* à Cusset entre la *Grande-Grille* et le *Petit
Boulet*, propriété où il habitait et qui, à cause de lui, fut connue dans
la suite, sous le nom d'*Ancienne Intendance* (3). Charles Bouérot, qui
avait succédé à Chomel en 1739, mourut, à Vichy, le 8 juin 1742.
Il n'eut sans doute pas le temps, comme son prédécesseur, de bien
asseoir le régime d'abord, et la réputation médicale ensuite, de sa source
qui ne devait être qu'un griffon dévié et éphémère des *Petits Boulets*,
et qui dut disparaître quelques années après sa mort, car on ne le trouve
cité nulle part dans les différents traités du XVIIIᵉ siècle sur Vichy.

De Lassone, en effet, comme Chomel, comme Helvétius (4) ne
parle que d'une seule source, qui se nomme le *Petit Boulet,* « située
sur le chemin de la ville de Vichy. Elle est renfermée dans un petit
réservoir quarré, de pierre, couvert d'une grille en fer ; l'eau est
fournie, du fond du bassin, par un bouillon assez considérable. Aux
environs de cette source on en remarque un grand nombre d'autres
plus petites, qui bouillonnent de tous côtés à la surface de la terre en
la soulevant un peu ; mais elles sont tout à fait négligées ». Le
10 juillet 1750, le thermomètre de Réaumur ayant été plongé dans l'eau
du *Petit Boulet*, la chaleur de l'eau fit monter la liqueur au vingt-cin-
quième degré (5). La saveur saline qu'on observe dans toutes les eaux
de Vichy, ajoute de Lassone, est plus sensible dans l'eau du *Petit*

---

(1) Il y a là une double erreur. D'abord il s'appelait Garnier et non pas Garnié ;
puis il était président-trésorier général de France à Moulins et non pas médecin. Par
suite de l'affection dont il souffrait et de la nature de ses fonctions, il venait de
temps en temps à Vichy. Le 9 juin 1659, il y fit une enquête à propos de dégradations
commises au logis du Roy par les Capucins lorsqu'ils construisirent leur hospice particulier, et il leur confirma l'autorisation de prendre la moitié d'une source chaude
pour son installation. Il mourut peu de temps après (1663).

(2) *Le Centre médical,* n°5, du 1ᵉʳ novembre 1903.

(3) Rue Lucas, nᵒˢ 19 et 21.

(4) Helvétius, *Traité des maladies les plus fréquentes*, Paris 1734.

(5) Soit 31° centigrade 25.

Boulet que dans celle des autres sources de Vichy, « on ne peut mieux la comparer qu'à celle de la saumure ».

Tardy, en 1755, ne constate au *Petit Boulet* qu'une température de 23° Réaumur (1) ; Desbrest, le 27 août 1777, à 3 heures du soir, la température de l'atmosphère étant de 24° Réaumur, ne trouva à cette même source que 22°1/2 (2). Ce *Petit Boulet* « qui était éloigné de deux cents pas de la *Maison du Roy*, sur le chemin des *Bains* à Cusset, » sortait, en 1778, du fond du bassin dans lequel elle était renfermée, par un bouillon assez considérable. Elle était la moins chaude des eaux thermales de Vichy, puisqu'elle n'avait que vingt-deux degrés et demi de chaleur et pourtant elle était celle qui faisait le plus d'impression, par son goût, sur les organes de la bouche, et qui affectait le plus vivement l'odorat : elle était, aussi, celle qui fournissait le plus de substances minérales. Le goût de cette eau était plus salin, plus lixiviel, que celui de l'eau d'aucune des autres sources : « disons mieux, ce goût était si singulier, qu'il était impossible de le définir, et de le comparer à quelque chose de connu ; pour en avoir une idée ou une notion certaine, il fallait goûter cette eau à sa source : quelque temps après qu'elle avait été puisée, il ne lui restait plus que la saveur saline-douceâtre, qu'on trouve aussi dans l'eau des autres sources.

« L'eau du *Petit Boulet* avait une odeur d'œufs couvés ou de foie de souffre, si marquée, qu'il était impossible de la méconnoître, surtout, lorsque les molécules odorantes, qui s'en échappaient continuellement, étaient plus rapprochées dans les temps froids, et particulièrement pendant les gelées de l'hiver. »

De l'analyse qu'il fit de l'eau du *Petit Boulet,* Desbrest conclut que chaque livre contient :

Terre calcaire et terre absorbante........	4 grains
Sel neutre à base pure d'alkali marin.....	9 —
Matière saline composée de sel neutre ci- dessus, et d'alkali minéral ordinaire....	18 —
Autre matière saline composée d'alkali mi- néral, d'alkali végétal et de sel marin...	26 — 1/4
Fluide élastique.......................	5 pouces cubes 1/2
Esprit sulphureux volatil...............	beaucoup
Phlogistique pur	assez
Phlogistique uni aux substances salines...	beaucoup

(1) Soit 28° centigrade 75.
(2) Soit 28° centigrade 125.

Etienne Sornin, dit *Carême*, était propriétaire, à Vichy, d'un hôtel portant son nom, qui occupait une partie du parc actuel, en face l'hô-.tel Guillermen, près les Bains.' En 1789, il avait « fait creuser, chez lui, une fontaine » que depuis il exploitait à son profit. La régie des biens nationaux demanda, le 10 fructidor an IV (27 août 1796), à l'administration centrale du département de l'Allier, l'autorisation de prendre toutes les précautions nécessaires pour sauvegarder les droits de la Nation parce que cette fontaine interceptait la *Source* publique, dite *de la Gale* et que « pour avoir plus de débit », son propriétaire vendait la bouteille d'eau *un sol,* tandis que le fermier des bains et eaux de Vichy était autorisé à la vendre *trois sols.*

L'administration centrale du département de l'Allier, déclara, après enquête, qu'il n'existait aucun rapport naturel entre les deux sources voisines ; que celle du sieur Sornin, qu'on appelait *Fontaine Sornin,* avait jailli, d'elle-même, depuis plus de six ans ; qu'il suffi-rait de la capter pour établir son origine complètement indépendante ; que la *Source* de l'Etat, dite *de la Gale,* se trouvait moins élevée ; que le débit de cette dernière n'avait pas subi une diminution appré-ciable ; que les deux sources avaient une différence de température très évidente et qu'en somme Sornin était maître de disposer de sa propriété comme il l'entendait. Il obtint, dans la suite, l'autorisation de joindre l'exploitation de sa fontaine à celle des sources de l'Etat ; elle fit, ainsi, partie du bail que la Commission administrative de l'Hôpital consentit, le 18 floréal an v (7 mai 1797), à Pierre Poulard, marchand d'eaux minérales, rue Jean-Jacques-Rousseau, à Paris, pour lequel Etienne Sornin s'était porté caution.

Etienne Sornin, dit *Carême,* garda sa source jusqu'au 13 août 1812. A cette date, lui et ses deux fils vendirent, à l'Etat, pour 23.000 francs, toute leur propriété, la source comprise. L'Administration la fit immédiatement obstruer et le reste de l'hôtel Sornin fut annexé au Parc dont la création venait d'être décidée.

Le 25 messidor an VII (13 juillet 1799), Quintien Sornin, pro-priétaire à Vichy, se rendait à l'administration municipale de cette ville, conformément à l'arrêté du Directoire exécutif du 29 floréal an VII (18 mai 1799), et faisait la déclaration « qu'il avait découvert dans son terrain une source d'eau minérale ». Il demandait, en conséquence, qu'on instruisît le gouvernement de sa découverte, afin qu'après le rapport des commissaires qui seraient nommés pour en faire l'examen, « la distribution de son eau lui en fut permise ou prohibée suivant le jugement qui en serait porté ».

Cette nouvelle source jaillissait à quelques mètres seulement du *Petit Boulet*. C'était, à n'en pas douter, la seconde des *Sources Gargniez*, le second des *Petits Boulets*, disparu, comme on l'a vu, entre 1722 et 1734, qui reparaissait, à la suite d'un éboulement qui se produisit dans une étable appartenant au « sieur Sornin jeune » et sous les pieds mêmes de sa fille (1) qui fut ainsi témoin involontaire de sa naissance.

En l'an VIII, alors que le *Petit Boulet* a une température de 23° Réaumur (28° centigrade 75), celle de la *Source Sornin*, sa voisine, est de 25° (31° centigrade 25). Mossier attribue à chaque livre d'eau de ces deux sources la composition suivante :

	Petit Boulet	Source Sornin
Acide carbonique......	non dosé	non dosé
Carbonate de chaux....	3 grains 29	3 grains 41
— de magnésie.	0 — 35	0 — 41
— de fer......	0 — 35	0 — 17
— de soude....	42 — 70	28 — 56
Sulfate de soude.......	3 — 04	0 — 49
Muriate de soude......	0 — 47	7 — 31
TOTAUX........	50 grains 20	46 grains 50

Quintien Sornin obtint assez facilement l'autorisation d'exploiter sa source, qui avait été *examinée* le 9 thermidor an VII (25 juillet 1799). « Il plaça deux cuves à bains dans son étable à chèvres, il expédia des eaux qui acquirent la réputation de se conserver mieux que celles de la *Grande-Grille*, la seule source dont les produits sortissent alors de Vichy (2) », et comme ces expéditions nuisaient à son frère aîné (3), alors caution du fermier des eaux de Vichy, il s'éleva entre eux d'assez grosses difficultés, et même des discussions violentes que l'inspecteur

(1) Mlle Marie Sornin, née à Vichy, le 10 janvier 1783, mariée le 4 février 1807 à Antoine Chosson, dit Pelade, boulanger à Vichy. C'est elle-même qui raconta à Prunelle, qui le rapporte dans son *Rapport* de 1847, comment elle assista au premier jaillissement de la *Source Sornin*.
(2) Dr Prunelle, *Rapport inédit sur la Source Lucas (1847)*, publié et annoté par Z. Pupier, Paris, 1873.
(3) Etienne Sornin, dit *Carême*.

Lucas fit cesser en s'entendant, au cours de l'année 1802, avec Quintien   *La Source Luca*
Sornin pour la vente amiable de sa source à l'Etat moyennant une
indemnité de 2.400 francs fixée par experts (1).

Cette *Source Sornin* fut donc comprise dans la ferme des eaux
thermales de Vichy consentie par adjudication au citoyen Joseph
Desrois, de Paris, le quatrième jour complémentaire de l'an x
(20 septembre 1802). Mais, lorsque Jean Barnichon fils, représentant
de cet adjudicataire à Vichy, voulut en prendre possession après le
1er germinal an xi (22 mars 1803), il essuya un refus formel de la
part de Quintien Sornin de livrer sa propriété. Le maire fut alors
requis. Il se transporta sur les lieux le 9 floréal an xi (29 avril 1803),
y fit appeler Sornin qui lui déclara que l'Etat ne l'ayant pas encore
payé, il ne voulait plus vendre sa source isolément et qu'il exigeait
qu'on lui achetât, en même temps, l'immeuble où elle jaillissait. Il
s'offrait du reste à accepter le prix qui serait fixé par des experts ; mais
il entendait conserver la jouissance de sa fontaine jusqu'à ce que cette
acquisition fût ainsi faite, et il « se confiait pleinement en la justice
et l'humanité du gouvernement réparateur qui fait triompher le droit
sacré de la propriété et qui certainement n'avait jamais songé à dépouiller un citoyen de ses propriétés ».

L'affaire s'arrangea vite ; l'Etat resta finalement propriétaire de la
Source Sornin et, dans son rapport d'avril 1807, le médecin inspecteur
la comprenait sous ce nom dans l'énumération des sources exploitées
par le fermier des Eaux. Dans ce même rapport, le nom de *Petit
Boulet* n'apparaissait pas, la quatrième source de Vichy était alors la
Fontaine des Galeux.

(1) On trouve aux Archives de l'Allier (X, 539) une lettre fort curieuse sur cette
affaire. Elle émane du ministre de l'intérieur Chaptal et fut adressée au préfet de
l'Allier Lacoste, le 6 pluviôse an x. Le lecteur nous saura gré de lui en placer un
court extrait sous les yeux :

« Vous soumettez à mon approbation, citoyen, un arrêté que vous avez pris, le
20 frimaire dernier, portant qu'une fontaine d'eau minérale, située à Vichy et appartenant au citoyen Quintien Sornin, sera mise sous la main de la Nation pour être
administrée comme les autres sources d'eaux minérales de cette commune.

« Vous ajoutez qu'il sera prélevé sur le produit de la ferme des Eaux une somme
de 2.400 francs pour être payée au dit Quintien Sornin à titre d'indemnité de l'abandon de sa propriété.

« Avant de prendre une détermination relativement à votre arrêté, je désire pouvoir fixer mon opinion sur la nature et la propriété des eaux appartenant à Quintien Sornin... Je vous invite, en conséquence, à m'en adresser deux bouteilles, bien
cachetées, afin que je puisse les faire analyser sous mes yeux. »

Lucas parut, dans la suite, complètement oublier cette source à laquelle, cependant, on commençait à donner son nom en même temps qu'on appelait le *Petit Boulet, Source des Acacias,* à cause de la place sur laquelle il jaillissait.

En 1818, Patissier cite, en effet, parmi les sources de Vichy « le *Petit Boulet* (actuellement *Fontaine des Acacias*), qui est à cent pas de la *Grande-Grille ;* près du *Petit Boulet* se trouve une autre source qui porte le nom de *Lucas* ». Berthier et Puvis constatent à ces *Sources des Acacias* et *Sornin* un débit de 6^{mc}500 pour chacune d'elles. Elles contiennent chacune également 4^{gr}65 par litre de matières salines.

Le 6 septembre 1820, la température de la *Source des Acacias* était, d'après Longchamp, de 27° centigrade 25, et celle de la *Source Lucas* de 29°75, alors que la composition de leurs eaux pour 4.000 grammes était la suivante :

	Source des Acacias	Source Lucas
Eau de dissolution	3.967^{gr}8700	3.969^{gr}0471
Acide carbonique libre	5.1450	4.2807
Carbonate de soude	20.2054	20.3454
— de chaux	2.2675	2.0021
— de magnésie	0.3886	0.3880
Muriate de soude	2.1705	2.1854
Sulfate de soude	1.6810	1.5733
Oxyde de fer	0.0680	0.0118
Silice	0.2040	0.1662
TOTAUX	4.000^{gr}0000	4.000^{gr}0000

Alibert ne fait que répéter les températures et les analyses de Longchamp ; il réédite aussi l'opinion de Mossier qui prétendait que l'odeur sulfureuse qu'on croit sentir à l'*Hôpital* et à la *Fontaine Lucas* « n'est point inhérente à ces eaux et qu'elle est le résultat d'une décomposition accidentelle de l'eau et de l'acide sulfurique ».

En 1833, Noyer n'est pas aussi précis sur les *Sources des Acacias* qu'on pouvait l'attendre de son esprit chercheur et méthodique. « Sur le chemin qui conduit des sources à Cusset il existait, dit-il, avant 1785, plusieurs petits filets d'eau minérale que l'on avait réunis dans l'encognure d'un bâtiment particulier et dont on faisait usage pour les maladies de la peau, d'où cette source avait tiré le nom de *Fontaine des Galeux.* Aujourd'hui, sur cette route de Cusset, vis-à-vis d'un des principaux

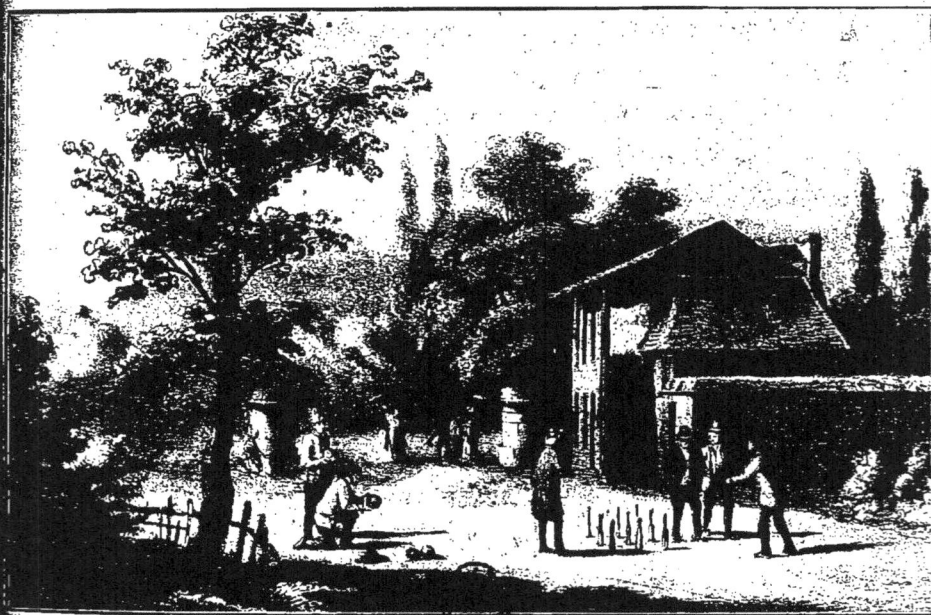

La Fontaine des Acacias et la Source Lucas en 1820.

G. STEINHEIL, Éditeur.

hôtels (1), on voit deux bassins de forme ronde qui contiennent les   *La Source*
Sources dites *des Acacias*. Leur usage est très limité ; on ne les em-
ploie aussi qu'en boisson. Chaque source fournit 6^{mc}50 d'eau en
24 heures : leur température est égale et est de 27°75. »

Au commencement de l'année 1836, un mince filet d'eau minérale, qui mouillait le sol, apparut sur la propriété de l'Etat, devant
l'hôtel Guillermen, près de l'angle sud-est de l'Etablissement thermal.
Chevalier voulut en prendre la température, et pour que cela fût plus
commode, il fit un déblaiement de quelques mètres seulement de
profondeur. Une source émergea aussitôt en ce point, et quoiqu'elle
semblât plutôt dépendre du *Puits Carré* ou de la *Grande-Grille* que
des *Sources Lucas* et *des Acacias*, on vit, à juste titre, en elle, la
résurrection de l'ancienne source d'Etienne Sornin dit *Carême*, et on
la baptisa aussitôt du nom de *Source Sornin*, après l'avoir dotée d'un
bassin carré, construit en briques, de 7 pieds de profondeur, 3 pieds
de longueur et 11 pouces de largeur.

Le 28 septembre 1835, Chevalier avait trouvé, aux *Acacias* et à
Lucas, une température égale de 27°75. Le 2 septembre 1836, ces
températures étaient de 27° pour les *Acacias*, de 28° pour *Lucas* et
de 24°50 pour la nouvelle *Source Sornin*. Le 3 septembre, elles étaient
de 27°75 aux *Acacias*, de 29°25 à *Lucas* et de 24° à la *Source Sornin*.
Le 7 septembre, il note 27°25 aux *Acacias*, 29° à *Lucas* et 20° à la
Source Sornin. Le 9 septembre, c'est toujours 29°25 pour les *Acacias*
et *Lucas*, et 19°75 seulement pour la *Source Sornin*. Le 13 septembre 1836, enfin, la température des *Acacias* est de 27°, celle de *Lucas*
de 29° et celle de la *Source Sornin* de 20°. Le poids des matières
salines contenues dans un litre d'eau des *Acacias* était, d'après Chevalier, de 5 grammes en 1835, alors que Longchamp l'avait trouvé
de 6^{gr}74 dix ans plus tôt. La *Source Lucas* en contenait 5^{gr}70 au lieu
des 6^{gr}66 de Longchamp, et la *Source Sornin* 5^{gr}20 seulement.

En mai 1837, Ch. Petit constata que la température des *Acacias*
était de 26° et que celle de la *Source Lucas* marquait 2° centigrade
de chaleur de plus que sa voisine. Cette même année 1837, Chevalier
calculait que 200 de gaz librement émis par la *Source Sornin* contenaient 185 d'acide carbonique et 15 d'un résidu composé lui-même,
pour cent, de 43 d'azote et de 57 d'oxygène.

(1) Hôtel Cornil, actuellement l'Hôpital militaire.

D'après l'ingénieur François, en octobre et novembre 1843, la température de *Lucas* était de 28°45 et son débit moyen de 2^{me}692, alors que la *Source des Acacias* avait une température de 27°70 et un débit de 6^{me}508. En janvier 1844, après le jaillissement du *Puits Brosson*, la température de *Lucas* était descendue à 23° et son débit à 737 litres par 24 heures ; la *Source des Acacias* avait à ce moment une température de 24°20 et un débit de 1.699 litres. François note que la *Source Sornin* était alors à 0^m53 au-dessous de son trop-plein et que les pertes des *Sources Lucas* et *des Acacias* devaient plutôt être attribuées à l'état d'engorgement et d'envasement de leurs points d'émergence qu'au forage de ce *Puits Brosson*.

Boulanger, dans sa *Statistique géologique et minéralogique du département de l'Allier*, publiée en 1844, mentionne la *Source Sornin* « qui existait autrefois dans une maison de ce nom et qui a été retrouvée en 1836 devant l'hôtel Guillermen et qui n'est, en ce moment, aucunement utilisée ».

Le 31 mars 1844, cette *Source Sornin*, que François considérait comme une dérivation du *Puits Carré*, se tenait encore, d'après Batilliat, à 0^m40 en contre-bas de son trop-plein. C'est la dernière observation qu'on ait faite sur elle. En effet, dès le mois d'avril 1844, les grands travaux de captage des sources de Vichy commençaient et la première chose que l'on fit fut d'aveugler de nouveau sous d'épaisses couches de béton ce parasite, qui n'avait du reste jamais été utilisé et dont on ne pouvait tirer aucun profit.

La *Source des Acacias* allait, bientôt, avoir le même sort que la *Source Sornin* ; elle fut, en effet, victime des réparations entreprises en 1844 sur la *Source Lucas*. L'inspecteur Prunelle décrit, dans son *Rapport* au Ministre du 25 novembre 1847, ces travaux importants auxquels il assistait et qu'il suivait de très près : « Ce n'était pas ainsi, disait-il, que les Romains avaient traité cette source (1), lorsqu'ils en avaient reçu les eaux dans une piscine placée sur la source même, et qui fut découverte en 1844, à 1^m50 au-dessous du sol actuel. Une conduite partait de cette piscine pour conduire les eaux à la *Source des Acacias*, la seconde des *Sources Gargniez* de Fouët.

« Nous cherchions, alors, dans la *Source Lucas* des eaux qui pussent remplacer celles que les forages Brosson venaient de nous

(1) La *Source Lucas*.

faire perdre ; le produit journalier de cette source n'était, cependant, *La Source Lucas*
que de 6.500 litres d'après les jaugeages de MM. Berthier et Puvis ;
dans notre détresse la moindre ressource devenait précieuse. Après le
dégagement des griffons, on pénétra plus avant, et à 1^m50, ainsi que
je l'ai dit, on trouva la piscine romaine qui fut déblayée et au fond de
laquelle le débit des eaux était bien autrement considérable que ne
l'avaient donné les anciens jaugeages. Le fond de la piscine fut crevé,
et au fur et à mesure que l'on descendait plus bas, le volume des
eaux allait toujours croissant. Les ouvriers ne tardèrent pas à être
arrêtés par un dégagement énorme d'acide carbonique qui n'agissait
pas seulement sur la respiration, mais qui stimulait vivement les yeux.
Ceux-ci, ainsi que toutes les surfaces cutanées, devenaient rouges et
brûlants. On éprouvait une partie de ces mêmes effets en plongeant
les bras dans cette eau surchargée de gaz acide carbonique, ce que
j'ai moi-même reconnu plusieurs fois. La température, qui ne s'élève
jamais dans le puits au-dessus de 26 à 27°, ne pouvait être pour rien
dans ces effets. Vous savez, Monsieur le Ministre, qu'au moyen de la
découverte ingénieuse par laquelle M. l'ingénieur Faucille parvint à
s'emparer du gaz acide carbonique qui asphyxiait les ouvriers (1),

(1) M. Faucille, ingénieur civil à Lyon, dans une *Note relative à la neutralisation
des exhalaisons du gaz acide carbonique dans les travaux d'exploration de la Source Lucas*,
communiquée à l'Académie des Sciences en mars 1846 *(Comptes rendus hebdomadaires
de l'Académie des Sciences*, t. XXII, n° 12), indique qu'en 1844 la *Source Lucas*, qui avait
été désignée par M. l'ingénieur François pour être réparée, ne débitait que 3 mètres cubes par 24 heures. Il ajoute : « En la nettoyant, je vis clairement que le point
d'émergence de cette source avait été changé ; j'en prévins M. le Préfet de l'Allier
qui, en l'absence de M. François, me chargea de la direction des travaux à entreprendre : ce changement dans le point d'émergence de la source avait été exécuté
de façon à en diminuer, à la fois, et le volume et la température. Du moment, en effet,
que je fus parvenu au rocher au travers duquel la source prenait son issue, le
débit des eaux augmenta et la température s'éleva de même. Je fis sauter ce rocher
qui, lui-même, devant la formation au dépôt des eaux minérales, opposait un obstacle
à leur sortie, et j'arrivai, ainsi, dans une sorte de piscine évidemment de construction romaine ; à mesure que la piscine se déblayait, l'eau minérale croissait en volume et en température ; évidemment les travaux devaient être poursuivis ; je des-
cendis plus bas que la piscine elle-même ».
A la séance de l'Académie des Sciences du 7 juillet 1851, M. François crut devoir protester contre la *note* de M. Faucille de 1846. De cette protestation nous
relevons seulement le passage suivant : « Quand M. Faucille vint à Vichy, M. Batilliat réclama ses conseils. Les travaux, envahis par l'acide carbonique, étaient souvent suspendus jusqu'à mon arrivée (5 mai). Ces travaux consistaient dans un puits
de 4 mètres à 5 mètres de profondeur, creusé en partie dans les alluvions anciennes,
en partie dans les marnes tertiaires qui composent le sous-sol du bassin de Vichy.
La paroi sud de ce puits était formée par le revers informe d'une fondation d'ori-

les travaux sur la *Source Lucas* furent poussés à une profondeur de 7 mètres, et que l'on est parvenu, de cette façon, à obtenir à 3ᵐ90 au-dessous du niveau du sol, un débit journalier de 109 hectolitres 150 litres (1), ce qui donna la facilité de diriger une partie considérable de ces eaux sur l'un des réservoirs du grand Etablissement, où elles se mêlèrent, en proportions variables, avec la *Source du Puits Quarré.* »

Dans une note trouvée au milieu de ses papiers personnels, Prunelle évaluait à 1ᵍʳ50 le soufre contenu dans 100 litres d'eau minérale de *Lucas*, de cette source qui, le 26 juin 1833, lorsqu'il arriva à Vichy pour la première fois, n'était désignée ni sous son nom nouveau, ni sous son ancien de *Petit Boulet*, mais sous celui de *Source des Galeux.*

Le creusement du *Puits Lucas* au-dessous de la piscine eut pour premier résultat la suppression totale de la *Source des Acacias*, qui était alimentée seulement par la conduite d'eau minérale établie par les Romains. Il ne reste donc plus, à partir de 1844, sur cette place des Acacias, qu'une des deux *Bouïllettes* de Mareschal, ce *Petit Boulet*, disparu vers 1722 et 1734, qui reparut, en 1799, sous le nom de *Source Sornin*, et qui, depuis le commencement du xixᵉ siècle, s'appelle *Source Lucas.* En somme, cette source fut déprimée par un puits tubulé de 7ᵐ60 de profondeur, creusé partie dans le gravier, partie dans les marnes tertiaires concrétionnées par les eaux minérales.

Avant le captage incomplet de mai et juin 1844, la *Source Lucas* donnait, par 24 heures, au niveau du sol, 2.235 litres d'eau à 27° centigrade. La *Source des Acacias* débitait, dans le même temps, 6.500 litres à 29°. Après la disparition de la *Source des Acacias*, la *Source Lucas* débitait, les 8 et 22 mai 1844, 54.080 litres par 24 heures à 29°80, l'eau étant prise à 7ᵐ50 au-dessous du sol ; le 22 juin de la même année, 12.960 litres à 29°70, l'eau prise au niveau du sol ; le 30 juin 1845, 21.600 litres à 29°80, encore au niveau du sol ; du

gine romaine, à laquelle l'imagination la plus complaisante ne saurait préciser une destination. On n'a fait que découvrir, sans l'attaquer, la paroi brute de cette substruction. Il n'y a eu aucune découverte, aucun déblai de piscine, comme le mentionne la note de M. Faucille ». *(Comptes rendus hebdomadaires de l'Académie des sciences*, t. xxxiii, 1851.)

(1) Il y a là une erreur commise par Prunelle : c'est 109ᵐᵉ150 que Batilliat avait mesuré le 8 septembre 1847 à *Lucas* et non 109 hectolitres. En somme, le débit était dix fois supérieur à celui indiqué par Prunelle.

5 avril 1846 jusqu'en septembre 1847, 28.800 litres à 29°80, — Ch. Petit avait trouvé, en mai 1846, 28° seulement — toujours au niveau du sol. Le 8 septembre 1847, la source ayant été épuisée à 4^{m}50 au-dessous du niveau de la margelle du puits, ou bien à 3^{m}90 au-dessous du sol, a donné, par 24 heures, 109.152 litres d'eau à 30°, à la suite d'expériences répétées et contradictoires.

En 1848, Chevalier et Gobley obtenaient, avec le résidu de l'évaporation de trois litres de l'eau de la *Fontaine Lucas*, pesant 17^{gr}70, passé à l'appareil de Marsh, un anneau arsenical très caractéristique ; et deux ans plus tard, dix litres d'eau de cette source, après évaporation à siccité, donnaient, à Chevalier et Barthez, 60 grammes de résidu dans lesquels ils signalaient la présence de 0^{gr}003 d'arsenic métallique. Un litre d'eau de *Lucas* contenait donc alors 0^{gr}0003 d'arsenic métallique.

En 1850, Baudrimont trouva à *Lucas* une température de 28°85, et il y constata, à l'aide du réactif, l'existence de l'hydrogène sulfuré. Cette source était même, d'après lui, celle qui contenait le plus d'acide sulfhydrique de toutes celles de Vichy, et elle était aussi la seule qui ne produisait pas l'*oscillaria thermalis*. Le 8 janvier de cette année-là, Batilliat y avait calculé un débit de 21^{mc}600 et une température de 29°.

Dans son rapport de 1851, l'inspecteur général des mines Dufrénoy donne, comme débit moyen des jaugeages effectués, en septembre 1849, à la *Source Lucas* : 22^{mc}69 par 24 heures, au niveau du sol, et 81^{mc}72 au bas du puits. François avait indiqué 14^{mc}40 seulement au niveau du sol pour la même année, et Dehausy, 18^{mc}64 au même niveau et 75^{mc} au fond du puits. Somme toute, dans ses calculs, Dufrénoy faisait intervenir la *Source Lucas* pour 85^{mc} par jour dans le chiffre total des mètres cubes d'eau minérale disponible pour le service de l'Etablissement thermal de Vichy.

Cette eau de la *Source Lucas* ou des *Acacias*, puisée par M. Dufrénoy lui-même et analysée, le 14 mai 1852, à l'Ecole des Mines de Paris, dont il était alors directeur, fournit, par litre, la composition suivante :

Acide carbonique libre et des bicarbonates ...	4^{gr}3610
— chlorhydrique......................	0.3240
— sulfurique	0.1640
— phosphorique	0.0380
— arsénique........................	traces

Silice...	0.0500
Protoxyde de fer	traces
Chaux...	0.2150
Magnésie...	0.0880
Potasse..	0.1460
Soude..	2.5010
TOTAL...............	7^{gr}8870

Dans son rapport du 16 avril 1856, François rend compte, ainsi, des travaux qu'il fit exécuter en 1853 et 1854 à la *Source Lucas :* « Ces travaux, dit-il, eurent pour but l'aménagement définitif de cette source, dont on avait reconnu l'indépendance par rapport à la *Grande-Grille* et au *Puits Carré*. Une fosse quadrangulaire de 3^{m}30 de profondeur, capable de contenir un moteur et des pompes, fut creusée à 5^{m}50 du puits provisoire de 1844. Un large puits de 10^{m}80 de profondeur, descendant ainsi à 14 mètres au-dessous du sol, fut approfondi à l'angle de la fosse la plus voisine du puits provisoire. Puis, à cette profondeur, une galerie de 6^{m}40 de longueur vint recouper la cheminée ascensionnelle de *Lucas* sous le puits provisoire (1). Le débit obtenu au fond du puits nouveau était de 105 à 110^{mc} à 32°. On revêtit ce puits d'une chemise en moellons taillés jointifs, ayant 1^{m}60 de diamètre dans œuvre, pour pouvoir plus tard y établir des pompes élévatoires sans aspiration. En même temps la fosse était reliée aux bâches des Capucins par un aqueduc de 273 mètres de développement, situé sous la rue Lucas.

« Après quelques mois, le *Puits Lucas,* dont le déversoir était fixé à 3^{m}68 au-dessous du sol de la place des Acacias (niveau du regard), débitait, spontanément, vers ces bâches 43^{mc}, puis 49^{mc}; puis, en novem-

---

(1) Il importe, pour l'intelligence de cette description, de préciser la position géographique de ces différents puits qui existent dans le sous-sol de l'ancienne place des Acacias et dont l'édicule en fer abritant l'ancienne buvette de *Lucas* ne donne pas la moindre idée. La *Source Lucas*, provisoirement captée en 1844, se trouvait à l'extrémité d'une perpendiculaire de 1^{m}30 de hauteur, élevée sur la ligne de façade de l'Eden-Théâtre, et à 7^{m}60 de l'angle de la rue Montaret. La *Source des Acacias* se trouvait à l'extrémité d'une perpendiculaire de 8^{m}80 de hauteur, élevée sur la ligne de façade de l'Eden-Théâtre et à 18 mètres de l'angle de la rue Montaret. Le puits de 10^{m}80 de profondeur se trouve entre les deux sources, à l'extrémité d'une perpendiculaire de 4^{m}70 de hauteur, élevée sur la ligne de façade de l'Eden-Théâtre et à 13 mètres de l'angle de la rue Montaret. Ce puits et la *Source des Acacias* sont seuls compris dans la fosse quadrangulaire de 3^{m}30 de profondeur. La *Source Lucas* de 1844 et la galerie qui la joint au puits de 10^{m}80 sont entièrement en dehors de cette fosse.

bre 1854, 50ᵐᶜ600 à la température de 28°6. A défaut de pompes suffisantes et spéciales, on n'a pu encore l'épuiser à fond et mesurer son débit dans ces conditions. Il est probable qu'on y trouverait, au moins, le débit de 105 à 110ᵐᶜ observé pendant et après les travaux. »

Dans son livre de 1853, Bouquet s'exprime ainsi : « Longtemps distinctes l'une de l'autre, les deux sources *Lucas* et des *Acacias* sont sans doute identiques aux deux *Fontaines Gargniez* mentionnées dans le livre publié par Claude Fouët en 1686 ; plus tard, Desbrest les a décrites sous la dénomination de *Petit Boulet* ; la *Source Sornin,* jaugée en 1820 par MM. Berthier et Puvis, est bien certainement la même que la *Source Lucas,* dont l'eau a été analysée, en 1825, par Longchamp ; enfin, celle des *Acacias,* plus spécialement utilisée pour le traitement des maladies cutanées, est, quelquefois encore, désignée sous le nom de *Fontaine des Galeux.*

« Réunies depuis 1844 à la suite des travaux de captage provisoire exécutés dans le but de remédier à l'insuffisance du *Puits Carré,* elles forment, aujourd'hui, une source unique, indifféremment désignée sous les noms de *Lucas* ou des *Acacias ;* la première désignation consacre le souvenir de l'un des bienfaiteurs de Vichy, le Dʳ Lucas, ancien inspecteur de l'Etablissement thermal.

« Lors de mon séjour à Vichy, la source actuelle était renfermée dans une enceinte en planches et jaillissait au niveau du sol ; son orifice, entouré d'une margelle en lave de Volvic, était recouvert par un échafaudage supportant les pompes qui envoyaient son eau dans les réservoirs de l'Etablissement. Son rendement est très variable ; elle a donné par 24 heures, en 1844, à M. François, 16 à 18.000 litres d'eau au niveau du sol, et 53 à 54.000 litres à la limite d'aspiration des pompes ; en 1849, à M. Dehausy, dans les mêmes conditions, 18.640 et 75.000 litres ; à M. Dufrénoy, en octobre 1851, 22.690 et 81.720 litres. Enfin, quelques jaugeages ont même fourni de 200 à 300.000 litres d'eau au niveau inférieur ; M. Radoult, ingénieur des ponts et chaussées, a obtenu jusqu'à 321.000 litres (1). Son débit actuel, déterminé pendant le cours des travaux, s'élève à 86.400 litres

(1) Notons ici que Bouquet commet une erreur considérable quand il attribue à la *Source Lucas* les débits extraordinaires de 200 et 300.000 litres et même de 321.000, d'après Radoult de Lafosse, rapportés par Dufrénoy dans son *Rapport.* Ces débits ont été obtenus à la source du *Puits Carré,* et non sans danger pour la source elle-même, par un pompage puissant, la colonne d'aspiration descendant à 4ᵐ15 au-dessous du sol.

et s'accroîtra sans doute ultérieurement par la fixation progressive de son régime définitif.

« L'eau minérale de la *Fontaine Lucas* dégage, en même temps qu'un volume assez considérable d'acide carbonique, des traces d'acide sulfhydrique appréciables à l'odorat. Cette propriété lui a valu d'être classée par quelques auteurs parmi les sources sulfureuses, bien qu'en réalité la proportion d'acide sulfhydrique contenue dans le mélange gazeux soit tout à fait infinitésimale.

« Le 1er octobre 1853, la température de l'air étant de 22°, nous avons trouvé celle de l'eau de 29°2. »

Quatorze litres de gaz spontanément émis par la *Source Lucas* donnèrent à Bouquet 25gr441 d'acide carbonique et 15 centimètres cubes d'air.

De ses recherches, il conclut qu'un litre d'eau de cette source contenait les principes suivants :

Acide carbonique.........................	5gr348
— sulfurique...........................	0.164
— phosphorique	0.038
— arsénique...........................	0.001
— borique............................	traces
— chlorhydrique.......................	0.324
Silice.................................	0.050
Protoxyde de fer.........................	0.002
— de manganèse	traces
Chaux.................................	0.212
Strontiane..............................	0.003
Magnésie...............................	0.088
Potasse................................	0.146
Soude.................................	2.501
Matière bitumineuse......................	traces
TOTAL...............	8gr877
Poids des résidus fixes....................	5gr204
Poids des sels neutres	5.244

D'où, par le calcul, il tire la composition hypothétique suivante :

Acide carbonique libre dissous..............	0gr751
Bicarbonate de soude.....................	5.004
— de potasse...................	0.282

Bicarbonate de magnésie...................	0.275
— de strontiane	0.005
— de chaux.......................	0.545
— de protoxyde de fer	0.004
— de protoxyde de manganèse	traces
Sulfate de soude..........................	0.291
Phosphate de soude........................	0.070
Arséniate de soude........................	0.002
Borate de soude..........................	traces
Chlorure de sodium.......................	0.518
Silice...................................	0.050
Matière organique bitumineuse..............	traces
TOTAL...................	8^{gr}797

Un échantillon de concrétion calcaire, recueilli par Batilliat dans les fouilles effectuées autour de la *Source Lucas*, donnèrent à Bouquet la composition centésimale ci-dessous :

Carbonate de chaux........................	80^{gr}88
— de magnésie.....................	6.02
— de strontiane....................	0.28
— de manganèse...................	0.38
Acide phosphorique.......................	traces
— arsénique.........................	0.02
Sesquioxyde de fer.......................	1.30
Argile et sable quartzeux...................	8.50
Silice gélatineuse.........................	1.36
Eau et matière bitumineuse.................	0.46
TOTAL..................	99^{gr}20

L'eau de *Lucas*, conservée dans ses réservoirs, se couvre dans un temps assez court d'une croûte de matières calcaires qui se brise avec le temps et se précipite sous forme de boue au fond de la bâche de réception. L'analyse de ce dépôt recueilli avant sa précipitation, et alors qu'il se trouvait encore à la surface de l'eau, a donné à Bouquet le pourcentage suivant :

Carbonate de chaux.......................	87^{gr}37
— de magnésie	7.43
— de strontiane...................	1.10
— de manganèse...................	0.16

Sulfate de chaux	0.17
Bioxyde de cuivre	traces
Acide arsénique	traces
— phosphorique	traces
Sexquioxyde de fer	0.20
Silice gélatineuse	0.70
Eau	2.55
TOTAL	99^{gr}68

Barthez qui, en août 1847, avait trouvé à *Lucas* une température de 29°, la trouve de 32° en décembre 1852 et janvier 1853 et de 30° en novembre 1858.

Dans cette période décennale, la disposition des lieux avait changé. En effet, le 14 mai 1855, intervenait entre l'Etat et la commune de Vichy un accord pour la délimitation de la partie de la place des Acacias qui serait affectée au service de la buvette de *Lucas*. Il était convenu, à cette date, que l'appareil extérieur en maçonnerie, qui constituait autrefois le *Puits Lucas* et que les travaux qui venaient d'être effectués sur les sources avaient rendu inutile, serait enlevé et que la superficie du terrain sur lequel il reposait serait désormais abandonnée à la voie publique, l'Etat se réservant, cependant, le droit de faire exécuter, dans le sous-sol, tels travaux que le besoin de l'Etablissement thermal pourrait rendre nécessaires dans l'avenir.

Du 17 au 20 mars 1856, le débit spontané de la *Source Lucas*, au niveau du déversoir, était de 50^{mc}140 et sa température de 28°5. Le *Dictionnaire général des Eaux minérales* attribuait, en 1860, la même température, et, à l'émergence, un débit de 52^{mc}. En 1861, il n'était plus que de 21^{mc}, d'après l'ingénieur des mines de Gouvenain.

Le 22 juillet 1873, à 8 heures 1/4 du matin, la température de la *Source Lucas*, prise par des Cloizeaux, membre de l'Institut, était de 28° une fois les conduits vidés, la température de l'air étant de 21°5.

Le 23 mars 1874, après le captage de la *Source Prunelle*, la *Source Lucas* débitait, à son déversoir, situé à 3^{m}68 au-dessous du niveau de son regard, qui est lui-même à l'altitude de 259^{m}48, seulement 7^{mc}855 d'eau par 24 heures, à la température de 27°5. Cette baisse assez considérable tenait à ce que la conduite allant du déversoir au point où s'effectuait le jaugeage n'était pas étanche. Elle fut, aussitôt, réparée et le débit se releva rapidement.

En effet, l'ingénieur des mines Voisin le trouvait, le 14 février 1878, à 5 heures du soir, de 20^{mc}324 par 24 heures, à son déversoir, la *La Source Lucas* pression barométrique étant de 744$^{m/m}$7, et le 15, à 7 heures du matin, ce débit atteignait 21^{mc}750, la pression barométrique s'étant abaissée à 743 $^{m/m}$. Ces deux jours-là, la température de l'eau était de 30°.

En 1881, Willm notait à la *Source Lucas* une température de 28°4, et pour le résidu d'un litre de cette eau, il constatait la composition élémentaire suivante :

Acide carbonique total (CO²)...............	5^{gr}0998
— (p. insoluble) (CO²O)......	0.2834
Calcium...............................	0.1651
Magnésium............................	0.0143
Oxyde ferrique (avec traces de manganèse)...	0.0031
Silice................................	0.0503
Acide sulfurique (SO₃O)..................	0.1798
Chlore...............................	0.3446
Acide carbonique des alcalis (CO²O).........	2.0570
— phosphorique (PO⁴H)..............	0.0003
Acide arsénique.........................	0.00056
Sodium...............................	1.7848
Potassium.............................	0.1281
Lithium...............................	0.0029
Acide borique, iode, strontium, cœsium, rubidium...............................	traces
TOTAL des matières dosées...	5^{gr}01426
Arsenic libre en milligrammes..............	0^{mgr}3

d'où il tirait le groupement hypothétique suivant :

Acide carbonique total...................	5^{gr}0998
— combiné (bicarbonates).....	3.4200
— libre (CO²)..............	1.6798
Carbonate de calcium...................	0.4128
— de magnésium.................	0.0500
— ferreux (avec Mn)..............	0.0045
— de sodium..	3.4228
— de potassium.................	0.2266
— de lithium..................	0.0153
Sulfate de sodium.......................	0.2660

Chlorure de sodium......................	0.5679
Phosphate disodique	0.0007
Arséniate disodique.......................	0.0008
Silice..................................	0.0503
Acide borique, iode, strontium, rubidium, matières organiques.......................	traces
TOTAL par litre..............	5^{gr}0177
Poids du résidu observé...................	5^{gr}0240

Teneur en bicarbonates anhydres :

Bicarbonate de calcium....................	0^{gr}5944
— de magnésium................	0.0757
— ferreux......................	0.0062
— de sodium...................	4.7436
— de potassium	0.2968
— de lithium...................	0.0244

Teneur en bicarbonates alcalins normaux ou hydratés :

Bicarbonate de sodium....................	5^{gr}4248
— de potassium	0.3284
— de lithium...................	0.0282

Peyraud et M. Gautrelet, en 1886, attribuaient une teneur de 8,5 dix millièmes d'acide sulfhydrique à un litre d'eau de la *Source Lucas*.

En 1887, M. l'ingénieur des mines de Launay, s'étant aperçu que la galerie ouverte en 1854 par François était en partie obstruée et que les boisages qui en maintenaient les parois étaient en très mauvais état, dressa un projet de réfection qui fut approuvé par l'administration et mis à exécution dès les premiers jours de 1888.

Les travaux, faits à cette époque, eurent pour but de rejointoyer les assises de la maçonnerie du puits et de substituer au boisage de la galerie souterraine un revêtement en maçonnerie de brique et ciment s'appuyant sur un radier en béton.

Du fait de cette reconstruction, la galerie souterraine qui part du fond du puits — dont le diamètre est de 1^{m}60 et la profondeur de 14 mètres — a exactement 6^{m}50 de longueur sur 0^{m}75 de largeur avec une hauteur variant depuis 2^{m}10 au débouché du puits jusqu'à 1^{m}40 au fond de la galerie.

Les différentes venues d'eau furent captées avec soin et en les jaugeant à la sortie du griffon, c'est-à-dire au niveau du radier de la galerie, on trouva, le 8 janvier 1888, à 3 h. 1/2 du soir, un débit total de 102.850 litres d'eau par 24 heures à la température de 28°3.

Le 29 juillet 1891, à 10 h. 20 du matin, MM. Roman et Colin trouvèrent à l'eau du *Puits Lucas* une température de 28°3, exactement la même que celle de 1888, et cela après 75 minutes de fonctionnement de la pompe qui alimentait alors la buvette de cette source, la température de l'air étant de 19°5 et la pression barométrique réduite à 0° de 737 ^{m}/^{m}.

Le 8 octobre 1892, le Dr Nivière prenait, à 8 h. 10 du matin, la température de l'eau de *Lucas* dans le puits même où la source jaillit, c'est-à-dire dans le sous-sol de la buvette. Il la trouvait, là, de 28°6, la température extérieure étant de 21°. Le même jour, à 9 h. 5 du matin, il trouvait au robinet de la pompe qui alimentait la buvette, après un assez long pompage, 28° seulement, la température de l'air ambiant étant de 19° et la pression réduite à 0° de 735 ^{m}/^{m}.

En 1893, d'après M. l'ingénieur des mines Friedel, le débit de *Lucas* était, le 10 avril, de 32 litres 72 à la minute soit de 47^{mc}116 par 24 heures. Le 21 juin 1894, M. Laurens trouvait, 30 litres à la minute soit 43^{mc}200 par 24 heures. Le 6 février 1895, il portait lui-même ce débit à 43^{mc}646.

Cette même année 1895, l'Ecole nationale supérieure des Mines de Paris dosait deux éléments de la composition de l'eau minérale de la *Source Lucas* et indiquait par litre les chiffres suivants :

> Résidu sec à 180°...................... 5^{gr}1700
> Chlorure de sodium.................... 0.5862

En 1896, l'un de nous donnait comme titre alcalin d'un litre d'eau de cette source le chiffre de 6^{gr}10 calculé en C^{2}O^4,NaO,HO.

Le 7 mai 1898, M. l'ingénieur en chef des mines Genreau trouvait à la *Source Lucas* une température de 29° et un débit de 44^{mc}496 par 24 heures. Le 20 décembre de la même année, M. Anglès d'Auriac y calculait un rendement de 46^{mc}569 par 24 heures ou de 32 litres 34 par minute. Jusqu'à la fin de 1902, ce débit, tout en subissant comme toujours quelques fluctuations, ne sembla guère se ressentir des attaques nombreuses dont le sous-sol du bassin de Vichy avait été la victime hors du périmètre de protection de 1895. Il est, en effet, d'après M. Anglès d'Auriac, de 28 litres 80 à la minute, le 2 décembre 1899 ; de 31 litres 34, le 2 décembre 1900 ; de 32 litres 32, le 17 février 1901, au déversoir du trop-plein dans l'aqueduc, à 8 mètres du puits de captage ; de 31 litres 82, le 21 avril 1901. M. l'ingénieur Gourguechon le trouve de 26 litres 52, le 26 mai 1901, et il est encore de 30 litres 94 à la minute soit de 44^{mc}553 par 24 heures, le 29 décembre 1902.

Mais en 1903, l'action pernicieuse du forage Boussange s'accuse sur *Lucas* comme sur les autres sources chaudes de Vichy. Le 30 janvier, son jaugeage officiel ne fournit plus que 28 litres 81 à la minute, soit 41^{mc}486 par 24 heures ; le 2 février, il n'est que de 33^{mc}048 par 24 heures. Il remonte un peu dans la suite ; il est de 33^{mc}537 par 24 heures, le 23 mars 1903 ; de 37^{mc}850 par 24 heures, en février 1905, et de 41^{mc}529, le 5 mars 1906. Un jaugeage officiel fait le 19 novembre 1906, à 6 heures du matin, a accusé un rendement de 23 litres 31 par minute, soit de 33^{mc}566 par 24 heures.

Le 17 février 1901, M. l'ingénieur Anglès d'Auriac trouve à l'eau de *Lucas* une température de 28°. Le 30 janvier 1903, elle est de 27°9 ; le 2 février, de 27°8 ; le 5 mars 1906, de 28°3, et le 19 novembre de la même année, de 27°9.

D'après M. Pouchet, la composition d'un litre d'eau de *Lucas* puisée le 11 décembre 1900, à 11 heures du matin, était la suivante :

Résidu à 110°	5^{gr}235
Résidu après incinération..................	5.065
Silice en Si O²	0.055
Chaux en Ca O	0.240
Magnésie en Mg O	0.026
Acide sulfurique en SO³....................	0.155
Chlore en Cl	0.349
Acide carbonique total en CO²	5.238
— sur le résidu fixe............	1.781
Degré alcalimétrique exprimé en carbonate de soude, CO³ Na²	4.303

Le 9 mai 1906, M. Bretet trouvait à l'eau de la *Source Lucas* un titre hydrocalimétrique de 6^{gr}22 calculé en C²O⁴,NaO,HO.

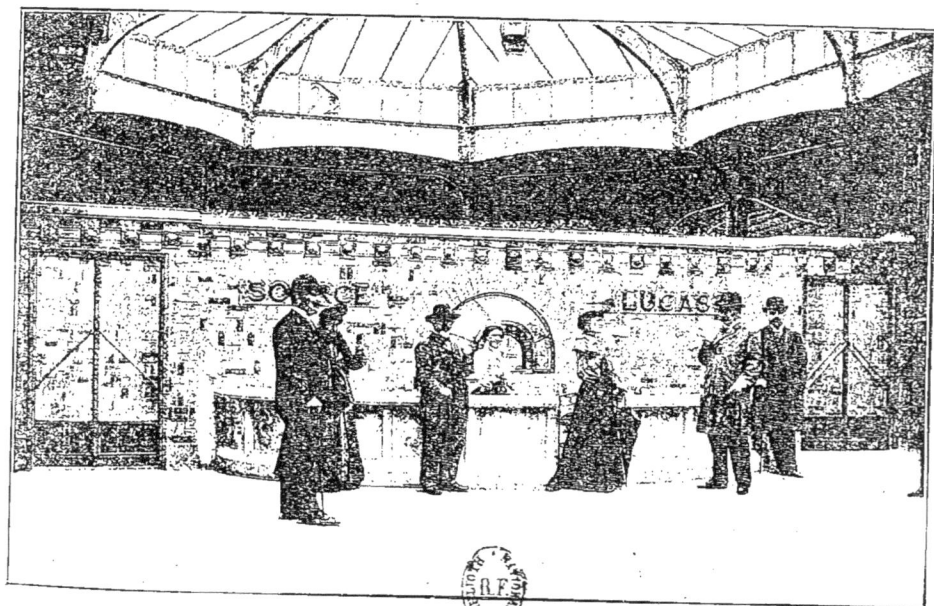

Source Lucas en 1903.

G. STEINHEIL, Éditeur.

L'eau prélevée à la même source, le 18 octobre 1906, avait une   *La Source Luca*
température de 27° et le dosage de ses principaux éléments donnait à
M. Pouchet, les résultats qui suivent exprimés en grammes et rapportés à un litre :

Résidu à 110°...............................		5.002
Résidu à 180°...............................		4.924
Résidu après incinération...................		4.874
Silice en Si O²............................		0.036
Chaux en Ca O............................		0.234
Magnésie en Mg O		0.024
Acide sulfurique en SO³....................		0.143
Chlore en Cl..............................		0.330
Acide carbonique dégageable par	en poids ..	1.5506
l'action de la chaleur de 15 à 100°	en volume.	852 c. c.
Acide carbonique dégageable après	en poids...	3.1795
l'action de la chaleur par l'action		
des acides à chaud...........	en volume.	1.747 c. c.
Acide carbonique total..........	en poids...	4.7301
	en volume.	2.599 c. c.
Alcalimétrie en carbonate de soude, CO³ Na²..		4.070

M. P. Carles a dosé, en 1906, dans un litre d'eau de la *Source
Lucas* 0ᵍʳ015 de fluorure (1).

Jusqu'en 1903, la buvette de *Lucas* était installée dans un kiosque
vitré construit sur l'ancienne place des Acacias, vis-à-vis de l'entrée de
l'Hôpital militaire, exactement au-dessus du puits de 10ᵐ80 de profondeur dans lequel se rassemblent toutes les eaux qui constituent cette
Source Lucas. Depuis les réparations de 1844 elle était alimentée par
une pompe à bras. Lors des embellissements de Vichy, qui suivirent
la prolongation du bail de la Compagnie Fermière de l'Etablissement
thermal, cette buvette fut transférée sous le « Drinck-Hall », en face
de la *Source Chomel*. Quoiqu'elle n'ait pas, autour d'elle, la foule qui
assiège, à certaines heures de la journée, les abords de sa majestueuse
voisine, elle possède une installation qui ne le cède en rien à la sienne
sous le triple rapport du luxe, de l'élégance et du confort. Grâce à un
pompage électrique ingénieux et permanent, son eau coule continuellement par trois robinets suffisant largement à satisfaire sa modeste

(1) P. Carles, *loc. cit.*

clientèle qui ne s'approche d'elle, le plus souvent, qu'en se dissimulant.

Le 19 avril 1907, nous avons pris sa température à ses robinets de distribution, c'est-à-dire, à 150 mètres environ de son puits de captage; elle était de 26°7 (thermomètre recuit de Baudin), à 9 h. 1/2 du matin, la température de l'air étant de 4°2 et la pression barométrique réduite à 0° de 762 ^{m}/^{m}.

Si la *Source Lucas* n'est pas très utilisée par les buveurs d'eau de Vichy, elle est, par contre, d'un grand secours pour le service des bains minéraux de l'Etablissement thermal dont elle alimente, en partie, les bâches de réserve et où elle se mêle maintenant avec le trop-plein du *Puits Carré*, de la *Grande-Grille* et avec toute l'eau de la *Source du Pont de Champ de Cornes.* En arrière de sa buvette se trouve un groupement de bains locaux, fort ingénieusement disposés, consistant en œillères et bassins, affectés au traitement des dermatoses des parties découvertes. Cette installation est très appréciée des malades qui ont besoin de l'eau de cette source en applications externes, à l'exclusion de toute autre.

RÉSUMÉ

Noms divers sous lesquels la SOURCE LUCAS *a été successivement désignée :* LES BOUILLETTES, PETITS BOULETS QUARREZ, FONTAINES GARNIER (orthographiées GARNIÈRES, GARGNIEZ, GARNIÈS OU GARNIÉ), PETIT BOULET, SOURCE SORNIN, SOURCE DE LA GALE, FONTAINE DES ACACIAS, SOURCE DES ACACIAS, SOURCE LUCAS, FONTAINE LUCAS, FONTAINE DES GALEUX, PUITS LUCAS, SOURCE DES GALEUX, LUCAS.

Date du captage de la source : Jaillissement naturel de temps immémorial avec arrêt depuis une date imprécise — entre 1722 et 1734 — jusqu'en 1799.

Profondeur du puits naturel : Inconnue.

Altitude du jaillissement naturel actuel : 255^{m}80

Mode d'amenée de l'eau au robinet de distribution : Pompage électrique continu.

Plus fort débit observé : 109^{mc}152 par 24 heures, le 8 septembre 1847.

Plus faible débit observé : 737 litres par 24 heures en janvier 1844.

Plus haute température observée : 32° centigrade, décembre 1852 et janvier 1853.

Plus basse température observée : 23° centigrade en janvier 1844.

Débit le 19 décembre 1906 : 33^{mc}566 par 24 heures.

Température au robinet de distribution le 19 avril 1907 : 26° centigrade 7.

Titre alcalin d'un litre d'eau puisé le 9 mai 1906 : 6^{gr}22, *calculé en* $C^{2}O^{4}, NaO, HO.$

CHAPITRE V

LES CELESTINS

S i dans l'histoire des sources de Vichy nous avions suivi l'ordre chronologique des faits géologiques, c'est par celle des *Célestins* que nous aurions dû la commencer. Il est certain, en effet, qu'un jaillissement geysérien d'eaux minérales se produisit à Vichy pendant toute une partie de l'époque tertiaire et que c'est de ce jaillissement que date le dépôt d'aragonite qui forme encore, à l'heure actuelle, ce qui reste du *Rocher des Célestins*.

Les Célestins.

Les quatre sources que nous avons déjà étudiées — le *Puits Carré*, la *Grande-Grille*, l'*Hôpital*, *Lucas* et tous leurs parasites disparus ou encore existants — ne sont nées que lorsque l'éruption première se fut calmée soit du fait de la diminution dans la production du gaz carbonique, soit plutôt de l'incrustation lente, mais ininterrompue, des cheminées ascensionnelles qui, peu à peu et successivement, s'obstruèrent d'elles-mêmes et emprisonnèrent, dans le sous-sol, une masse d'eau minérale encore fort gazeuse qui chercha, alors, dans le voisinage, des débouchés nouveaux à son expansion naturelle.

Il est, en effet, indiscutable, aujourd'hui, que la cassure primordiale au travers de laquelle jaillit, pendant des cent milliers d'années, la première *Eau de Vichy*, se trouvait dans toute cette partie de la vieille ville qui s'étend des alentours de la *Source de l'Hôpital* jusqu'à l'ancien *Périment* dans les *îles Bulot*, là où l'on rencontre presqu'à fleur de terre — lorsqu'il n'est pas apparent — le travertin si connu au travers duquel venaient sourdre, de temps immémorial, les différentes sources minérales qui ont formé ce qu'on a appelé, dans ces derniers temps, le *Groupe des Célestins*, ou plus simplement : les *Célestins*.

Les *Célestins?* D'où vient ce nom bizarre? Quelle est l'origine de cette appellation si peu significative?

La châtellenie de Vichy appartenait, vers la fin du moyen âge, aux ducs de Bourbon. Louis II — celui qu'on appelait « le bon duc Louis II », — la possédait au commencement du xvᵉ siècle. En 1410, il fonda, hors les murs et au sud de la ville, sur un plateau protégé des inondations de l'Allier par la roche d'aragonite qui, là, s'élevait assez haut et à pic, un *Couvent de Célestins* qui devait abriter un prieur et douze religieux chapelains « avec les serviteurs en tels cas requis appartenans et nécessaires (1) ».

Deux siècles, environ, après cette fondation, Jean Banc publiait son traité sur *la Mémoire renouvellée des merveilles des Eaux minérales ;* et, à propos de la source froide de Vichy, il écrivait : « Je ne trouve point de plus exprez et apparents vestiges de l'antiquité de vieil employ, en pareilles sources que de celles-là, qui sont sur le bord de la rivière d'Alyer, *à costé et plus bas du Couvent des Célestins,* sur le pendant d'un assez grand roc, dans lequel en remuant quelque terre qui s'estait attachée au-dessus, on a descouvert des degrez taillez dans ledit roc pour y descendre. L'accès est difficile et dangereux de ce costé : mais moins du costé de la rivière, si on y veut descendre par eau (au cas que la dite rivière qui avait accoustumé de la submerger y joigne encores). Le bassin est peu capable, cavé dans ledit roc, à proportion de l'abondance de la descharge d'eau qui y est receue assez pauvrement. Il se trouve encores dans ledit roc des troux, qui marquent qu'il y a eu autrefois des barreaux de fer fort gros. Elle n'est jamais fort claire ny froide ; mais elle est assez piquante et vaporeuse, elle pétrifie fort apparemment. Cela se voit par son cours dans le roc, au long duquel elle coulle. Les voysins de là, l'ont laissée fort longuement sans usage ; ils ne s'en servaient qu'à faire du pain, lequel elle rend très bon. Je n'ay jamais rien sceu apprendre de son antiquité par les habitants ny voisins du lieu, combien qu'elles marquent indubitablement avoir été autrefois employées ; mais c'est à scavoir à quel usage, et comment ; car il ne nous en avait rien apparu, quand après l'avoir diligemment esprouvée et recognue sur la conformité de goust, et de propriété qu'elle avait avec celles des Pougues. Je la conseyllay environ l'an quatre-vingt et sept,

(1) Lettres patentes de Louis II, duc de Bourbon, du mois d'avril 1410.

huict et neuf (1), à plusieurs qui en retirèrent de fort heureux succez, pour se guérir de plusieurs griesvres maladies, desquelles ils étaient détenuz. Mais leur crédit ne dura guières, et cessèrent bien tost depuis en leur employ. Je ne scay si la rigueur des guerres au peu de seureté qu'il y avait en ce lieu, qui avait esté ruiné et desmantelé, en fut cause, ou si c'a esté le peu de soing que les habitants ont eu d'y bien et commodément recevoir les malades ; ou bien parce que les eaux de Saint-Myon, de Vic-le-Comte et autres lieux d'Auvergne, se sont descouvertes depuis, qui ont retiré les beuveurs malades à elles, pour la plus grande commodité qu'ils en pouvaient recevoir de voysinage ou autrement (2). »

Donc, la première fois que cette source froide de Vichy — à laquelle on ne pouvait accéder que par eau, si l'on ne voulait risquer, pour y descendre, de se rompre les os — apparut dans l'histoire, c'est par le *Couvent des Célestins* que Banc en indique la position géographique. En 1636, Maréchal est aussi précis que lui : « En la paroisse de Vichy, de l'estendue de cinq cents pas, le Créateur a donné nombre de sources, toutes lesquelles sont différentes en leurs premières qualitez actives de cinq degrez : car les bains sont suffisamment chauds, la *Fontaine Quarrée* plus tempérée en sa chaleur, l'une des *Bouïllettes* tiède, l'autre tempérée en froid et celle du *Rocher des Pères Célestins* simplement froide. »

Et ainsi, ce nom de *Célestins* lui restera. Antoine Joly l'appelle, en 1675, la *Fontaine des Pères Célestins*. C'est celle, dit-il, « qui se

---

(1) 1587, 1588, 1589.

(2) Noyer prétend, dans ses *Lettres topographiques et médicales sur Vichy*, que « Jean Banc découvrit une des *Sources des Célestins* en faisant remuer quelques terres qui la couvraient ». Nous ne voyons aucune trace de cette découverte dans le texte que nous venons de citer et que nous avons collationné sur le livre même du savant médecin de Moulins. Nous y voyons, au contraire, qu'en remuant quelques pelletées de terre on a trouvé des *degrés*, c'est-à-dire des marches d'escalier, taillés dans le roc et quelques scellements de barreaux de fer fort gros, mais non pas une source minérale.

Notons aussi que rien, dans le livre de Jean Banc, ni dans ceux des auteurs qui ont écrit après lui sur cette matière, n'autorise à prétendre, comme l'a fait M. Voisin à la page 45 de son *Mémoire sur les Sources minérales de Vichy*, « que la source mentionnée dans l'ouvrage de Jean Banc a disparu on ne sait à quelle époque, peut-être par suite de la destruction partielle du rocher, qui pendant un certain temps a été exploité en carrière pour moellon ». Tout, au contraire, prouve que l'ancienne *Sources des Célestins*, celle qui, au xixe siècle, sera connue sous le nom d'*Anciens Célestins n° 1* ou *Source du Nord*, est absolument la même que celle qui existait au xvie siècle.

trouve au-dessous du Couvent des Pères Célestins ». Elle a « un goust fort acide » et « elle est actuellement froide ».

Fouët, en 1679, la nomme simplement *Fontaine des Célestins* « qui sort du rocher sur lequel est bâtie cette riche maison », tandis qu'en 1686 il la désigne par la phrase : *Fontaine qui est sous les Célestins*, « dont l'eau est actuellement froide » et « a plus de saveur qu'aucune autre ».

Pour Burlet, c'est aussi la *Fontaine des Célestins*, qu'il n'examina du reste pas ; il dit seulement que le 23 mars 1707, on remuait des terres près d'elle, ce qui troublait le rendement, la limpidité et la transparence de son eau.

« La sixième fontaine de Vichy, écrivait Piganiol de la Force en 1722, est celle des *Célestins* qui est située à fleur d'eau de la rivière d'Allier, et au bas du rocher sur lequel est bâti le Couvent de ces religieux. Son bassin a environ un pied de profondeur et peut contenir cinq ou six seaux d'eau. Pour peu que la rivière d'Allier grossisse, elle inonde cette fontaine ; mais dès que ses eaux sont retirées, l'eau de la fontaine devient aussi forte qu'auparavant. Cette eau est limpide, fort acide au goût, et à cela près qu'elle n'est pas ferrugineuse, elle n'est pas différente de celle de Saint-Alban. Au reste, tous les sels qu'on tire de l'eau des six sources différentes de Vichy sont de même nature et sont des sels nitreux ».

Chomel, qui, en 1734, réédite, sous son nom, une partie de l'œuvre de Du Clos et toute celle de Fouët, désigne les *Célestins* sous le nom de *Fontaine du Rocher* « au-dessous des *Célestins* » ou de *Fontaine de Pougues*. Il ajoute : « L'eau du *Rocher* sous les *Célestins* s'est trouvée à peu près semblable à celle de la *Marquise de Vahls ;* elle est naturellement claire, froide et limpide.

« Ayant fait évaporer, au bain-marie, deux livres d'eau, elle a fait d'abord une pellicule et a donné dans la filtration une substance terreuse (1) de la nature des autres eaux de Vichy ; le sel pareillement était alkali-nitreux à toute épreuve ; sur les deux livres d'eau, j'ai retiré une drachme et douze grains de sel alkali, cinq grains de terre et deux grains de substance onctueuse (2) ».

Le premier après Jean Banc, De Lassone décrit fort explicitement, en 1753, la septième source de Vichy : « Elle est très différente des

(1) Carbonates alcalino-terreux.
(2) Matière grasse ou huileuse.

autres, dit-il ; elle est située sur le penchant d'un roc assez étendu sur lequel porte un côté du Couvent des Célestins. Ce roc est sur le bord même de l'Allier, qui le mouille ; le bassin de la source, qui n'a pas plus d'un pied de diamètre et environ deux pieds de profondeur, est creusé dans la substance même du roc ; la source est dans le fond du bassin ; elle ne fournit qu'un filet d'eau presque imperceptible sans aucun bouillon : l'eau est toujours louche dans son réservoir quoique elle paraisse limpide, après avoir été puisée ; on ne va que difficilement à cette fontaine par un petit sentier pratiqué sur le penchant des rocs qui bordent l'Allier ; ce chemin n'est pas sûr ; on y va plus commodément en bateaux. »

« L'eau du *Rocher des Célestins* est vraiment piquante. C'est le caractère propre des acidules ; cette eau ressemble à celle de Pougues, en Nivernais ; aussi se nomme-t-elle la *Fontaine de Pougues*. L'eau des autres sources thermales est aussi un peu piquante, mais moins que celle du *Rocher des Célestins ;* ses saveurs varient sensiblement suivant les différentes températures de l'air. L'eau de la *Grande* et *Petite-Grille* incrustent les parois de leurs réservoirs d'une assez grande quantité de matière terreuse jaunâtre ; l'eau du *Grand Puits des Capucins* fait une pareille incrustation ; l'eau du *Petit Puits Carré*, du *Petit Boulet,* du *Gros Boulet* et du *Rocher des Célestins* ne dépose presque point de cette matière terreuse dans les bassins, ni dans les rigoles qui servent d'écoulement à ces sources. L'eau récente du *Rocher des Célestins*, qui peut être mise au rang de ces sources minérales que l'on nomme très improprement acidules, fait un peu plus d'effervescence avec les acides que les autres eaux thermales. »

Le thermomètre Réaumur ayant été plongé, le 10 juillet 1750, dans l'eau des *Célestins*, sa liqueur monta à environ 22° (1).

Tardy ne donne pas la température de l'eau de cette source. Il se contente de dire « qu'elle est tout à fait froide ».

Raulin, en 1772, n'indique pas par son nom la source froide de Vichy. Il constate seulement qu'elle est acidule ou spiritueuse et que ses principes sont les mêmes que ceux des eaux de Pougues, de Saint-Alban, de Saint-Myon, etc.

La septième source minérale de Vichy, au temps de Desbrest, était la *Fontaine qui est sous le Couvent des Célestins* dont l'accès

(1) Soit 27°50 du thermomètre centigrade.

est très difficile. Le 27 août 1777, à 3 heures du soir, la température de son eau était, au thermomètre Réaumur, de 17°3/4 (1), et une livre de cette eau contenait :

Terre calcaire........................	3 grains 7/8
Substance saline presque toute composée d'alkali minéral ordinaire, d'une très petite quantité de sel marin, etc..............	56 grains 1/2
Fluide élastique	6 pouc. cub. 1/2
Esprit sulphureux volatil	point
Phlogistique pur......................	point

Cette analyse vérifie l'opinion émise par Desbrest dans le cours de son livre, à savoir que les eaux de Vichy « ont toutes une odeur de foie de soufre plus au moins marquée, suivant la température de l'air et relatif à leur degré de chaleur. D'ailleurs cette odeur est plus ou moins sensible, suivant que l'eau minérale est plus ou moins chaude ; elle est moins reconnaissable dans l'eau des sources les plus chaudes qu'elle ne l'est dans celles qui sont tempérées ; elle n'est pas sensible dans l'eau de la *Fontaine des Célestins* qui est froide ».

De Brieude, en 1788, ne fait qu'une très courte remarque à propos de l'eau des *Célestins*. « On l'a comparée, dit-il, à celle de Pougues. C'est sans doute à cause de la quantité d'acide crayeux (2) qu'elle contient ; car, d'ailleurs, ces deux sources diffèrent entre elles par les autres principes ».

Mossier, en l'an VIII, trouva aux *Célestins* une température de 17 à 18° Réaumur (3), et, pour un litre d'eau, la composition incomplète suivante :

Acide carbonique......................	non dosé
Carbonate de chaux....................	⎫ Ces produits ter-
— de magnésie.................	⎬ reux ont été per-
— de fer......................	⎭ dus
— de soude...................	32 grains 07
Sulfate de soude......................	5 grains 46
Muriate de soude.....................	3 grains 45
TOTAL.................	40 grains 28

(1) Soit 22°19 du thermomètre centigrade.
(2) Acide carbonique.
(3) Soit 21° centigrade 25 ou 22° centigrade 50.

L'inspecteur Rabusson-Durier demandait, le 10 ventôse an VIII, aux administrateurs municipaux du canton de Vichy de reconstruire le *Puits des Célestins* et de planter, avec l'agrément des propriétaires voisins, des arbres sur le chemin qui en part et conduit aux *Bains*.

Le 1er janvier 1815, Roze Beauvais adressait au Préfet de l'Allier un devis estimatif des réparations, améliorations et constructions nouvelles qu'il y avait à exécuter à l'Etablissement thermal de Vichy et il disait dans le rapport qui l'accompagnait : « La *Fontaine des Célestins* est dans un état de dégradations tel que l'on ne pourra plus s'en servir si on n'y fait pas d'urgentes réparations. A côté de cette fontaine il en existe une autre totalement détruite, et qu'il serait pourtant essentiel de rétablir ou de réunir à la première pour en augmenter la source peu conséquente (1). Il est également nécessaire, vu l'éloignement de ces fontaines découvertes et leur isolement, de les renfermer dans un petit bâtiment qui put au moins préserver du mauvais temps les buveurs qui, très souvent, sont exposés à être mouillés sans pouvoir trouver un gîte ».

Il nous faut, ici, interrompre pour quelques instants seulement l'histoire de la plus ancienne source de Vichy, pour exposer, de suite, ce qu'était cette autre *Fontaine des Célestins* indiquée, comme on vient de le lire, par Roze Beauvais, et qui, en effet, avait disparu depuis longtemps déjà.

Emmanuel Tardy avait fait tenir, en 1756, à M. de Bernage, intendant de la Généralité de Moulins, un *Mémoire* dans lequel il sollicitait les réparations nécessaires à la *Maison du Roy* et quelques travaux à la *Fontaine* de Vichy. Il voulait creuser, dans le rocher des *Célestins*, une nouvelle source, à quelques toises au sud de la première, en un point où l'on voyait en tout temps sourdre certains filets d'eau. Ce ne fut que le 10 mai 1763, que le Conseil d'Etat du Roy enregistra le devis de ces réparations, qui avait été dressé, cependant, le 7 novembre 1762 ; et, en même temps, il enregistrait, aussi, l'adjudication des travaux donnée le 28 mars 1763. On se mit aussitôt à l'œuvre : vers la fin de cette année 1763, une seconde source des *Célestins* était entièrement aménagée et son eau pouvait être, comme celle de son aînée, livrée assez péniblement aux buveurs qui se risquaient, par l'étroit sentier qui y conduisait, à venir la consommer sur place.

(1) Expression impropre fort usitée en Bourbonnais.

Mais le débit de cette seconde fontaine diminua très rapidement, et très rapidement aussi l'intendant Tardy s'aperçut qu'il n'y avait rien à espérer de ces quelques verrées d'eau minérale qui séjournaient presque sans gaz dans le nouveau trou que l'Etat avait fait creuser, sur sa demande, « sous le Couvent des pères Célestins ».

Pour ne pas perdre, cependant, la propriété de cette source qui allait être délaissée, Tardy la fit obstruer par une grille de fer scellée dans le roc lui-même ; et, ainsi garantie, elle fut abandonnée aux caprices des saisons.

Pendant la Révolution, cette grille fut brisée « par les paysans du pays » et, alors, la source, livrée sans défense au public, fut vite comblée soit par l'éboulement des terres avoisinantes, soit par des dépôts de matériaux et d'immondices provenant de la ville. Au commencement du XIXe siècle, il n'en existait plus aucune trace et, certes, personne alors ne songeait à elle, lorsque Roze Beauvais s'avisa d'en faire revivre le souvenir. Nous verrons dans la suite ce qu'il en advint. Pour l'instant rappelons seulement que le 12 avril 1817, Roze Beauvais insistait encore sur le mauvais état des *Célestins*, dont la fontaine « fuit de toute part et a besoin d'être réparée et cimentée ».

Son appel fut enfin entendu. En juillet et août 1817, on construisit un petit pavillon pour la fermer. Roze Beauvais le décrit ainsi :

« La *Fontaine des Célestins*, éloignée du bâtiment thermal et de toute espèce de maisons d'habitation, mettait très souvent les buveurs dans le cas de se mouiller lorsqu'ils étaient surpris par le mauvais temps, et exposait, en outre, la personne qui donne à boire, depuis cinq heures jusqu'à dix heures du matin, à toutes les intempéries de la saison.

« M. le Préfet, instruit de tous ces inconvénients, a ordonné qu'il fut construit, au lieu et place de cette fontaine, un petit pavillon pour la renfermer et mettre à couvert non seulement la personne qui donne à boire, mais encore quelques buveurs.

« Ce pavillon construit de la manière suivante, a onze pieds de longueur sur huit pieds de largeur hors œuvre ; ses murs sont montés en briques et ont neuf pouces d'épaisseur ; la charpente est ceintrée en planches et la couverture est en ardoises. Le dessous des ceintres sert de plafond voûté et enduit en plâtre blanc avec une peinture couleur de ciel ; le pourtour intérieur et extérieur des murs est enduit en mortier et peint à fresque façon de marbre granit. Le sol est

carrelé en grands carreaux de terre cuite, tout le soubassement est   *Les Célestins.*
enduit, du côté de la rivière de l'Allier, en ciment. Dans l'intérieur
et autour de ladite fontaine, il a été creusé dans le roc un banc pour
les buveurs, lequel banc a été ensuite recouvert de planches pour qu'il
soit moins froid et, dans une des encoignures, il a été placé plusieurs
rayons en bois pour placer les verres. Ce cabinet ainsi construit est
éclairé par une croisée à persienne donnant sur la rivière et par la
porte d'entrée qui a aussi, dans la moitié de sa hauteur, une persienne, l'autre moitié est remplie dans le bas d'un panneau de me-
nuiserie. Ce petit pavillon se termine, aux deux bouts, par deux
frontons peints à fresque façon de marbre.

« Ce pavillon, ainsi construit et fermant à clef, met en sûreté la
fontaine qui éprouvait tous les ans beaucoup de dégâts de la part des
méchants ou des petits polissons qui cassaient et volaient les ferre-
ments du couvercle en bois et la remplissaient ensuite d'immondices
ou de pierres. »

Berthier et Puvis jaugèrent, en 1820, la *Source des Célestins :*
son débit était alors de moins de 500 litres par 24 heures et son eau
contenait, par litre, 4^{gr}68 de sels alcalins privés d'eau par la calcination. Longchamp, le 6 septembre 1820, trouva à son eau une
température de 19°75, et de l'analyse qu'il fit, dans la suite, il
conclut que sa composition pour 4.000 grammes était celle-ci :

Eau de dissolution..............	3.967^{gr}6191
Acide carbonique libre..........	4.4582
Carbonate de soude............	21.2961
— de chaux............	2.4414
— de magnésie.........	0.2910
Muriate de soude	2.3162
Sulfate de soude...............	1.1018
Oxyde de fer	0.0237
Silice.......................	0.4525
TOTAL............	4.000^{gr}0000

Pendant la saison de 1825, d'Arcet, qui se soignait à Vichy et qui
employait les loisirs que lui laissait sa cure à étudier les eaux minérales
qu'il absorbait, leur régime, leur composition, leur action physiolo-
gique, fut frappé du faible débit de la *Source des Célestins* qui avait
alors (d'après son observation personnelle) une température de 17°50.
Instruit par les rapports de Roze Beauvais et les conversations

qu'il avait journellement avec lui de l'existence passée d'une source disparue entièrement, il fit faire, au voisinage du point où elle sourdait autrefois, des déblaiements et des travaux de recherches, qui lui procurèrent assez rapidement la joie de remettre à jour la fontaine de Tardy, dont le débit, quoique faible, allait pouvoir, en s'unissant avec celui de l'ancienne source, en augmenter le rendement.

Noyer ne cite que ces seules recherches de d'Arcet et rappelle qu'autrefois l'abord de la *Source des Célestins* était difficile, tandis « qu'aujourd'hui (1833) un chemin large d'environ six pieds y conduit avec sûreté ; la pente en est adoucie par des escaliers établis d'espace en espace. Sur le bord de ce chemin, il existe un parapet en bois pour éviter tout danger ».

Il convient de dire qu'à cette époque, on n'accédait pas encore aux *Célestins* par la rive de l'Allier. Le dépôt des alluvions avait bien commencé à créer devant les sources une sorte de place où croissaient des arbrisseaux et quelques arbres plantés par les propriétaires voisins ; mais aucun chemin public n'avait encore été ouvert en cet endroit. Comme par le passé, il était toujours quelque peu dangereux, si l'on ne remontait pas la rivière en bateau, de chercher à se rendre à la source de ce côté. Il fallait y venir par le Vieux-Vichy, soit par la ruelle du Rocher, soit par la rue de la Laure, et le chemin, presque à pic, dont parle Noyer dans le passage de son livre que nous venons de relater.

Le 8 juin 1834, Roze Beauvais mandait au sous-préfet de Lapalisse : « L'inspecteur actuel, M. Prunelle, pense que la deuxième *Source des Célestins*, qui est très peu abondante et qui se trouve dans un état de malpropreté remarquable devrait être encaissée et couverte de la même manière que la source voisine. J'ai toujours cru cet objet d'un mince intérêt, parce que la fontaine, qui est en bon état, fournit assez d'eau pour la boisson des buveurs et que les deux sources réunies n'en fourniraient qu'une quantité insignifiante pour l'exportation. Néanmoins, comme on a exporté, de temps à autre, quelques bouteilles d'eau des *Célestins*, j'adresserai, sous peu de jours, les plans et devis de cette construction qui pourra s'élever approximativement à 1.200 francs. »

Le 27 juillet 1835, il revenait sur ce sujet, et, complètement gagné, alors, à l'avis de Prunelle, il disait au préfet : « La *Fontaine des Célestins*, renfermée dans un petit cabinet, ne produit pas assez d'eau

Histoire des Eaux minérales de Vichy.

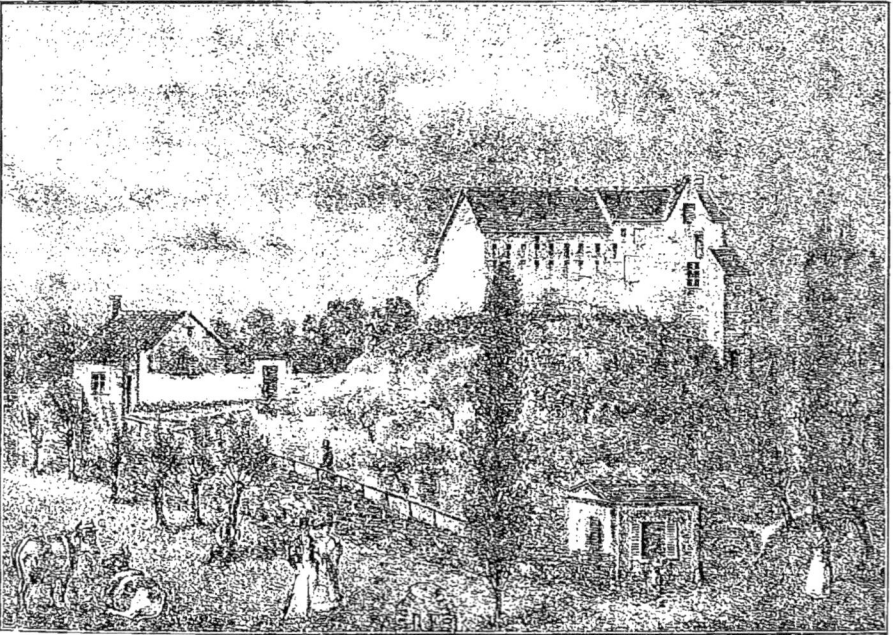

La Fontaine des Célestins en 1827.

G. STEINHEIL, Éditeur.

pour les besoins des buveurs ; il conviendrait de renfermer une autre source qui est sur la même ligne et à environ huit mètres de distance de la première. Ces deux sources, ainsi réunies dans un même bâtiment formant une galerie pour la retraite des buveurs, seraient assez suffisantes pour la boisson et l'exportation de ces eaux.

« Ce bâtiment, un peu isolé et assez éloigné de toutes les habitations, a besoin d'être construit de manière à ce qu'il procure aux buveurs une retraite pour les mettre à l'abri de la pluie et du grand soleil. En conséquence, l'architecte, directeur de l'Etablissement, présente un projet d'une galerie couverte assez longue pour renfermer les deux sources et pour faire reposer les buveurs sur des banquettes de pierres de roche, recouvertes en plateaux de chêne, placées en face des croisées et des fontaines, attendu que les rochers qui sont derrière sont escarpés et ne permettent pas d'y établir des jours. Au surplus, ceux figurés sur le plan sont suffisants pour donner du jour et laisser apercevoir la rivière de l'Allier qui coule à peu de distance de là. »

Le 4 janvier 1836, on mit à exécution le projet de Roze Beauvais, et pendant la saison thermale de cette année-là, les deux *Fontaines des Célestins* — la première, l'ancienne *Fontaine* ou *Source du Nord* ; la seconde, la *Fontaine de Tardy*, retrouvée par d'Arcet ou *Source du Sud* — furent abritées dans un même bâtiment, à la grande joie de tous ceux que Ch. Petit y envoyait déjà se soigner de la goutte, de la gravelle et de quelques fâcheux calculs urinaires.

Pendant le mois de septembre de cette même année 1836, Chevalier prit les températures de ces deux *Sources des Célestins* qu'il désigne sous le n° 1 pour l'ancienne source, et sous le n° 2 pour celle « qui a été enfermée dans un pavillon construit au-dessous de l'ancien Couvent des Célestins et qui se trouve à quatre ou cinq mètres de l'ancienne ». Alors que ces températures étaient, le 28 septembre 1835, de 17° pour les deux sources, elles étaient, le 2 septembre 1836, de 18° pour la source n° 1, et de 19°75 pour la source n° 2 ; le 3 septembre, de 18° pour la source n° 1, et de 18°50 pour la source n° 2 ; le 7 septembre, de 17° pour la source n° 1, et de 17°75 pour la source n° 2 ; le 9 septembre, de 17° pour la source n° 1, et de 16°50 pour la source n° 2, et enfin, le 13 septembre, de 16° pour les deux sources. Chevalier avait trouvé, en 1835, que l'ancienne *Source des Célestins* donnait, par litre d'eau, 6^{gr}20 de matières salines au lieu des 6^{gr}98 de Longchamp, alors que la source nº 2 « dite des *Célestins* » ne fournissait seulement, dans les mêmes conditions, que 5^{gr}20 de résidu.

Dans la seconde édition du *Manuel des Eaux minérales* de Patissier, publiée, en 1837, avec la collaboration de Boutron-Charlard, ces auteurs s'expriment ainsi : « La *Fontaine des Célestins* ou du *Rocher* est à l'extrémité de la ville près de l'Allier ; elle est extrêmement recherchée. En déblayant les alentours de cette source, on en a découvert une autre qui a les mêmes propriétés ; toutes deux sont renfermées sous un pavillon élégant et sont séparées par un salon d'attente qui sert, en même temps, de refuge en cas de pluie ; leur éloignement des hôtels force les buveurs à faire un exercice qui leur est toujours favorable. »

Le 24 mai 1837, la température de la *Source des Célestins* — c'est de l'ancienne source qu'il s'agit là — examinée par Ch. Petit, ne lui donna que 10°50.

Prunelle, en 1840, indique la température de 19°75 pour la première source ; il ne laisse même pas soupçonner, dans la note que nous avons eue sous les yeux, l'existence de la *Source du Sud*.

Il nous faut, ici, ouvrir une parenthèse et nous arrêter quelques instants sur un incident judiciaire aussi important qu'intéressant qui mit en sérieuse discussion, pendant les années 1840 et 1841, la propriété de la source nº 2 et celle des alluvions devant le *Rocher des Célestins*, alluvions ou mieux délais de l'Allier que l'Etat avait toujours considérés comme lui appartenant.

Pour bien comprendre cette phase, assez peu connue, de l'histoire des *Sources des Célestins*, il nous faut remonter le cours des événements et en revenir au xvIIIe siècle.

Le monastère des Pères Célestins avait été supprimé par bref du pape, le 8 janvier 1777. Le roi, par lettres patentes du 5 avril 1778, approuvait, confirmait et autorisait ce bref apostolique, et remettait les biens des Célestins de Vichy à l'évêque de Clermont qui les réunissait, immédiatement, à ceux du séminaire de cette ville. Confisqué par la Révolution, l'enclos dans lequel était établi l'ancien monastère des Célestins fut adjugé *nationalement* devant le district de Cusset, le 17 août 1795, moyennant le prix de 46.300 livres, au profit de Jean Allioteaux, chaufournier, demeurant à Cusset, et de Jean Bourasset, propriétaire, résidant à Vichy. Après différents partages, ventes et échanges intervenus entre les deux acquéreurs, il advint que, le

9 janvier 1808, Jean Allioteaux était seul propriétaire de tout cet enclos des Célestins, tel qu'il avait été adjugé en 1795.

A la mort de Jean Allioteaux, trois de ses enfants — il en avait cinq — son fils Jean et ses filles Hélène et Marie, héritèrent de cet enclos, que leur père leur avait attribué indivisément dans le partage anticipé de ses biens fait sans soulte à leur charge.

Le 18 juin 1839, Jean Allioteaux et ses sœurs Hélène et Marie vendaient, par sous-seings privés fait en double, à M. Pierre Saint-Ange Ménot, propriétaire à Hauterive, et à son beau-frère, M. Henry Lardy, avoué à Cusset, tout ce clos des Célestins tel qu'ils l'avaient recueilli dans la succession de leur père.

Cet acte ne fut pas, à cette date, enregistré ; de telle sorte que, dans la revendication de propriété qu'ils allaient, dès 1840, introduire contre l'Etat, auprès du préfet de l'Allier, MM. Ménot et Lardy ne pouvaient agir, et n'allaient agir, effectivement, qu'aux noms de leurs vendeurs, les héritiers Allioteaux. Le 12 mars 1840, en effet, le préfet Méchin « communiquait à M. Roze Beauvais, architecte de l'Etablissement thermal de Vichy, une réclamation qui lui avait été adressée, au nom des demoiselles Allioteaux, pour se plaindre de divers empiètements qui auraient été faits sur leur propriété, dite des Célestins, dans l'intérêt de l'Etablissement thermal de Vichy ».

Cette réclamation était motivée par les faits suivants : Le 17 février 1839, les frères Brosson, fermiers de l'Etablissement thermal de Vichy, dénonçaient au gouvernement l'exploitation du rocher des Célestins dont on tirait de la pierre à bâtir. Un mois après, le maire de Vichy faisait connaître au préfet de l'Allier que l'on continuait à extraire, là, de la pierre pour le compte de MM. Ménot et Lardy, et, le 14 juillet, il ajoutait qu'il pensait que cette extraction de matériaux à construire était probablement la cause du goût désagréable qu'avait alors l'eau des *Célestins*. Le préfet de l'Allier s'émut de cette situation et menaça, si l'on ne cessait pas de considérer le rocher des Célestins comme une vulgaire et simple carrière, de s'opposer à son exploitation illicite par tous les moyens de droit, voire même par la force. C'est alors que MM. Ménot et Lardy, forts du désistement de la commune de Vichy constaté par un jugement du Tribunal de Cusset du 21 juin 1835, dans une instance que cette commune avait entreprise en revendication des terrains d'alluvions des *Célestins* contre les héritiers Allioteaux frère et sœurs, relevèrent cette provocation et adressèrent, à Moulins, leur demande en revendication immobilière contre l'Etat.

A la lettre préfectorale du 12 mars 1840, Roze Beauvais répondit, le 16 mars :

« Ces Messieurs disent :

« *De tout temps les propriétaires des Célestins sont en possession des alluvions qui existent devant ce rocher. Cette possession est établie par les arbres qu'ils y ont plantés.*

« Il serait nécessaire d'établir, avant, depuis quelle époque ont commencé ces alluvions. Je puis certifier, par les anciens du pays et par mon propre témoignage, que les eaux longeaient, il y a cinquante ans au plus, les *Fontaines des Célestins ;* c'est, du reste, ce que confirment les divers ouvrages écrits sur Vichy qui annoncent ces fontaines comme impraticables. Aussi, est-ce par cette nécessité qu'on a pratiqué le chemin, creusé dans le roc, qui conduit à ces fontaines, chemin qui, avant le nouvel établissement, faisait le tour du bâtiment de la première source et permettait d'arriver à la seconde. Il est si vrai que la rivière venait unir ses eaux à celles de ces fontaines, que les buveurs étaient forcés d'envoyer puiser de l'eau par les enfants du pays. Ce chemin, ainsi établi et fait avant même que les demoiselles Allioteaux ne possèdent cette propriété (il existait du temps du Couvent des Célestins), fixe bien, il me semble, la limite de la propriété. Le premier bâtiment construit était loin d'occuper ce chemin dans toute sa longueur et, par suite, n'offrait aucune anticipation.

« Ces messieurs disent encore :

« *Non loin de la source appartenant au Gouvernement* (propriété bien reconnue, probablement parce que l'Etat y avait fait des travaux), *on voyait sourdre quelques eaux... Depuis un temps immémorial les propriétaires actuels, par leur auteur ou leur fermier, jouissaient de cette dernière source et y abreuvaient leurs bestiaux.*

« Ces messieurs ont peu de connaissance de cette source, tant par leur âge que par leur peu de séjour ici. *On voyait sourdre quelques eaux !* Cela est vrai. Mais d'après les soins de l'Etat qui, à la suite de la demande de M. Tardy, médecin inspecteur (depuis M. Tardy, il y a eu quatre inspecteurs à Vichy : MM. Giraud, Rabusson, Lucas et Prunelle), fit creuser cette seconde source. Cela est si vrai que, moi-même, je n'ai eu qu'à l'enfermer dans le bâtiment, le creux étant pratiqué dans le roc. *Les propriétaires en jouissaient !* Ceci est impossible. Avant le premier bâtiment que je fis construire pour fermer la première source, celle-ci était fermée par un couvercle en bois, semblable à celui qui couvre la source qui a paru depuis peu d'années devant le grand bâtiment thermal. La seconde était tout simplement garantie par une grille en fer qui s'opposait à ce qu'on y puise l'eau. Si le témoignage des anciens ne suffisait pas pour prouver l'existence de cette grille brisée pendant la Révolution par les paysans du pays, on pourrait s'en assurer par les scellements qui existent encore autour du même puits. *Les bestiaux s'y abreuvaient!* L'impossibilité est ici patente. Avant de comprendre cette source dans le bâtiment, elle fournissait si peu d'eau qu'on l'apercevait à peine, et je puis affirmer, sans exagération, qu'il y aurait eu dificilement de quoi faire abreuver un âne, ce qui est sans doute loin d'approcher du nombre de bêtes que pouvait posséder le propriétaire ou le fermier de cette propriété. D'ailleurs, comment ces animaux y seraient-ils arrivés? Le terrain était fermé par des rochers à pic, et il n'était permis d'aborder ces sources que depuis que l'un de MM. Allioteaux a fait combler une mare qui existait près de ces rochers au moyen des immondices provenant des bâtiments qu'il a démolis. Il en résulte une butte qui s'avance au delà de la ligne droite et rocheuse, ce qui permet, par la pente naturelle des terres, d'arriver à ces sources par les propriétés de ces messieurs. Je crois qu'en voilà assez pour prouver le droit de l'Etat sur ces deux sources et détruire la première prétention de ces messieurs qui prétendent qu'on n'avait aucun droit: 1° *d'agrandir une première et deuxième fois l'établissement que l'administration possédait aux Célestins.*

« Ces messieurs *établissent leur possession sur les arbres qu'ils y ont plantés.* Cette manière de l'établir est, vous l'avouerez, bien hasardée. D'après cette base, il faudrait établir l'âge des arbres existants ou, du moins, prouver qu'une plantation a toujours existé, et je ne doute pas qu'on arriverait alors à conclure que c'est l'administration qui *a été constamment animée du désir de vivre* avec les demoiselles Allioteaux dans les termes d'un excellent voisinage.

« Les raisons précédentes détruisent aussi la prétention de ces messieurs qui soutiennent que l'administration n'avait pas le droit: 2° *de s'emparer exclusivement de la seconde source dont les propriétaires des Célestins avaient joui jusqu'ici.*

« J'arrive à leur troisième prétention :

« Lorsque je fis sauter la mine pour former l'assiette du bâtiment au pied du rocher, je savais fort bien où s'arrêtait la propriété de l'Etat. Je savais que l'emplacement de l'ancien bâtiment lui appartenait ainsi que le sentier placé derrière. Je savais que nul danger n'existait pour la propriété de ces messieurs et, en effet, aucun accident n'a eu lieu. Je me suis donc entièrement tenu dans les limites d'une propriété que l'administration faisait fréquenter depuis un temps immémorial par les buveurs. Ce sentier a été agrandi à diverses reprises par les soins des médecins inspecteurs. Les plus âgés du pays peuvent encore le certifier, l'époque en étant tellement reculée qu'eux seuls peuvent se le rappeler. Quant à l'arbre, que je n'ai jamais fait arracher, il appartenait à l'Etat par cela même qu'il était placé sur son terrain d'où nous avions plein droit de l'en faire disparaître.

« Ainsi nous avions le droit : 3° *de faire sauter à l'aide de la mine une partie du rocher qui sert de fondations aux bâtiments des demoiselles Allioteaux et d'abattre l'arbre planté* dans la propriété de l'Etat *par les anciens propriétaires des Célestins et non chez eux.*

« Enfin, on a fait placer une guérite, mais elle est, comme l'admettent ces messieurs, *en face du bâtiment*, et d'après ce que j'ai eu l'honneur de vous exposer plus haut, sur un terrain d'alluvions qui est la propriété de l'Etat. Aussi nous avions encore un plein droit : 4° *de faire placer à demeure une guérite sur un terrain qui appartient*, comme vous l'avez vu, à l'administration de l'Etablissement thermal de Vichy et non *aux propriétaires de la dite ancienne abbaye des Célestins.*

« Je crois même devoir vous rappeler que, cette année, il a été porté au budget une somme, pour planter devant ce bâtiment des arbres aux frais de l'administration et parmi ceux-là mêmes qu'on a tolérés jusqu'à présent de la part des demoiselles Allioteaux. Cette plantation est tout à fait urgente pour garantir les buveurs de l'ardeur du soleil.

« J'espère, monsieur le Préfet, que tout cela détruit la dernière et, pour ainsi dire, unique demande, savoir : *que ces divers envahissements ne peuvent, en aucune manière, dépouiller les demoiselles Allioteaux.* »

Le préfet de l'Allier, comme suite à ces observations de Roze Beauvais, répondit aux demoiselles Allioteaux, ou mieux à leurs ayants-droits, par une fin de non-recevoir. Il en résulta, à la date du 9 avril 1840, une assignation *au possessoire* devant le juge de paix

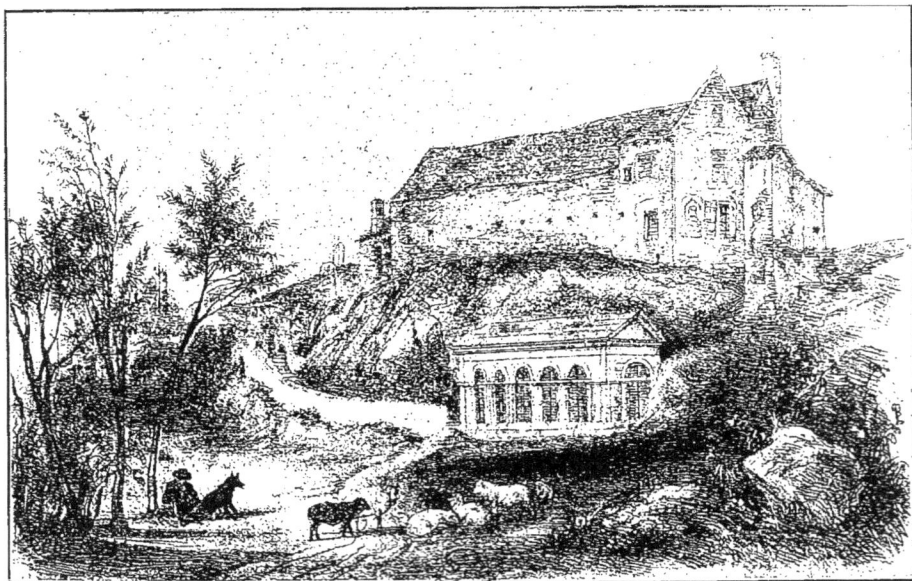

La Source des Célestins en 1839

G. STEINHEIL, Éditeur.

de Cusset « des sieur et dames Jean Allioteaux, Marie et Hélène
Allioteaux » contre François Jourdier, cultivateur, qui, pour le compte
de l'Etat, avait planté des arbres sur les alluvions des *Célestins*, et
commis d'autres actes de possession.

Le 4 mai 1840, le juge de paix de Cusset rendait un jugement par
défaut contre Jourdier défaillant, et condamnait celui-ci à tous les
dépens après avoir accordé aux poursuivants les bénéfices de leurs
conclusions dont la plus importante était leur maintien en possession
de ce qu'ils réclamaient.

Ce jugement fut naturellement frappé d'appel. Le préfet de l'Allier
intervint, alors, dans l'instance, et le 28 janvier 1841, le Tribunal civil
de Cusset déclarait recevable l'appel ; bien fondée l'intervention du
préfet ; mettait hors de cause Jourdier et ordonnait le transport, sur les
lieux litigieux, du président ou du juge qui le remplacerait, le
23 mars 1841, afin que les dames Allioteaux pussent faire la preuve
de leur possession annale.

Des dépositions qui furent faites devant le juge, nous retenons
les deux suivantes : « Joseph Pérol, âgé de 72 ans, propriétaire,
demeurant aux Bains, commune de Vichy, dépose qu'il y a bien 50
ou 60 ans que le médecin des eaux thermales de Vichy fit jouer la
mine dans le rocher des *Célestins*, pour y pratiquer un chemin
conduisant à la source de la *Fontaine des Célestins*. Auparavant,
il n'y avait qu'un chemin à pic et bien difficultueux, praticable
pour les enfants seuls qui venaient, au risque de se casser le cou ou
de se jeter dans la rivière, remplir des bouteilles à la fontaine thermale et les rapporter aux buveurs. Les buveurs ne descendaient point
vers la fontaine ; la rivière longeait le rocher des *Célestins*. »

« Jean Mianet, dit *Saint-Blaize*, âgé de 80 ans, cultivateur, demeurant en la commune de Vichy, dépose qu'il pense que la fontaine
dite des *Célestins*, mais dont le véritable nom est *Fontaine de Pougues*, appartient à la ville de Vichy. C'est elle qui en a payé les
impositions. Quant à l'escalier de descente qui y conduit, c'est le
Gouvernement qui l'a fait faire. C'est un nommé Duclat qui jouait
de la mine dans le rocher des *Célestins* par ordre du médecin des
eaux thermales. Auparavant, il n'y avait qu'un petit sentier très
rapide. On n'a passé en bas pour arriver à l'Etablissement que depuis
que la rivière s'est retirée du rocher des *Célestins* qu'elle longeait. »

Le 19 août 1841, le Tribunal civil de Cusset rendait, en dernier ressort, son jugement dans l'appel du préfet de l'Allier contre les consorts Allioteaux. Il infirmait la sentence du juge de paix de Cusset du 4 mai 1840, renvoyait les parties à se pourvoir *au pétitoire*, « attendu qu'aucune d'elles n'avait justifié avoir joui exclusivement du terrain litigieux, et que ni l'une ni l'autre n'avait établi avoir possédé exclusivement ce terrain ».

MM. Ménot et Lardy ne voulurent pas entreprendre contre l'Etat le procès auquel les obligeait le jugement du 19 août 1841. Battus sur la possession, ils se le tinrent pour dit et n'allèrent pas plus loin. La question de propriété des alluvions et des *Sources des Célestins* fut donc ainsi tranchée, sans autre discussion, par l'acquiescement tacite des propriétaires de l'enclos de ce nom à la prise de possession par l'Etat de ces alluvions d'abord, et de tout le rocher d'où jaillissaient ces sources ensuite.

Pendant les mois d'octobre et de novembre 1843, François trouva à l'ancienne *Source des Célestins* ou *Source Nord*, dont l'altitude du sol auprès d'elle était de 256^{m}77, un débit de 255 litres par 24 heures, et une température de 16°30 qui, le 3 novembre de la même année, était descendue à 13°50.

Le 25 février 1844, François et Boulanger attribuaient à cette première *Source des Célestins* un débit de 160 litres par 24 heures. Le surlendemain, à 8 h. 1/2 du matin, ce débit était de 222 litres, et la température de l'eau de 9°. Le 2 mars, cette dernière n'était plus que de 8°5, — la température ambiante étant de 5°, — et le débit descendait à 163 litres par 24 heures. Le 7 novembre, la température de l'eau de la *Source Nord* s'était relevée à 13°, et son débit n'était plus que de 144 litres par 24 heures. Le lendemain, la seconde source ou *Source Sud* avait une température de 12°, et un débit de 79 litres 20 par 24 heures, qui tombait même à 67 litres 20, le 14 novembre.

Dans un rapport du 20 février 1844, François indiquait comme suit la position des deux *Sources des Célestins* : « Elles sont distantes d'environ 7^{m}50 l'une de l'autre, et sont situées au pied de cette roche calcaire, sur la berge même de l'Allier, à environ 45 mètres de l'ancien lit de cette rivière. Un nivellement, fait en novembre dernier, montre que le fond des deux puits est sensiblement de niveau avec les eaux de l'Allier à l'étiage. Les sources s'élèveraient donc, dans les deux puits, à environ 2 mètres au-dessus de cet étiage. L'observation indique qu'elles sourdent de fissures profondes comprises dans la roche calcaire. Le régime de l'Allier ne paraît pas exercer une action tranchée sur celui des sources, du moins à l'égard de la température, ainsi que j'ai pu le constater le 2 novembre dernier. Le défaut d'instruments spéciaux et le faible débit des sources ne m'ont pas permis d'apprécier l'influence de l'Allier quant au volume débité. Je puis toutefois affirmer que les eaux de l'Allier s'étant alors élevées à 0^m12 au-dessous du trop plein des puits, la température baissa sensiblement; toutefois, le volume ne parut pas subir d'augmentation sensible.

« Aucune observation exacte n'a encore été faite sur le débit de ces sources à différents niveaux. On sait, toutefois, par l'observation directe, que ce débit croît sensiblement à mesure que l'on épuise le puits. On remarque d'ailleurs, au pied de la roche, des suintements avec émission gazeuse : en outre, il est facile d'observer sur les murs les traces d'efflorescence provenant du voisinage des eaux au pied et dans l'intérieur de la roche calcaire. » François proposait, en conséquence : 1° d'obtenir des propriétaires de la ferme des *Célestins* le déplacement de leur exploitation agricole et son transport hors le plateau dominant les sources, et 2° « d'ordonner l'exécution d'observations suivies sur le régime des *Sources des Célestins.* »

Ce fut Batilliat, architecte à Vichy, qui fut chargé par le préfet de l'Allier de faire ces recherches réclamées par François. Il les commença le 1er janvier 1845. Ce jour-là, il constata que la source n° 1 était parfaitement libre. De temps à autre, apparaissaient quelques bulles d'acide carbonique venant crever à sa surface. L'eau puisée et examinée avec soin présentait une apparence laiteuse ; elle était légèrement louche. Son goût normal était fortement acidule ; sa température, prise avec un thermomètre de Berthiot, de Lyon, ne dépassait pas 9° centigrade. La surface de la source n° 2 était légèrement recouverte d'une couche saline ; il n'y avait pas d'apparence de bulles d'acide carbonique. L'eau était très claire, son goût normal légérement acidule, et sa température s'élevait à 8° centigrade seulement. Les jours suivants, les observations furent les mêmes; seules les températures varièrent; elles étaient de 8°75, 9°25, 9°, 8°50, 9°10, 9°25, 8°, pour la source n° 1 ; de 7°25, 8°50, 7°75, 7°, 8°, 8°75 et 7°10, pour la source n° 2.

Le 9 janvier, la température de l'air étant de 11°20, celle de la source n° 1 était de 8°75, et celle de la source n° 2 de 7°15. Leurs débits respectifs étaient de 17 litres 68 par 24 heures, pour la *Source Nord*, et de 10 litres 08, dans le même temps, pour la *Source Sud*.

Les 11, 12, 13 et 14 janvier, il ne se produisit rien de nouveau ; les températures oscillèrent entre 9° et 9°25, pour la source n° 1, et 7°50 et 8°, pour la source n° 2, alors que la *Source Nord* mit de quarante-huit secondes et demie à quarante-neuf secondes deux tiers pour remplir un décilitre, et que pour fournir la même quantité d'eau, il fallut à la *Source Sud* une minute vingt-deux secondes à une minute vingt-cinq. Le 8 mars 1845, la température de l'air étant de 4° seulement, celle de la source n° 1 descendit jusqu'à 5°1 (1).

(1) Les variations, à diverses époques, de la température de l'eau des *Célestins*, comme, du reste, celles qu'on a pu également constater pour les autres sources naturelles de Vichy en lisant leur histoire, n'ont, en fait, et d'une façon générale, aucune espèce d'importance. Elles tiennent à des causes multiples, dont la première de toutes est, certainement, celle qui tient à la diversité des observateurs et des observations faites depuis l'époque, déjà lointaine, où l'on a commencé à mesurer assez exactement la chaleur des corps. Il est bien évident, en effet, qu'il faut tenir grand compte, tout d'abord, de la différence qui a certainement existé entre les thermomètres dont on se servait au temps de de Lassone et de Desbrest et ceux qui ont été employés par Long-champ, Chevalier, François, Batilliat et Bouquet. N'y a-t-il pas, aussi, une grande différence de construction entre les instruments de ces derniers expérimentateurs et ceux dont on fait usage aujourd'hui, avec lesquels on peut lire très facilement des dixièmes de degré centigrade et qui comportent toutes les corrections d'erreurs possibles ?

Comment, d'autre part, comparer les températures prises par de Lassone, alors qu'on ne sait ni comment il procédait, ni dans quelle partie de la source il plongeait son thermomètre, avec celles de Berthier et Puvis par exemple, qui, probablement, n'opéraient ni de la même manière, ni dans le même endroit ? Nous avons indiqué, pour la *Source de l'Hôpital*, une variation de 2°25 entre la température prise, la même année, par Berthier et Puvis d'une part, et Longchamp d'autre part. Cela tenait à ce que les premiers avaient trouvé 33° dans le réservoir où l'on puise l'eau pour la donner à boire aux malades et où elle était continuellement refroidie par les instruments qu'on employait pour ce puisement, tandis que le troisième l'avait mesurée dans un petit bassin carré qui, à cette époque, se trouvait au fond du réservoir et qui lui avait donné 35°25. Petit notait, également, en 1850, que ces différences de température peuvent aussi s'expliquer et ont pu tenir à ce qu'elles ont été prises « dans un moment plus ou moins rapproché de celui où les bassins qui servent de réservoirs ont été vidés, comme cela arrive de temps en temps pour les nettoyer, et, par conséquent, lorsque les murs de ces bassins absorbent une partie de la chaleur de l'eau, ce qui abaisse nécessairement sa température jusqu'à ce que l'équilibre soit rétabli ».

Baudrimont a affirmé, à la suite de son séjour à Vichy, que si le point d'où jaillit une source était isolé du bassin dans lequel elle est reçue, l'eau aurait certainement, à cet endroit, toujours la même thermalité. Cette loi serait vraie si la quantité d'eau fournie par la source était toujours la même et si la pression barométrique et la température de l'air extérieur restaient invariables. Mais la température d'une source thermale à ses affleurements terrestres, comparée à sa chaleur initiale, étant en corrélation directe avec son débit, cette température variera lorsque ce débit diminuera ou augmentera et celle-ci sera d'autant plus éloignée de celle-là que la

Son débit était, alors, à peu près le même qu'en janvier de la même année, c'est-à-dire qu'il fallait cinquante-deux secondes environ pour qu'elle donnât cent centimètres cubes d'eau.

Ces observations étaient concluantes ; l'Etat n'hésita plus et prescrivit qu'on fît aux *Célestins* les réparations urgentes. En 1846, le puits où se trouvait le griffon de la source n° 1, c'est-à-dire, de l'ancienne source, fut approfondi, et l'on obtint ainsi un débit de 1.100 litres d'eau par 24 heures, à la température de 15°. Mais ce débit qui, le 24 septembre 1849, était encore, d'après Batilliat, de 1.066 litres 56 par 24 heures, alors que la température de la source se maintenait à 15°90 centigrade, s'abaissa subitement, vers la fin de l'année 1849, à 840 litres d'abord, et descendit même, dans la période de 1849 à 1852, à 550 litres environ.

De 1846 à 1852, d'autres observateurs avaient pris la température des sources. Ch. Petit d'abord, en mai 1846, indiquait que pour la source n° 1, cette température était de 13° ; Barthez, en août 1847, la trouvait de 16° ; Baudrimont, en 1850, donnait, pour la *Source Nord*, 15°24 et, pour la *Source Sud*, 16°.

Trois litres d'eau de l'ancienne *Source des Célestins* évaporés par M. Bru, pharmacien à Vichy, avaient produit, en 1848, un résidu pesant 14gr50 qui procura à Chevalier et Gobley un « volumineux

source aura mis plus de temps à jaillir au sol, qu'elle aura, par conséquent, moins de débit à ce sol. Cela ressort, du reste, d'une façon formelle, des observations faites au *Puits Carré ;* cette source a eu sa température la plus basse le jour où son rendement officiel a été le plus faible.

Il faut aussi faire entrer en sérieuse ligne de compte, pour les sources à faible débit comme l'étaient les deux anciennes *Sources des Célestins*, l'influence indiscutable de la température extérieure sur elles et de la température des terrains environnants au milieu desquels elles jaillissent. Cette influence est d'autant plus accusée que ces sources et le sol d'où elles sourdent sont plus exposés à tous les frimas de l'hiver ou à toutes les chaleurs de l'été, comme c'était le cas autrefois pour toutes les Eaux de Vichy ; mais elle se fait sentir, aussi, alors même qu'elles sont renfermées dans des bâtiments pour les protéger, autant que faire se peut, contre ces frimas, contre ces chaleurs. Les observations de Batilliat, en 1845, sur les *Sources des Célestins*, ne laissent aucun doute à ce sujet.

Il est indiscutable, cependant, que, depuis le milieu du xviiie siècle, les températures des Eaux de Vichy ont sensiblement baissé. C'est là un fait d'ordre général indéniable qui tient surtout à l'abaissement du débit lui-même de ces sources. Mais, cela acquis, nous en revenons à dire qu'il ne convient nullement de s'arrêter et d'épiloguer sur les petites différences de température qu'on peut constater à une même source dans des observations faites à des époques lointaines, ou même à des distances rapprochées. Nous venons de donner ci-dessus les raisons nombreuses sur lesquelles nous basons cette opinion.

anneau arsenical ». En 1850, Chevalier et Barthez obtenaient, en évaporant 10 litres de cette même eau des *Célestins*, un résidu pesant 75 grammes qui leur fournit un anneau arsenical du poids de 0^{gr}010, d'où ils tiraient la conclusion que ces 10 litres d'eau contenaient dix milligrammes d'arsenic métallique, soit 0^{gr}001 par litre.

Pendant cette même année 1850, Chevalier indiquait que 200 de gaz, fournis par la *Source des Célestins n° 1*, se composait de 193 d'acide carbonique et de 5 d'un résidu qui contenait lui-même 64 % d'azote et 36 % d'oxygène.

Analysée, le 14 mai 1852, par le bureau d'essais de l'Ecole supérieure des Mines de Paris, cette eau donna par litre :

Acide carbonique total	4^{gr}6540
— chlorhydrique	0.3340
— sulfurique	0.1640
— phosphorique	0.0500
— arsénique	traces
Silice	0.0600
Protoxyde de fer	traces
Chaux	0.1830
Magnésie	0.1050
Potasse	0.1630
Soude	2.5600
TOTAL	8^{gr}2730

Nous avons mentionné plus haut que, pendant les années 1849, 1850, 1851 et 1852, l'ancienne *Source des Célestins,* dont le rendement, en 1846, s'était élevé à 1.100 litres par 24 heures, perdait, année par année, et presque jour par jour, de son débit, alors que sa clientèle de buveurs s'accroissait, au contraire, de saison en saison. On pouvait entrevoir le moment où on allait se trouver dans la situation de 1845, alors que les deux sources réunies ne pouvaient pas arriver à fournir, ensemble, 30 litres d'eau par 24 heures. On résolut donc, en 1853, d'entreprendre aux *Célestins* de nouveaux travaux.

En 1846, seule l'ancienne source avait été réparée ; on avait totalement négligé la source n° 2 qui ne semblait exister que virtuellement, et dont on ne tirait plus aucune ressource. En 1853, on fit porter les travaux simultanément sur les deux sources.

Dans son rapport du 16 avril 1856, François décrit ainsi ces ouvrages : « Une citerne, de 1 mètre de largeur sur 8ᵐ85 de longueur, dans œuvre, fut creusée, à la pointerolle, dans le travertin à feuillets verticaux (près de sa limite), des joints duquel sortent les deux sources. Du côté de l'Allier et au fond, la citerne fut mise à l'abri des infiltrations d'eau douce par un massif de béton. Les deux sources (la source nº 1 s'était transportée à 4 mètres environ au sud-ouest de son ancien bassin, suivant une fissure de la roche) furent reçues dans deux cuvettes spéciales, où le puisement s'opère au moyen de pompes foulantes. Le débit des *Anciens Célestins nº 1* fut ramené au chiffre de 1.120 litres observé en 1846. Mais il eut à subir l'influence des travaux faits sur les *Nouveaux Célestins* et tomba à 810, puis à 528 litres, la température étant de 12º. Les jaugeages, effectués du 1ᵉʳ au 20 mars 1856, ont indiqué un débit de 500 à 607 litres, selon le niveau, et une moyenne journalière de 560 litres (1) ».

Les travaux de 1853 avaient, on le voit par cette citation du rapport de François, déplacé la cuvette de réception de l'ancienne *Source des Célestins* qui, maintenant, se trouvait hors le bâtiment construit en 1836. Aussitôt le travail de captage terminé, les nouveaux fermiers de l'Etat s'étaient donc empressés de démolir l'ancien pavillon devenu inutile (2), et en avaient profité pour en construire un autre, plus exigu, mais suffisant néanmoins, pour abriter, comme par le passé, les deux sources et leurs pompes, alors que, près de lui, ils édifiaient, pour la commodité des buveurs, une salle de billard, où l'on pouvait aussi se reposer, lire les journaux et écrire sa correspondance.

Bouquet, en 1855, s'exprime ainsi sur la *Source des Célestins* : « Elle doit son nom à un ancien Couvent qui existait à l'extrémité sud de la vieille ville, près des bords de l'Allier ; en 1753, lorsque de Lassone publia ses *Etudes des Eaux de Vichy*, elle était beau-

(1) Pour la première fois apparaît dans l'histoire le nom d'*Anciens Célestins nº 1* qui désignera maintenant, les deux *Sources des Célestins*, la *Source Nord* et la *Source Sud*, et qui, dans la suite, restera à la seule source nº 1, c'est-à-dire, à l'ancienne fontaine, lorsque la source nº 2, complètement asséchée, ne sera plus utilisée. Nous verrons, dans la suite de ce récit, ce qu'étaient ces *Nouveaux Célestins* dont parle François et qui nuisaient aux vieilles sources. Pour l'instant, nous n'avons pas à nous en occuper, leur description viendra à son heure et à sa place.

(2) Voir le procès-verbal du 24 juillet 1854, portant les signatures de MM. Leroy, commissaire du gouvernement ; François, ingénieur en chef des mines ; Bouic, inspecteur des domaines, et Barrier, directeur de la compagnie concessionnaire, constatant cette démolition.

coup plus rapprochée de la rivière, et souvent noyée à l'époque des grandes crues. Elle est maintenant séparée de l'Allier par un large quai qui la met complètement à l'abri des inondations.

« Elle jaillit au pied de l'escarpement qui limite l'enclos des Célestins ; ses eaux sourdent directement de la roche aragonitique et sont recueillies dans une cavité, de forme carrée, taillée dans le roc ; une pompe les puise dans cette cavité pour le service de la buvette.

« Le rendement de cette source a toujours été très peu élevé ; égal, en 1820, à 500 litres par 24 heures, d'après les jaugeages de MM. Berthier et Puvis, il était descendu, en 1843, à 350 litres, d'après ceux de M. François. Malgré de nombreux travaux de captage, ce débit présente encore des oscillations continuelles qui ne permettent pas d'en préciser rigoureusement le chiffre. Les déterminations de volume, effectuées dernièrement par M. François, ont donné 500, 720 et 828 litres par 24 heures. La température de cette source n'est pas moins variable que son rendement ; plusieurs déterminations faites par M. François, à des époques éloignées, indiquent des variations de 8° à 12°. M. Barthez a trouvé 16° ; nous avons constaté 14°3, le 4 octobre 1853, l'air étant à 7°2. Ces différences ont évidemment pour cause le refroidissement éprouvé par l'eau minérale au contact des terrains environnants, cette eau devant, par son faible volume, se mettre très facilement en équilibre de température avec le milieu d'où elle jaillit.

« Usitée seulement en boisson, la *Source des Célestins* est peut-être la plus suivie de toutes les buvettes de Vichy ; on exporte, chaque année, des quantités considérables de cette eau. »

D'après Bouquet, les proportions des divers principes acides et basiques contenus dans un litre d'eau des *Célestins* sont les suivantes :

Acide carbonique .... 4^{gr}705
— sulfurique 0.164
— phosphorique 0.050
— arsénique........................... 0.001
— borique .... traces
— chlorhydrique....................... 0.334
Silice.................................... 0.060
Protoxyde de fer.......................... 0.002
— de manganèse .... traces
Chaux.................................... 0.180

Strontiane............................... 0.003   *Les Célestins.*
Magnésie................................ 0.105
Potasse.................................. 0.163
Soude................................... 2.560
Matière bitumineuse...................... traces

TOTAL................ 8^{gr}327

Poids des résidus fixes.................... 5^{gr}320
Poids des sels neutres 5.388

D'où, par le calcul, il tire la composition hypothétique suivante :

Acide carbonique libre dissous.............. 1^{gr}049
Bicarbonate de soude..................... 5.103
—   de potasse.................... 0.315
—   de magnésie.................... 0.328
—   de strontiane 0.005
—   de chaux...................... 0.462
—   de protoxyde de fer............. 0.004
—   de protoxyde de manganèse ...... traces
Sulfate de soude......................... 0.291
Phosphate de soude....................... 0.091
Arséniate de soude....................... 0.002
Borate de soude.......................... traces
Chlorure de sodium....................... 0.534
Silice................................... 0.060
Matière organique bitumineuse.............. traces

TOTAL.................. 8^{gr}244

En 1857, on combla la citerne creusée en 1853 par François, en y ménageant, toutefois, un puits pour chacune des sources. La *Source Nord* — l'ancienne source — fut seule utilisée ; son puits carré mesurait 0^{m}85 de côté, et sa profondeur était de 3^{m}11. Une pompe y puisait l'eau qu'on distribuait à la buvette ; une seconde pompe se trouvait toujours sur la source n° 2 qui, à partir de cette époque, ne compta plus, son débit étant absolument insignifiant et son eau inutilisable.

Et, maintenant, cette *Source Nord* va, à partir de 1856, perdre, elle aussi, une grande partie de son intérêt par suite de la découverte de nouvelles sources toutes issues de la roche des Célestins, et dont l'importance du débit fera rapidement oublier les *Anciens Célestins n° 1*, cette *pleureuse*, comme on l'appelle dans le public (1).

Cependant, en 1860, le *Dictionnaire général des Eaux minérales* donne sa température qui était de 14°3, alors que son débit n'est plus que de 524 litres par 24 heures.

En 1861, elle est déclarée d'intérêt public avec les autres sources domaniales de l'Etablissement thermal de Vichy et, en 1874, elle est pourvue, comme ses voisines, d'un périmètre de protection.

En 1868, elle ne débite plus que 224 litres en 24 heures ; au commencement de 1870, son rendement n'atteint pas 100 litres dans le même laps de temps ; le 22 juillet 1873, des Cloizeaux lui trouve une température de 15°5 ; le 17 novembre 1874, son rendement est le même que celui de 1870. Il se relève, cependant, dans la suite ; le 13 février 1879, M. l'ingénieur des mines Voisin le calcule et le trouve égal à 284 litres. Depuis, il diminue de nouveau pour en arriver à n'être même plus appréciable malgré la meilleure volonté possible.

En 1881, Willm, qui la désigne improprement sous le nom de *Grotte des Célestins* (2), analyse son eau à laquelle il a trouvé une température de 14° et donne, pour un résidu d'un litre, la composition élémentaire suivante :

Acide carbonique total (CO_2)..............	3^{gr}9404
— (p. insoluble) (CO_2O)......	0.3434
Calcium.................................	0.1962
Magnésium..............................	0.0197
Oxyde ferrique (avec traces de manganèse)...	traces
Silice..................................	0.0416
Acide sulfurique (SO_3O).................	0.1814

(1) Dans un rapport au préfet de l'Allier, du 4 février 1872, les ingénieurs des mines, Pigeon et de Gouvenain, écrivaient : « La vieille source, vulgairement appelée *la pleureuse*, n'a jamais donné plus de 4 à 500 litres d'eau par jour, tandis que, grâce aux travaux de l'Etat, il en existe maintenant 40 fois plus de disponible sur le même point. »

(2) Voir *Recueil des travaux du Comité consultatif d'hygiène publique de France*, t. 13, année 1883. Il convient de remarquer que Willm fait une erreur dans l'appellation des *Sources des Célestins*. Sa *Grotte des Célestins* est la *Source des Anciens Célestins n° 1*. Il suffit pour s'en rendre compte de voir, page 418 du *Recueil*, les références qu'il fournit pour celle-ci. Il indique que c'est la même source que celle à qui Bouquet a trouvé 14°3 de température et 5 gr. 320 de résidu total. Or, celle-ci est bien l'ancienne *Source des Célestins*, les *Anciens Célestins n° 1*.

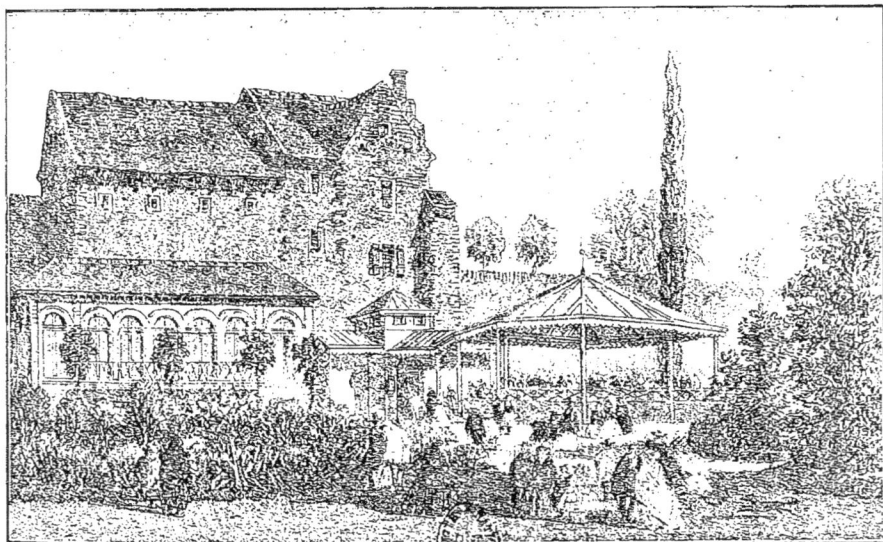

La Source des Célestins en 1858.

G. STEINHEIL, Éditeur.

Chlore .... 0.3244   *Les Célestins.*
Acide carbonique des alcalis (CO²O)......... 1.9224
    — phosphorique (PO₄H)................ traces
Acide arsénique (AsO⁴H).................... traces
Sodium 1.6841
Potassium................................ 0.1278
Lithium.................................. 0.0035
Acide borique, iode, strontium, cœsium, rubi-
dium .... traces

             TOTAL des matières dosées ... $4^{gr}8445$

d'où il tirait le groupement hypothétique suivant :

Acide carbonique total.................... $3^{gr}9404$
    — combiné (bicarbonates)..... 3.3205
    — libre (CO²) 0.6199
Carbonate de calcium.................... 0.4904
    — de magnésium................... 0.0689
    — ferreux (avec Mn).............. non dosé
    — de sodium 3.1959
    — de potassium................... 0.2263
    — de lithium..................... 0.0185
Sulfate de sodium 0.2684
Chlorure de sodium....................... 0.5346
Phosphate disodique .... traces
Arséniate disodique...................... non dosé
Silice.................................... 0.0416
Acide borique, iode, strontium, rubidium, ma-
tières organiques...................... traces

             TOTAL par litre.............. $4^{gr}8446$

Teneur en bicarbonates anhydres :

Bicarbonate de calcium.................... $0^{gr}6962$
    — de magnésium 0.1050
    — ferreux....................... traces
    — de sodium..................... 4.5225
    — de potassium 0.2984
    — de lithium.................... 0.0295

Teneur en bicarbonates alcalins normaux ou hydratés :

Bicarbonate de sodium...................... $5^{gr}0652$
—   de potassium 0.3280
—   de lithium 0.0340

Cette *Fontaine des Anciens Célestins n° 1* n'est plus comprise, en 1895, dans l'énumération des sources domaniales de Vichy lors de l'agrandissement de leur périmètre de protection : elle disparaît donc complètement et officiellement à cette date. Cependant, en 1901, lors du nouvel agrandissement de ce même périmètre, M. l'ingénieur des mines Anglès d'Auriac la cite, dans son *Rapport* du 11 mai, en indiquant « qu'elle ne donne que des suintements inutilisés » ; mais, le décret du 28 juillet 1901 n'en fait pas plus mention que celui du 8 août 1895, dans la nomenclature des sources minérales de Vichy appartenant à l'Etat qui sont pourvues du nouveau périmètre.

Notons, cependant, que sa buvette, absolument délaissée, resta encore, quelques années, ouverte au public ; que le 27 juillet 1891, à 11 heures du matin, la température de son eau, prise au robinet de distribution après dix minutes de fonctionnement de la pompe à bras, était exactement, selon Roman et Colin, de 15°3, la température de l'air étant de 20° et la hauteur barométrique réduite à 0° de 736. L'un de nous lui attribuait, en 1896, un titre alcalin calculé en C^2O^4,NaO,HO de $3^{gr}90$ par litre. Enfin, en 1899, dans une brochure publiée par la Compagnie fermière de l'Etablissement thermal de Vichy, et intitulée : « *Voyage aux stations du Centre : Vichy* », on pouvait lire : « L'ancienne *Source des Célestins* est mentionnée à titre de souvenir, son débit actuel étant presque insignifiant. Elle n'est pas, à proprement parlé, exploitée. La Compagnie en abandonne l'usage aux habitants de Vichy pour la consommation locale. Elle n'offre donc, au point de vue médical, qu'un intérêt restreint, puisqu'elle n'est utilisée ni pour la buvette, ni pour l'exportation. » En effet, cette même année, on fermait définitivement la porte de son pavillon et, ainsi, elle était morte et enfermée pour toujours. Paix à sa mémoire !

C'est pourtant avec elle que Petit fit, de 1834 à 1856, tout le bruit que l'on sait autour de la guérison de la gravelle et de la dissolution des calculs urinaires ; c'est avec elle que furent soignés, à Vichy, les premiers diabétiques qui s'y aventurèrent ; c'est, enfin, pour elle qu'un poète improvisé versifia jadis la *Vichyade*, cette épopée où Prunelle, général des ictériques, livrait bataille à son inspecteur-adjoint qui commandait aux goutteux.

De tout cela, que reste-t-il maintenant ? Pas même un filet d'eau, pas même une *pleureuse,* mais seulement un trou sec, creusé dans le roc dur et concrétionné des Célestins. *Sic transit gloria mundi !*

⁎ ⁎

De tout temps, l'existence d'une source minérale s'était manifestée, à 30 mètres environ au nord-ouest des *Anciens Célestins n° 1,* dans un terrain contigu à la propriété de l'Etat. Il y avait, en cet endroit (1), un cloaque d'où il se dégageait des bulles d'acide carbonique et dont l'eau ne se congelait jamais, quelque grand froid qu'il fît. Avec l'autorisation du propriétaire de ce terrain, la Compagnie Fermière fit, en 1853, assécher ce bas-fond et mit, ainsi, à jour la roche d'aragonite au travers de laquelle plusieurs griffons épars débitaient, par 24 heures, de 5.000 à 5.400 litres environ d'eau minérale à une température de 14°. Cette eau paraissait, au goût, être absolument semblable à celle des anciennes sources. Analysée, le 18 septembre 1853, à l'Ecole des Mines de Paris, par Bouquet à qui Callou (2) en avait fait tenir un échantillon en lui indiquant que la température de la nouvelle source était de 12° seulement, elle donna, pour un litre, la composition qui suit :

Acide carbonique	$4^{gr}6470$
— chlorhydrique	0.3440
— sulfurique	0.1770
— phosphorique	traces
— arsénique	traces
Silice	0.0650
Protoxyde de fer	0.0200
Chaux	0.2750
Magnésie	0.1770
Potasse	0.1200
Soude	2.1240
TOTAL	$7^{gr}949$ (3)

(1) Le point d'affleurement de ces griffons se trouve, aujourd'hui, dans le bâtiment de la grotte, à un mètre environ en arrière de la colonne de droite lorsqu'on tourne le dos à l'entrée de la galerie.

(2) Directeur de la Compagnie fermière de l'Etablissement thermal de Vichy.

(3) *Analyses des Eaux minérales françaises exécutées au bureau d'essais de l'Ecole des Mines,* par Ad. Carnot. Voir *Annales des mines,* 1re livraison de 1885.

Bouquet qui, dans son *Histoire chimique des Eaux de Vichy*, reproduit cette analyse en y ajoutant 0.003 de strontiane, des traces de protoxyde de manganèse, d'acide borique et de matière bitumineuse, en tire, par le calcul, la composition hypothétique suivante :

Acide carbonique libre dissous...............	1^{gr}299
Bicarbonate de soude.......................	4.101
— de potasse......................	0.231
— de magnésie....................	0.554
— de strontiane..................	0.005
— de chaux.......................	0.699
— de protoxyde de fer..............	0.044
— de protoyyde de manganèse.......	traces
Sulfate de soude..........................	0.314
Phosphate de soude.......................	traces
Arséniate de soude........................	0.003
Borate de soude..........................	traces
Chlorure de sodium.......................	0.550
Silice....................................	0.065
Matière organique bitumineuse..............	traces
TOTAL....................	7^{gr}865

La faible différence de minéralisation qui existait entre le produit de ces nouveaux filons d'eaux minérales et l'eau de l'ancienne source, incita l'Etat à acheter tous les terrains qui séparaient ses *Célestins* de la rue de la Laure, d'un côté, de la rue du Rocher, de l'autre. Il entra donc, pour cela, en pourparlers avec les propriétaires. Mais leurs prétentions — ils demandaient 66.000 francs, alors qu'on leur offrait 23.000 francs seulement — lui paraissant exagérées, il déclara d'utilité publique les travaux qu'il projetait et, par un seul et même jugement du 16 février 1855, il fit exproprier, par le Tribunal civil de Cusset, Adolphe Carouaille, demeurant à Paris ; Jérôme Frédestal, propriétaire à Vichy, et Chaumont et Bonnichon, entrepreneurs de travaux publics à Moulins. Le 21 juillet 1855, le jury opérait en conformité de ce jugement ; il allouait aux expropriés une indemnité de 46.000 francs, et dès 1856, l'ingénieur en chef des mines Pigeon se mettait à l'œuvre pour rechercher l'eau minérale entrevue deux ans auparavant par la Compagnie Fermière. Les travaux d'approche qu'il entreprit l'amenèrent à capter, en 1857, deux griffons assez importants dans un puits de 1^m50 de profondeur, à quelques mètres seulement de ceux qu'on avait mis à jour en 1854 (1).

Dans son rapport au préfet de l'Allier, du 17 juillet 1857, cet ingénieur signalait que : « Deux nouvelles sources jaillissent au fond d'un puisard creusé dans la roche des Célestins elle-même. Elles sont à 0^m40 l'une de l'autre et leur hauteur d'émergence diffère de 0^m44. Leur composition paraît être, du reste, sensiblement la même, et les deux sources sont, manifestement, en communication indirecte. »

Elles donnaient environ 8.000 litres d'eau par 24 heures lorsque leurs griffons n'étaient pas chargés, et 1.800 litres seulement lorsque le puits était plein jusqu'au niveau du sol (2).

Mais, hélas ! quoique bien nées, ces sources n'eurent qu'une existence éphémère. A la suite de la découverte de la *Source de la Grotte* et dans la crainte qu'elles ne nuisissent au griffon de celle-ci, l'ingénieur Pigeon les fit recouvrir d'une maçonnerie hermétique, et les mit en chômage, les réservant « au cas où la source du fond viendrait à diminuer et même à disparaître, ce qui était toujours à craindre à raison de son niveau supérieur et de la proximité des deux sources (3) ». Ainsi aveuglées sous le sol bitumé du bâtiment qu'on éleva dans la suite, ces sources de 1857 disparurent, pour l'instant, de l'horizon hydrominéral de Vichy.

* *
*

Lorsque, en 1857, on fit sauter le rocher des Célestins afin de pouvoir construire une grotte artificielle qui devait abriter la buvette des sources que venait de capter M. Pigeon, on rencontra, tout à coup, et sans la chercher, une nouvelle source minérale dont le griffon se trouvait à deux mètres environ en contre-haut du fond de la grotte qu'on voulait créer. Cette source débitait 8.000 litres par 24 heures d'une eau parfaitement limpide et dont la minéralisation ne semblait pas différente de celles découvertes précédemment. Son goût était agréable ; elle était fort gazeuse et sa température se tenait aux alentours de celle des anciennes sources, ses voisines. Elle avait, en outre,

(1) L'emplacement de ce puits se trouve, actuellement, dans le bâtiment de la grotte, exactement au milieu de cette grotte et à la hauteur de la rencontre de ses premiers parements avec la maçonnerie des bâtiments qui sont au-devant d'elle.
(2) Rapport de M. l'ingénieur Pigeon, du 26 septembre 1858.
(3) Rapport de M. l'ingénieur Pigeon, du 4 février 1872.

sur celles-ci, l'immense avantage de s'écouler de bas en haut et de n'avoir pas besoin d'être pompée pour alimenter la buvette publique. On disposa donc, de suite, pour la recevoir, une *vasque* qui se voit, encore maintenant, mais à l'état fruste, dans le fond de la grotte ; on y puisait l'eau à la main pour la distribuer aux malades qui, comme avant 1846, voyaient, ainsi, devant eux sourdre l'eau qu'ils allaient absorber. C'est de cette vasque même que partaient les conduits souterrains qui menaient cette eau à une bâche de recette pour l'embouteillage, d'abord, et le trop-plein, à la rivière.

Aussitôt cette source mise en exploitation, on supprima, comme nous l'avons dit plus haut, celles qui jaillissaient dans le puits Pigeon. Le 5 décembre 1859, elle était remise régulièrement à la Société concessionnaire de l'Etablissement thermal de Vichy qui venait de verser, dans les caisses publiques, la somme de 86.500 francs, montant de partie des frais de son appropriation (1).

Mais le conduit naturel par lequel cette source s'écoulait dans sa vasque s'obstrua rapidement, et son débit diminua d'année en année. En 1859, elle ne donnait plus que 4.800 litres par 24 heures. En 1860, son rendement, dans le même temps, était, d'après le *Dictionnaire général des Eaux minérales*, de 3.916 à 4.200 litres et sa température de 15°20. Ce rendement n'était plus que de 1.429 litres en 1868 ; de 1.152 litres, à la température de 14°, au commencement de l'année 1870 ; et enfin il tombait, le 20 novembre 1874, à 500 litres par 24 heures. Sa température était, ce jour-là, de 14°4, alors que des Cloizeaux l'avait trouvée, le 22 juillet, à 7 heures du matin, de 16°1, la température de l'air étant de 20°5.

Cette source avait été déclarée d'intérêt public par le décret du 23 juillet 1861 ; elle fut comprise, sous le nom de *Nouvelle Source des Célestins n° 1* ou *Source de la Vasque*, dans l'énumération des sources de Vichy pourvues, en 1874, d'un périmètre de protection. Elle paraît également sous le même nom dans le décret d'agrandissement de ce périmètre en 1895 ; mais elle disparaît, par contre, lors de sa nouvelle extension en 1901.

C'est qu'en effet, bien avant cette date, ses canaux d'amenée s'étaient entièrement obstrués, et que la fameuse vasque, autour de laquelle tant de buveurs se pressaient, de 1860 à 1868, était mainte-

---

(1) Ces frais s'élevèrent, d'après A. Wallon, à la somme totale de 117.000 francs. (Voir *les Célestins, à Vichy, en 1869.*)

nant absolument à sec et ne contenait plus une seule goutte d'eau   *Les Célestins.*
minérale utilisable.

Cependant, il faut noter que le 15 mars 1895, l'Ecole des Mines
de Paris avait titré deux des éléments de sa composition. Elle avait
trouvé par litre :

Résidu sec à 180°........................   3^{gr}6350
Chlorure de sodium 0.3866

En 1901, M. Anglès d'Auriac crut devoir en faire encore mention
dans son rapport du 11 mai. Il se bornait, du reste, à y constater que,
comme les *Anciens Célestins n° 1*, les *Nouveaux Célestins n° 1* ou
Source de la Vasque « ne donnaient que des suintements inutilisés ».

*
* *

Le 26 septembre 1868, la Compagnie Fermière de l'Etablissement
thermal de Vichy se plaignait à M. le ministre de l'agriculture, du
commerce et des travaux publics, de la diminution du rendement de
la *Nouvelle Source des Célestins*, captée en 1857, et qui lui avait été
remise le 5 décembre 1859.

Le 1er décembre 1868, le 30 mars et le 2 juin 1869, elle renou-
velait ses plaintes auxquelles il n'avait pas été répondu et, le 25 juin
de cette même année 1869, elle annonçait à l'Etat, son propriétaire,
qu'elle se réservait « de réclamer par les voies légitimes, comme
réparation du préjudice causé, une diminution du prix de fermage,
tant pour le préjudice passé que pour le préjudice à venir ».

Le 6 juillet, le ministre se décidait enfin à répondre. « Vous m'avez
transmis, écrivait-il au préfet de l'Allier, avec votre avis personnel, les
rapports que vous ont adressés MM. les ingénieurs des mines au sujet
des réclamations présentées par la Compagnie Fermière de l'Etablissement thermal de Vichy, relativement à la diminution constante du
débit des *Sources des Célestins*.

« J'ai placé ces documents sous les yeux de la Commission des
Eaux thermales, ainsi que la lettre que vous m'avez fait l'honneur de
m'écrire concernant le même sujet, peu de jours après cette communication.

« MM. les ingénieurs des mines, après avoir rendu compte des
jaugeages qu'ils ont effectués vers la fin de l'année 1868, sur les

sources ancienne et nouvelle des *Célestins*, et constaté que le débit de ces sources a diminué progressivement de plus de moitié, de 1860 à 1868, ont formulé des propositions relativement aux mesures à prendre, non seulement pour prévenir l'aggravation de cette fâcheuse situation, mais encore pour relever le débit des sources.

« La Commission, reconnaissant qu'il est urgent d'aviser à la conservation et à l'amélioration des sources ancienne et nouvelle des *Célestins*, a émis l'avis, après un examen attentif des propositions formulées, dans ce but, par MM. les ingénieurs :

« 1º En ce qui concerne les sources anciennes, qu'il y a lieu d'explorer et de dégager la source nº 2, par un travail de tranchée droite en rocher, suivant la direction ou par les travers des couches de travertin, selon l'allure reconnue à la source, en s'aidant, au besoin, de la petite sonde pour exploration préalable ;

« 2º A l'égard des sources nouvelles, qu'il convient de découvrir et dégager la source de 1857, aujourd'hui remblayée au sol de la grotte de la buvette nouvelle des *Célestins*, et de l'aménager en buvette auxiliaire pourvue d'une pompe de distribution.

« De rechercher au sous-sol de la grotte, de réduire et de ramener à la source nouvelle, par semelles de bétons ou par tous les autres moyens de retenue, les pertes latérales qui se manifestent aux environs du point d'émergence (1), et de recourir, s'il était nécessaire, à un barrage en béton à la limite du travertin et des alluvions de l'Allier.

« Enfin, de créer, s'il y avait lieu, près de la source nouvelle, une buvette supplémentaire en adaptant une pompe de distribution à la bâche de recette de cette source.

« Quant aux réserves faites et plusieurs fois renouvelées par la Compagnie fermière, relativement au préjudice qu'a pu ou que pourra lui occasionner la diminution de débit des sources, la Commission a pensé, avec vous et MM. les ingénieurs des mines, que ces réserves de la Compagnie ne pourraient provenir que d'une fausse appréciation de ses droits, et que non seulement la Compagnie n'avait, dans l'espèce, à sauvegarder aucun droit à réparation de préjudice, mais même qu'aux termes de l'article 14 du cahier des charges de sa con-

---

(1) Lorsque, en 1856, on commença le travail de recherches, dont nous avons parlé plus haut, on observa un griffon, débitant très faiblement, situé à gauche et à quelques mètres du puits où l'on devait capter les deux *Sources Pigeon*. D'autres *naissants* se montraient un peu de tous les côtés sur le roc découvert.

cession, qui lui impose toutes les réparations qui sont à la charge de l'usufruitier, il lui incombe de subvenir aux dépenses des travaux que nécessitera la conservation du débit des sources.

« Je n'ai pu, moi-même, monsieur le Préfet, que me ranger à cet avis de la Commission des Eaux thermales, et j'ai l'honneur de vous informer que, par une décision en date du 23 juin dernier, je l'ai approuvé.

« Je vous prie de notifier cette décision à la Compagnie Fermière de l'Etablissement thermal de Vichy et d'en donner connaissance à M. l'ingénieur en chef des mines, en l'invitant à prendre les mesures nécessaires à son exécution.

« Vous voudrez bien, d'ailleurs, ainsi que la Commission en a émis l'avis, recommander à M. l'ingénieur en chef des mines de ne faire entreprendre aucun travail sur aucun des deux groupes des *Sources des Célestins*, sans que des jaugeages répétés en aient bien établi les conditions d'existence, et de suivre, pendant l'exécution des travaux sur un seul ou chacun des groupes, l'observation des sources sans interruption ».

Mais la Compagnie Fermière ne l'entendit pas tout à fait comme l'Etat qui, maintenant, était pressé et voulait, pour éviter les réclamations qui se faisaient plus pressantes, qu'on mît, d'urgence, une pompe sur la bâche de réserve de l'eau de la *grotte* afin de satisfaire, bien ou mal, les malades qui demandaient à grands cris les verres d'eau qui, chaque jour, se faisaient plus rares. Elle répondit, le 18 juillet, déclarant qu'elle ne ferait rien et ne laisserait rien faire aux *Célestins* tant que la question du paiement des travaux éventuels ne serait pas, préalablement, réglée et acceptée par les deux parties en cause, et elle ajoutait que la pompe préconisée par le ministre « ne supprimerait pas les réclamations du public qui demandait l'ancienne source, la nouvelle ne lui donnant pas satisfaction, quoi qu'en veuillent dire les ingénieurs ».

Néanmoins, M. Pigeon arrivait à Vichy, le 30 juillet, pour exécuter ponctuellement le programme contenu dans la lettre ministérielle du 6 juillet. M. Leroy, commissaire du gouvernement, avec qui, avant toute action, il se rencontra, lui donna connaissance de la protestation du directeur de la Compagnie. M. Pigeon n'insista pas ; il reprit immédiatement le train et retourna à Clermont-Ferrand attendre de nouveaux ordres.

Mais ceux-ci ne vinrent pas tout de suite. Le ministre réfléchissait. Le 15 août 1869, il reçut directement de la Compagnie Fermière une nouvelle lettre où elle discutait toujours, non pas sur les travaux à exécuter, mais à qui incomberait leur paiement, et où elle faisait aussi toutes réserves pour le préjudice considérable que lui causait l'état de choses actuel. Le 10 novembre, elle demandait que la question des *Sources des Célestins* fut soumise de nouveau à la Commission des Etablissements thermaux, et vers la fin de ce mois de novembre 1869, le Conseil général des mines arrêtait, en présence du directeur de la Compagnie Fermière, le programme suivant sur lequel les deux parties s'étaient mises d'accord :

« *Pour la nouvelle Source.* — On se bornera : 1º A la construction d'une citerne de recette pour recueillir l'eau le jour et la nuit ; 2º A découvrir la source recouverte à tort en béton, en 1857, dans l'espoir d'améliorer celle qui fonctionne aujourd'hui ; 3º A recueillir tous les écoulements dans ladite citerne, pour en donner l'eau aux buveurs, au moyen d'une pompe comme à l'ancienne source. On pourrait peut-être considérer ces travaux comme d'entretien obligatoire et les imposer à la Compagnie pour le paiement, avec exécution sous la surveillance des ingénieurs de l'Etat, et sans aucune responsabilité pour la Compagnie. Rien n'empêche donc que ces travaux soient commencés immédiatement ; néanmoins, aucune décision n'a encore été prise à cet égard.

« *Pour l'ancienne Source.* — Cette source disparaît chaque jour, de plus en plus, perdue dans les concrétions. C'est un travail qui incombe à l'Etat, et qui doit être payé par ce dernier. La Compagnie n'a donc pas à s'occuper comment ces travaux seront entrepris ; elle ne réclame que leur exécution immédiate par l'Etat ; rien n'est encore décidé. »

Mais le ministre, malgré l'avis des inspecteurs généraux des mines et l'acceptation, par la Compagnie Fermière, du programme technique qu'on vient de lire, ne se prononçait pas définitivement et temporisait encore. Le 8 janvier 1870, la Compagnie Fermière insiste ; elle devient plus pressante, et son directeur, en terminant sa lettre, déclare qu'il a le regret d'annoncer au gouvernement que sa société « se voit dans l'obligation de charger son avocat-conseil d'assigner l'Etat à l'occasion du préjudice que lui cause l'absence d'eau aux *Célestins*, et de réclamer des dommages et intérêts, auxquels elle a droit, et aussi une diminution dans le prix de son fermage ».

Cette fois, le ministre ne se dérobe plus. Le 5 février, il annonce
au directeur de la Compagnie Fermière qu'il vient de donner l'ordre
au préfet de l'Allier de faire commencer aux *Célestins* l'exécution des
projets approuvés par le Conseil général des mines. Il ajoute que,
pour éviter, dans l'avenir, tout litige entre l'Etat et son fermier, il
propose, pour le paiement des dépenses à faire, un terrain transac-
tionnel sur lequel la Compagnie Fermière refuse, par sa dépêche du
24 février 1870, de se laisser entraîner, malgré tout le regret qu'elle
a de n'y point pouvoir suivre M. le ministre de l'agriculture, du
commerce et des travaux publics (1).

Poussé ainsi dans ses derniers retranchements, l'Etat dut s'exécuter : il le fit de bonne grâce. Le 28 mars 1870, en effet, le ministre
écrivait comme suit au préfet de l'Allier :

« J'ai reçu les communications que vous m'avez adressées relativement à l'exécution de ma décision du 5 février dernier concernant
les mesures à prendre pour remédier à la diminution du débit des
Sources des Célestins.

« Il en résulte que la Compagnie Fermière de Vichy adopte le
programme de l'administration pour les aménagements à faire aux
Nouveaux Célestins, et qu'elle va en entreprendre, elle-même, la
réalisation à ses frais, sous la direction des ingénieurs des mines.
Quant aux travaux à exécuter aux *Vieux Célestins,* elle n'entend
prendre à sa charge aucune partie des dépenses qu'ils occasionneront,
mais elle consent, volontiers, à se charger de leur exécution, sous
la direction des ingénieurs des mines, à faire les avances de fonds
nécessaires, sauf remboursement par l'Etat au fur et à mesure de
l'avancement des travaux et sans qu'il puisse résulter pour elle, de
son intervention, aucune responsabilité.

« Je n'ai pu qu'accueillir, dans les conditions qu'elle a spécifiées,
l'offre de concours faite par la Compagnie, et je vous prie d'inviter
MM. les ingénieurs des mines à se mettre immédiatement en rapport
avec elle pour la prompte exécution des travaux relatifs aux *Vieux*

(1) On trouvera le texte de toutes les lettres que nous citons là et qui constituent,
à elles seules, pour ainsi dire, la première phase de l'histoire des *Anciens Célestins*
n° 2, dans une brochure publiée par A. Wallon, imprimeur à Vichy, et intitulée :
Les Célestins à Vichy en 1869, et aussi dans le *Mémoire en défense* enregistré au
conseil de Préfecture de l'Allier, le 14 janvier 1880, pour la Compagnie Fermière
de l'Etablissement thermal de Vichy, contre le Directeur général de l'enregistrement
des domaines et du timbre, représenté par le Directeur du département de l'Allier.

Célestins. Quant au mode d'exécution, MM. les ingénieurs des mines avaient proposé la voie de la régie, sauf à procéder par prix de forfait et convenus d'avance pour ceux de ces travaux qui en seraient susceptibles. Il est certain, en effet, que pour quelques-uns des ouvrages prévus dans le programme arrêté, l'exécution par voie de régie est seule possible et, en conséquence, je l'ai autorisée. Mais il y en a d'autres où le système des tâches est susceptible d'être admis, et la Compagnie étant disposée à accepter le rôle de tâcheron ou même celui d'entrepreneur, il y aurait lieu, pour ceux-là, d'adopter ce dernier système en recourant à l'intervention de la Compagnie.

« Enfin, comme vous le demandiez avec MM. les ingénieurs des mines, je vous ai ouvert un crédit de 4.000 francs pour le paiement des premiers travaux. Ce crédit, imputable sur les fonds du chapitre 10 du budget ordinaire de 1871, va être mis immédiatement à votre disposition. »

Les travaux sont donc décidés. Nous laissons, ici, la parole à M. Pascal Jourdan, contrôleur principal des mines, qui s'exprime ainsi, à leur propos, dans sa *Flore de Vichy*, publiée en 1872 avec une préface de George Sand (1) :

« D'après les auteurs les plus anciens et les plus experts sur la question des eaux minérales froides de Vichy, il paraît que l'eau des *Célestins* n'a jamais été donnée par des sources abondantes ; mais, depuis 1860, surtout, la *Source* dite *du Rocher* ou *Ancienne Source*, très prisée des buveurs, accusait un débit de plus en plus faible et tout à fait insuffisant, dans ces derniers temps, pour donner satisfaction aux nombreux altérés qui y affluent pendant les mois de grande vogue de la saison des eaux.

« La *Source de la Grotte* n'est, il est vrai, qu'à quelques pas de la *Source du Rocher* ou *Ancienne Source ;* l'analyse chimique a péremptoirement prouvé que son eau est identique à celle de cette dernière ; néanmoins, comme il y a une petite différence de température entre les deux sources (bien explicable du reste par la différence de niveau qui existe entre les points d'où elles sourdent), les vieux habitués de l'*Ancienne Source des Célestins* n'ont jamais voulu *reconnaître* l'identité de minéralisation des deux griffons de ces sources ; ils ne juraient que par la *Source du Rocher* ou *Vieille Source*, et

(1) P. Jourdan, *Flore de Vichy*, C. Bougarel, 1872.

Dieu sait ce qu'il leur en revenait à chacun, lorsque, au nombre de quelques milliers de buveurs par jour, la naïade du *Rocher* n'avait qu'un soupçon de larme un peu boueuse à leur donner ! Heureux les premiers buveurs arrivés à la source ; ils pouvaient se flatter de boire de l'eau des *Célestins*, mais les derniers buveurs n'avaient, certes, rien à envier aux géophages, buveurs d'eaux chargées de matières terreuses, car il ne pouvait leur être servi qu'un peu d'eau trouble.

« Dans cet état de choses, quelques fanatiques de l'eau de la *Vieille Source* avaient cependant fini par se demander si la bonne ville de Vichy, l'Etat ou les fermiers des sources ne leur devaient pas de l'eau des *Célestins* à discrétion et point du tout boueuse. Ce pas fait, des plaintes, des demandes, des récriminations, et enfin des pétitions furent signées et adressées à qui de droit (1) pendant plusieurs années de suite. De son côté, la Compagnie Fermière des sources et de l'Etablissement thermal de Vichy n'osait se hasarder à entreprendre des travaux de recherches, mais elle demandait à l'Etat, propriétaire, d'avoir à lui fournir un volume d'eau des *Célestins* suffisant pour les besoins de la consommation, suivant les conditions de son contrat de concession. Toutes ces légitimes demandes engagées dans

---

(1) Voici une de ces pétitions signée, aux *Célestins*, pendant la saison 1869, par 350 étrangers, buveurs d'eaux, et adressée au ministre de l'agriculture, du commerce et des travaux publics, le 10 juillet :

« Les baigneurs qui viennent à Vichy pour y chercher la guérison, les uns de la goutte, les autres de la fièvre ou de la gravelle, du diabète sucré, sont envoyés, par les médecins, aux *Célestins*.

« Il y a aux *Célestins* deux sources, l'*Ancienne Source*, bien connue des anciens buveurs, où l'eau est amenée avec une pompe. Cette eau, quoi qu'on affirme, est bien supérieure en qualité à celle de la *Grotte*, où l'eau séjourne dans un bassin et perd de son acide carbonique.

« Dès deux heures et demie de l'après-midi, et quelquefois dès le matin, il n'y a pas d'eau à l'*Ancienne Source*. Force est d'aller boire à la *Source de la Grotte* qui ne peut suffire aux buveurs qui attendent, pour avoir le verre d'eau, que les pleurs du rocher ne leur amènent pas. Alors, la Compagnie des Eaux offre, aux buveurs, de l'eau d'Hauterive, versée de bouteilles qui ne portent ni cachet, ni l'étiquette qu'elle recommande tant.

« Il est impossible, dans l'intérêt de la santé des malades, qu'un pareil état de choses subsiste plus longtemps.

« Toutes les réclamations, faites à la Compagnie des Eaux, sont restées sans résultat.

« Nous venons vous prier, monsieur le Ministre, de vouloir bien donner les ordres nécessaires pour que les travaux soient faits dans le plus bref délai pour donner l'eau aux *Sources des Célestins*. »

la filière administrative de l'époque, malgré les avis favorables et l'urgence réclamée par les ingénieurs du service des mines, n'aboutissaient qu'à des renvois d'année en année. Enfin, de guerre lasse, l'Etat, propriétaire des sources, ordonnait des recherches pour essayer d'augmenter le débit des *Sources des Célestins*, et nous confiait, par décision du ministre des travaux publics, la mission de diriger les travaux en question.

« Vu l'urgence, nous nous installons immédiatement à Vichy, et, bientôt, sous la haute inspection de MM. G. Pigeon, ingénieur en chef des mines à Clermont, et de Gouvenain, ingénieur des mines à Moulins, nous donnions la plus vive impulsion aux fouilles importantes qui devaient rendre au pays la naïade des *Célestins*.

« Le creusement d'un puits vertical rectangulaire dans le rocher même du dépôt calcaire des travertins ou tufs aragoniteux, et celui d'une galerie à travers bancs dans cette même formation de travertin des *Célestins*, dont l'âge relatif du dépôt semble correspondre au commencement de la période des terrains quaternaires, furent vivement conduits par une petite compagnie d'ouvriers mineurs habiles qui, jour et nuit, ne cessèrent de faire jouer la mine jusqu'au moment du jaillissement de l'abondante et magnifique source que nous amenions au jour, le dimanche 29 mai 1870, à onze heures du matin.

« Soit dit en passant, le percement de notre galerie souterraine à travers bancs était l'opération capitale des travaux : par l'étude raisonnée, nous en étions arrivés à une ferme conviction de trouver de l'eau minérale ; et cette galerie, pour parler au figuré, était, pour ainsi dire, la bonde d'un tonneau dont l'enlèvement devait donner issue à la précieuse source.

« De fait, nous nous attendions donc à trouver un certain volume d'eau, mais nos espérances, en tant que débit, ont été dépassées, car, depuis, la source jaillit avec une abondance sur laquelle nous n'eussions osé compter. Les buveurs de toutes les parties du monde peuvent, maintenant, venir se désaltérer, se guérir à la *Source de la Mine* ou *Grande Source des Célestins*, à *Vichy*, puisque son débit est de plus de 21.000 litres par 24 heures, sa température est de 13° centigrade. La continuation des travaux augmentera infailliblement ce débit, c'est notre opinion bien arrêtée. »

Certes, malgré toute notre bonne volonté, nous n'aurions pu conter cette phase de l'histoire des *Célestins* aussi bien que Pascal

Jourdan qui l'a vécue lui-même et qui en a été le héros obscur, mais le héros quand même. C'est pour cela, du reste, que nous l'avons si longuement cité, ne voulant pas, en analysant son œuvre, enlever à son style sa saveur, sa conviction et ses beaux espoirs pour l'avenir.

Il nous faut maintenant revenir, cependant, sur les travaux exécutés et sur les résultats obtenus, pour serrer de plus près la question et pour compléter ce qui manque dans ce récit de la découverte de la source que M. de Gouvenain devait baptiser, dans la suite, du nom qui lui est resté d'*Anciens Célestins n° 2.*

Nous nous demanderons, tout d'abord, en quel endroit des *Célestins* on attaqua le rocher d'aragonite? Ce point, nous semble-t-il, offre une certaine importance, et, cependant, Jourdan n'en souffle mot. Posons-nous donc cette question et, pour la résoudre, ouvrons encore une nouvelle parenthèse.

Nous avons vu plus haut que MM. Ménot et Lardy avaient acheté, en 1839, des héritiers Allioteaux, tout l'enclos des Célestins tel qu'il existait lorsqu'il fut confisqué et aliéné *nationalement* devant le district de Cusset. Dans la partie sud-est de cet enclos, tout proche de la route nationale de Vichy à Thiers, MM. Ménot et Lardy avaient fait, en 1844, forer et capter, à frais communs, une source minérale — la *Source Lardy* — dont nous parlerons dans des pages qui suivront.

Le 4 janvier 1859, M. Ménot vendait à la Compagnie concessionnaire de l'Etablissement thermal de Vichy toute la part qu'il avait dans la propriété de l'enclos des Célestins et de la *Source Lardy*, qui était, à cette époque, en pleine exploitation. Les héritiers de M. Henry Lardy, voulant faire cesser l'indivision dans laquelle ils se trouvaient avec la Compagnie Fermière, demandèrent et obtinrent la licitation des immeubles indivis. Il fut décidé que tous les terrains qui avaient, préalablement, été distraits de la *Source Lardy*, et qui par conséquent, n'étaient pas nécessaires à son exploitation, seraient partagés en nature et que seule la source et ses annexes seraient mises en vente aux enchères publiques. Les héritiers Lardy achetèrent cette source, et la Compagnie Fermière de l'Etablissement thermal de Vichy eut, pour sa part, dans le partage en nature des terrains, le sol et les bâtiments que l'Etat possède actuellement (1).

(1) Cette propriété est limitée par le rocher des Célestins et l'ancien emplacement acquis, en 1856, de Jérôme Frédestal, par la rue des Célestins, l'hôtel des Célestins, la route Nationale n° 106, de Vichy à Thiers, et le mur de séparation

Histoire des Eaux minérales de Vichy

vre TT.

Lors de la première prolongation de son bail, la Compagnie Fermière apporta à l'Etat tout le terrain qu'elle avait recueilli dans la licitation de l'enclos des Célestins ou mieux de l'enclos Lardy, comme le déclarait la convention de 1864.

L'Etat avait donc, en 1870, ses coudées franches pour diriger les recherches qu'il faisait entreprendre dans le but de trouver une nouvelle *Source des Célestins* près de l'ancienne. A quelques mètres de là, dans la direction du midi, d'un point du rocher, suintait de l'eau minérale, et se dégageaient quelques bulles de gaz. C'est à cet endroit que Jourdan, sur les conseils de M. de Gouvenain et après approbation de M. Pigeon, établit son chantier de mineurs. Le puits vertical fut creusé jusqu'à 4 mètres. A cette profondeur, on amorça une galerie qu'on dirigea vers le nord et on rencontra bientôt une couche de 0m10 d'argile brune, intercalée entre les veines du rocher. C'est de cette couche que la source jaillit abondamment, le 29 mai 1870. On la capta aussitôt. Sans charge sur son griffon, elle débitait, par 24 heures, de 18 à 20mc d'eau à la température de 15°2. C'était magnifique, c'était beaucoup mieux, en tout cas, que tout ce qu'on avait obtenu jusque là.

Aussitôt qu'il connut ce résultat, le ministre de l'agriculture, du commerce et des travaux publics n'hésita pas, dans l'intérêt de Vichy, à autoriser immédiatement la Compagnie Fermière à exploiter cette nouvelle source. Il le fit par la lettre suivante du 29 juin 1870 adressée à M. le préfet de l'Allier :

« J'ai reçu, avec la lettre que vous m'avez fait l'honneur de m'écrire, le 8 de ce mois, les rapports que m'ont adressés MM. les ingénieurs des mines du département à l'occasion de la découverte qu'ils ont faite d'une nouvelle source minérale en pratiquant des travaux de recherche qui avaient été prescrits en vue de remédier à la diminution du débit des *Sources des Anciens Célestins*, à Vichy.

« Il résulte, de ces rapports, que la source nouvelle a un débit qui paraît s'établir régulièrement à 21.600 litres par 24 heures, c'est-à-dire au centuple de celui de l'ancienne source dans ces derniers temps ; que l'eau est alcaline, d'une température de 15° centigrade, et très chargée d'acide carbonique, et que tout porte à penser que cette source est la branche mère de l'ancienne *Source des Célestins*.

qui allait, en ligne droite, aboutir, autrefois, boulevard National, à l'ancien caveau d'embouteillage.

« Vous appuyez la proposition faite par MM. les ingénieurs des mines, d'autoriser l'exploitation par la Compagnie Fermière pendant la présente saison thermale de l'eau minérale que fournit la source en question, et l'installation, sur cette source, d'une buvette provisoire. Mais, en même temps, vous exprimez la pensée que l'Etat serait fondé de réclamer de la Compagnie Fermière, en échange de l'accroissement d'eau minérale qui serait ainsi mise à sa disposition, le paiement non seulement des travaux qui ont été effectués ou qui seront encore à effectuer sur cette source, mais encore d'un supplément de la redevance à payer au trésor même pour la jouissance, pendant la présente année, de l'excédent d'eau sur la quantité concédée.

« J'ai donné, monsieur le Préfet, une attention immédiate à la proposition dont vous voulez bien m'entretenir, et un premier point m'a paru hors de doute, c'est qu'il faut faire profiter le public du bienfait de l'abondante source que les travaux de l'Etat ont fait découvrir.

« J'autorise donc la Compagnie Fermière à installer une buvette pour l'usage du public sur cette source. Mais, en même temps, il importe de réserver expressément, vis-à-vis de la Compagnie, tous les droits de l'Etat sur le produit de la dite source et sur la redevance qu'il peut avoir à réclamer pour l'emploi de la totalité de ce produit depuis le jour où il a été mis à sa disposition. »

Ainsi fut fait ; et, pendant toute cette saison de 1870, comme pendant les années suivantes, les malades vinrent en foule aux *Célestins* près de cette nouvelle fontaine qu'on pompait comme l'autre, et qui, pour eux, jouissait de toutes les qualités qu'ils déniaient, d'une façon absolue, à la *Source de la Vasque*.

L'eau de cette nouvelle source fut naturellement soumise, dans la suite, à l'approbation de l'Académie de médecine. En avril 1872, M. Leroy, commissaire du gouvernement près les thermes de Vichy, était avisé directement par le ministre de l'agriculture et du commerce que cette société savante déclarait « que les eaux des quatre *Sources des Célestins* étaient identiques dans leur composition chimique et que, par conséquent, la nouvelle source pouvait remplacer l'ancienne source pour tous les usages médicaux. D'après cet avis, il paraissait y avoir lieu d'autoriser la Compagnie Fermière à exploiter, concurremment avec les autres, la nouvelle *Source des Célestins* ».

Le 22 juillet 1873, M. des Cloizeaux trouvait à cette source une température de 16°1, celle de l'air étant de 20°5.

Mais, hélas! ainsi que ses devancières, la source de 1870 ne devait pas être à l'abri des fâcheuses incrustations. Dès novembre 1873, son débit diminuait; il n'était plus, alors, que de 15 à 18^{mc}, et le 13 février 1879, M. l'ingénieur Voisin le trouvait de 9 litres 033 par minute, soit de 13^{mc}007 par 24 heures; ce même jour, il constatait que sa température était de 14°5.

Analysée, en 1881, par Willm qui la désigne sous le nom de *Néo-Célestins*, et qui lui trouve une température de 16°4, elle lui fournit, pour le résidu d'un litre, la composition suivante :

Acide carbonique total (CO^2)...............	5^{gr}0410
— (p. insoluble) (CO^2O)......	0.3485
Calcium................................	0.2006
Magnésium	0.0191
Oxyde ferrique (avec traces de manganèse)...	0.0006
Silice.................................	0.0395
Acide sulfurique(SO^3O)...................	0.1848
Chlore	0.3211
Acide carbonique des alcalis (CO^2O).........	1.8768
— phosphorique (PO^4H)...............	traces
Acide arsénique (AsO^4H)...................	0.00056
Sodium................................	1.6491
Potassium.............................	0.1285
Lithium...............................	0.0033
Acide borique, iode, strontium, cœsium, rubidium................................	traces
TOTAL des matières dosées...	4^{gr}77246
Arsenic libre en milligrammes...............	0^{mgr}3

d'où il tirait le groupement hypothétique suivant :

Acide carbonique total...................	5^{gr}0410
— combiné (bicarbonates).....	3.2645
— libre (CO^2)...............	1.7765
Carbonate de calcium...................	0.5015
— de magnésium.................	0.0667
— ferreux (avec Mn).............	0.0009
— de sodium..	3.1164
— de potassium.................	0.2277
— de lithium...................	0.0177

Sulfate de sodium	0.2734	*Les Célestins.*
Chlorure de sodium	0.5291	
Phosphate disodique	traces	
Arséniate disodique	0.00075	
Silice	0.0395	
Acide borique, iode, strontium, rubidium, matières organiques	traces	
TOTAL par litre	4^{gr}77365	
Poids du résidu observé	4^{gr}7730	

Teneur en bicarbonates anhydres :

Bicarbonate de calcium	0^{gr}7222
— de magnésium	0.1016
— ferreux	0.0012
— de sodium	4.4175
— de potassium	0.2990
— de lithium	0.0281

Teneur en bicarbonates alcalins normaux ou hydratés :

Bicarbonate de sodium	4^{gr}9475
— de potassium	0.3297
— de lithium	0.0325

La température de l'eau des *Anciens Célestins n° 2* était, en 1881, selon Willm, de 16°4. D'après l'un de nous, un litre d'eau de cette source contenait, en 1882, 0^{gr}0098 de carbonate de lithium. En 1886, Peyraud et M. Gautrelet lui attribuaient une température de 14°3 seulement et deux dix millièmes et demi d'acide sulfhydrique par litre. Ils avaient aussi calculé que cette eau renfermait, pour 1.000 grammes, 1^{gr}750 d'acide carbonique libre au robinet d'embouteillage, et 1^{gr}343 à la buvette.

Le 27 juillet 1891, à 11 h. 10 du matin, après dix minutes de fonctionnement de la pompe, la température de l'eau des *Anciens Célestins n° 2,* au premier robinet de la rampe de distribution, était exactement, d'après MM. Roman et Colin, de 15°3, la température de l'air étant de 19°5, et la hauteur barométrique réduite à 0° de 736,4.

Le 23 novembre 1892, le bureau d'essais de l'Ecole nationale supérieure des Mines de Paris établissait, ainsi, la composition par litre de l'eau de cette source :

Acide carbonique libre....................	$1^{gr}4287$
Silice..................................	0.0310
Bicarbonate de fer et de manganèse.........	0.0088
— de calcium....................	0.7801
— de magnésium.................	0.0930
— de lithium....................	0.0295
— de potassium.................	0.2804
— de sodium....................	3.3214
Sulfate de sodium........................	0.2320
Arséniate de sodium.....................	0.0008
Phosphate de sodium.....................	traces
Azotate de sodium.......................	très sensibles
Chlorure de sodium......................	0.4015
Matières organiques.....................	traces
TOTAL....................	6.6072

Le 15 mars 1895, le même bureau d'essais dosait dans l'eau des *Anciens Célestins de 1870* l'extrait sec et le chlorure de sodium, et il trouvait :

Résidu sec à 180°......................	$3^{gr}7760$
Chlorure de sodium....................	0.3897

En 1896, l'un de nous donnait, comme titre alcalin d'un litre d'eau de cette source, le chiffre de $4^{gr}50$ calculé en C^2O^4,NaO,HO, et en 1899, la Compagnie Fermière lui trouvait une température de 15°5, et un débit de 6 litres 1/2 à la minute, soit de $9^{mc}360$ par 24 heures.

Deux ans plus tard, M. Anglès d'Auriac la jaugeait officiellement pour remplir les formalités exigées par la loi sur l'établissement des périmètres de protection. Le 4 février 1901, sa température était de 16°, et son débit de 5 litres 71 par minute, ou de $8^{mc}222$ par 24 heures.

Analysée par Pouchet, l'eau puisée, le 11 décembre 1900, à 10 heures du matin, contenait par litre :

Résidu à 110°...........................	$3^{gr}960$
Résidu après incinération..................	3.680
Silice en Si O²...........................	0.033
Chaux en Ca O...........................	0.304

Magnésie en Mg O 0.033
Acide sulfurique en SO₃.   0.144
Chlore en Cl 0.255
Acide carbonique total en CO² 4.983
      —   sur le résidu fixe. 1.325
Degré alcalimétrique exprimé en carbonate de
soude, CO³ Na² 3.201

Il est bon de noter qu'en 1905, le Dᵣ Lucien Graux (1), dans sa thèse inaugurale, donnait comme point cryoscopique de l'eau de Vichy, *Source des Célestins* :

$$\Delta = - 0,220$$

Ajoutons, toutefois, que ce résultat était rapporté et discuté en se basant sur l'analyse de l'eau des *Anciens Célestins n° 1* par Bouquet. Or, il est indéniable qu'en 1905 l'eau des *Célestins*, sur laquelle M. Graux fit ses expériences, n'était pas celle de la source disparue qui fut analysée en 1853, mais celle des *Anciens Célestins n° 2*, dont la composition était loin de se rapprocher de celle à laquelle il attribue le point cryoscopique ci-dessus.

Le 18 novembre 1906, à 10 heures du matin, M. l'ingénieur Macaux jaugea officiellement les *Anciens Célestins n° 2* à propos de l'extension du périmètre de protection des sources domaniales de Vichy. Cette source, dont la température était, ce même jour, de 14°4, donnait 6 litres 64 par minute, soit 9.321 litres 60 par 24 heures.

M. P. Carles dosa, en 1906, dans un litre d'eau de ces *Célestins 1870*, comme on appelle généralement aussi cette source à l'heure actuelle, 0ᵍʳ015 de fluorure (2), et M. Bretet a attribué à cette eau, puisée le 28 mai 1907, à 2 heures du soir, un titre hydrocalimétrique, par litre, de 4ᵍʳ7, calculé en C²O⁴,NaO,HO.

*
* *

En même temps que Pascal Jourdan exécutait, près des *Anciens Célestins*, les travaux neufs qui devaient l'amener au captage de la source du 29 mai 1870, la Compagnie Fermière, sur les conseils de

(1) Dᵣ Lucien Graux, *Application de la cryoscopie à l'étude des Eaux minérales*, Paris, 1905.
(2) *Loc. cit.*

M. Pigeon, découvrait l'ancien puits de 1857 dans lequel, on s'en souvient, deux griffons avaient été alors isolés et, en même temps, elle déblayait les matériaux rapportés qui constituaient le sol de la grotte. Elle mit à jour, ainsi, de nombreux naissants d'eaux minérales, plus ou moins mélangés d'eaux douces, issus directement de la roche aragoniteuse. Deux de ces griffons, situés entre la *Source de la Vasque* et le puits de 1857, furent spécialement choisis, car ils paraissaient plus importants et plus abondants que les'autres. On les capta, ensuite, sans plus attendre, dans une sorte de puisard où leurs eaux se recueillaient. Les autres travaux prévus au programme arrêté par le Conseil général des mines et relatés dans la lettre du 8 janvier 1870 de la Compagnie Fermière au ministre de l'agriculture, du commerce et des travaux publics, furent tous successivement exécutés ; seule la pompe, au lieu d'être placée sur la bâche de réserve, comme cela avait été prévu, fut établie sur la source elle-même, la *Grotte de 1870,* comme on la désignait alors.

Cette nouvelle source, officiellement connue sous le nom de *Nouveaux Célestins n° 2,* débitait, en avril 1870, sans charge sur les griffons, 13^{mc}620 d'eau à 16°. Le 22 juillet 1873, à 7 heures du matin, des Cloizeaux lui trouvait une température de 16°5, celle de l'air étant de 20°5. Elle fut, en même temps que les *Anciens Célestins n° 2,* mise en exploitation par la Compagnie Fermière, et cela sans grand succès. Cependant, sa minéralisation ne différait, en aucune façon, de celle de sa voisine, qu'on lui préférait. Willm, en 1881, lui avait trouvé, en effet, une température de 14°, et il attribuait au résidu d'un litre de cette eau la composition ci-dessous :

Acide carbonique total (CO^2)...............	4^{gr}9075
— (p. insoluble) (CO^2O)......	0.3420
Calcium.................................	0.1940
Magnésium	0.0204
Oxyde ferrique (avec traces de manganèse)...	0.0004
Silice..................................	0.0416
Acide sulfurique (SO^2O)..................	0.1818
Chlore.................................	0.3140
Acide carbonique des alcalis (CO^2O)........	1.8796
— phosphorique (PO^4H)...............	traces
— arsénique (AsO^4H).................	0.00056
Sodium	1.6510
Potassium..............................	0.1234

Lithium............................... 0.0039   *Les Célestins.*
Acide borique, iode, strontium, cœsium, rubi-
dium............................... traces

Total des matières dosées.... 4^{gr}75266

Arsenic libre en milligrammes.............. 0^{mgr}3

d'où il tirait le groupement hypothétique suivant :

Acide carbonique total.................... 4^{gr}9075
  —   combiné (bicarbonates)..... 3.2656
  —   libre (CO^2)............... 1.6419
Carbonate de calcium.................... 0.4849
  — de magnésium.................. 0.0715
  — ferreux (avec Mn).............. 0.0006
  — de sodium.................... 3.1323
  — de potassium.................. 0.2183
  — de lithium.................... 0.0206
Sulfate de sodium........................ 0.2689
Chlorure de sodium...................... 0.5163
Phosphate disodique..................... traces
Arséniate disodique...................... 0.00075
Silice.................................. 0.0416
Acide borique, iode, strontium, rubidium, ma-
tières organiques....................... traces

Total par litre.............. 4^{gr}75575

Poids du résidu observé.................. 4^{gr}7624

Teneur en bicarbonates anhydres :

Bicarbonate de calcium.................... 0^{gr}6983
  — de magnésium................ 0.1082
  — ferreux...................... 0.0008
  — de sodium................... 4.4325
  — de potassium................. 0.2879
  — de lithium................... 0.0329

Teneur en bicarbonates alcalins normaux ou hydratés :

Bicarbonate de sodium.................... 4^{gr}9644
  — de potassium................. 0.3164
  — de lithium................... 0.0379 (1)

(1) Willm se trompe lorsqu'il désigne cette source sous le nom d'*Anciens Célestins*, *(nouveau en 1853*, dit-il en notes, page 418 du *Recueil des travaux* du Comité consul-tatif d'hygiène), et quand il croit avoir à faire, en cette circonstance, à l'eau de la

Le 27 juillet 1891, à 11 h. 20 du matin, la température de l'eau des *Nouveaux Célestins n° 2* au robinet, après dix minutes de fonctionnement de la pompe, était exactement, d'après Roman et Colin, de 15°6, la température de l'air étant de 19°5, et la hauteur barométrique réduite à 0, de 736.4.

Analysée, le 23 novembre 1892, par l'Ecole nationale supérieure des Mines de Paris, cette eau avait alors, par litre, la composition suivante :

Acide carbonique libre.....................	0gr6218
Silice......................................	0.0320
Bicarbonate de fer et de manganèse.........	0.0111
— de calcium....................	0.7570
— de magnésium	0.1360
— de lithium.....................	0.0276
— de potassium	0.2766
— de sodium.....................	3.4292
Sulfate de sodium	0.2362
Arséniate de sodium........................	0.0008
Phosphate de sodium	traces
Azotate de sodium	très sensibles
Chlorure de sodium.........................	0.3999
Matières organiques........................	traces
TOTAL.....................	5gr9282

Le 15 mars 1895, cette même Ecole des Mines établissait la teneur en chlorure de sodium et donnait le poids du résidu sec d'un litre d'eau minérale des *Nouveaux Célestins n° 2*. Ils étaient évalués à :

Résidu sec à 180°.........................	3gr6350
Chlorure de sodium	0.3866

En 1896, l'un de nous citait comme titre alcalin d'un litre d'eau de cette source le chiffre de 4gr30 calculé en C^2O^4,NaO,HO ; et, en 1899, la Compagnie Fermière de l'Etablissement thermal de Vichy lui trouvait une température de 16° et un débit de 7 litres 90 à la minute, soit de 11mc376 en 24 heures.

source analysée par Bouquet en 1853, et dont la température s'élevait à 12° seulement. La source qui avait servi aux expériences de Bouquet, à cette époque, ne fut jamais captée et n'existait pas, par conséquent, en 1881. L'eau examinée par Willm provenait des *Sources de la Grotte de 1870*, ou tout simplement de la *Source de la Grotte*.

Le 4 février 1901, M. Anglès d'Auriac attribuait aux *Nouveaux*
Célestins n⁰ 2, ou *Source de la Grotte*, une température de 15°2 et un
débit de 2 litres 57 seulement par minute, soit de $3^{mc}7$ en 24 heures.

Le 18 novembre 1906, M. l'ingénieur des mines Macaux jaugeait
officiellement cette source ainsi que toutes les autres sources domaniales de Vichy. Il lui attribuait une température de 14°9 et un débit
de 6 litres 68 par minute, soit de 9.619 litres 20 par 24 heures.

Enfin M. Bretet constatait, à l'eau de cette *Source de la Grotte*
puisée le 28 mai 1907, à 3 h. 30 du soir, un titre hydrocalimétrique,
par litre, de $5^{gr}1$ calculé en C^2O^4,NaO,HO.

* * *

En 1896, une nouvelle source minérale fut découverte aux Célestins.
Nous ne saurions mieux raconter l'histoire de sa naissance qu'en repro-
duisant, textuellement, certains passages d'un fort intéressant rapport,
dû à M. l'ingénieur ordinaire des mines Laurans :

« Les ingénieurs des mines, dit-il, sont mis par le ministre des
travaux publics dont ils relèvent à la disposition du ministre de l'intérieur pour les questions concernant les études techniques, relatives
aux eaux minérales lorsqu'il s'agit de sources domaniales. Il est donc
naturel que le service des mines se préoccupe, dans la limite de ses
attributions et dans l'intérêt général, des moyens d'accroître la richesse
de l'Etat. C'est dans cet ordre d'idée que l'ingénieur soussigné, en
complet accord avec M. l'ingénieur en chef des mines qui l'a constamment aidé de ses conseils et de son influence, s'est attaché, pendant
qu'il résidait dans l'Allier, à l'étude des moyens à employer pour
augmenter la valeur de l'Etablissement thermal de Vichy.

« Une première campagne, faite en 1895, a permis à l'ingénieur
soussigné et à M. l'ingénieur en chef Genreau d'arriver à une extension notable des périmètres de protection créés en 1874, et d'assurer
ainsi, autant qu'il dépendait d'eux, la défense des sources de l'Etat en
empêchant des forages rapprochés qui auraient pu être dangereux.

« Ce premier résultat atteint, il était naturel de se demander ce
qu'il restait à faire.

« A ce point de vue, la conduite à tenir était tracée par l'exemple
qu'avait donné, en 1870, le service des mines. C'est, en effet, ce service qui, voyant le développement pris par la vente de l'eau des

Célestins provenant des sources mises à jour en 1857, a eu l'idée d'une recherche nouvelle en un point déjà signalé par l'émission de bulles de gaz. Cette recherche devait se faire en pratiquant une galerie dans le célèbre rocher des Célestins, qui dresse, au-dessus des sources actuelles, ses strates voisines de la verticale.

« La galerie était à peine commencée au fond du puits de 4 mètres qui avait été creusé verticalement sur les feuillets verticaux dont l'affleurement au jour laissait échapper des bulles de gaz, comme il a été dit, qu'une source abondante, celle du 29 mai 1870, jaillit, sous le pic, entre deux de ces feuillets. On abandonna le percement de la galerie et on capta la venue d'eau si heureusement rencontrée. C'est cette venue d'eau qui constitue la source communément appelée *Source des Célestins de 1870*. La buvette de cette source est l'objet d'une fréquentation des plus intenses, à l'exclusion des deux autres buvettes des *Célestins*, c'est-à-dire de la buvette de l'*Ancienne Source* et de celle de la *Source de la Grotte*.

« En 1896, la vente de l'eau des *Célestins* était telle que pour suffire aux commandes il devenait nécessaire de pratiquer un embouteillage continu. L'ingénieur soussigné, après avoir consulté ses chefs hiérarchiques, a proposé la recherche d'une nouvelle source dans le rocher des Célestins. Ses propositions, appuyées par ses chefs, ont été agréées par M. le Ministre de l'intérieur qui, le 19 août 1896, a prescrit de commencer les travaux.

« Le point d'attaque du rocher a été choisi entre les deux sources de 1870 et de 1857, dans le bâtiment qui contenait la salle de billard et dont un mur était précisément fondé sur le rocher. Le principe de la recherche était de pratiquer dans le rocher un forage destiné à recouper les différents feuillets et à descendre à une certaine profondeur afin d'avoir un volume d'eau aussi grand que possible. Le trou de sonde a été, en conséquence, foré dans un plan perpendiculaire au rocher et avec une inclinaison de 43 centimètres par mètre. Son orifice se trouvait à 3^m85 au-dessous du perron de la salle de billard. Après avoir traversé des alternances de rocher dur et de rocher tendre, on est tombé à 11^m85 de distance de l'orifice du trou, sur un point d'où l'eau minérale a jailli avec abondance.

« C'est le 18 septembre 1896, que l'eau minérale a été trouvée. Après un captage provisoire, on a installé un captage définitif comportant un tube en cuivre étamé, à l'extrémité duquel a été adapté un robinet. L'eau obtenue a été trouvée agréable au goût et franchement gazeuse. Sa température, le jour de la découverte, était de 16°5, chiffre très voisin de celui des sources actuellement employées, avec lesquelles elle a la plus grande similitude.

« Dans les premiers mètres du forage, on avait trouvé une petite venue d'eau dont la minéralisation était faible, et qui a été soigneusement isolée de la source captée.

« C'est en basant les prévisions sur la direction présumée des feuillets du rocher, et en prenant pour point de repère les émergences de la *Source de la Vasque* (aujourd'hui inutilisée) et de la *Source de 1870* que le point d'attaque a été choisi.

« Disons, en terminant, que l'orifice du forage est à une distance de 16 mètres environ de l'*Ancienne Source des Célestins*, comptés suivant la direction du rocher, et que si l'on compte perpendiculairement à cette direction, il y a entre l'émergence de l'ancienne source et le feuillet dans lequel la nouvelle source a été saisie une masse compacte de rochers de 9 mètres d'épaisseur. »

Cette nouvelle venue dans le monde hydrologique de Vichy n'a presque point d'histoire, malgré qu'elle fut la cause d'un très important procès intenté à l'Etat et à son fermier par l'administration des Hospices de Vichy. En 1899, la Compagnie Fermière indiquait, dans la brochure dont nous avons déjà parlé plus haut, qu'elle débitait 30 litres d'eau à la minute, soit 43mc200 en 24 heures, et que sa température s'élevait à 16°. Analysée, en 1901, par Pouchet, son eau, puisée le 11 décembre 1900, à 2 heures du soir, contenait, par litre, les éléments suivants :

Acide carbonique total (CO_2) en poids	4gr582
Résidu à 110°	3.675
Résidu après fusion.	3.553
Silice en Si O_2.	0.030
Acide sulfurique en SO_3.	0.137
Chlore en Cl.	0.233
Chaux en Ca O.	0.287
Magnésie en Mg O	0.032
Strontiane en St O.	traces
Soude en Na_2 O	1.559
Potasse en K_2 O.	0.121
Lithium.	traces

Arsenic...	traces
Oxyde de fer, alumine, manganèse	traces
Acide phosphorique	traces
Sels ammoniacaux.........................	traces
Acide carbonique sur le résidu fixe	1.190
Degré alcalimétrique exprimé en carbonate de soude ($CO^3 Na^2$)........................	2.860

d'où il établissait, d'abord, la composition probable suivante du résidu fixe ($3^{gr}675$) :

Carbonate de chaux en CO^3 Ca.............	$0^{gr}514$
— de magnésie en CO^3 Mg	0.067
— de strontiane en CO^3 St	traces
Alumine, carbonate de fer, carbonate de manganèse......................................	traces
Carbonate de soude en CO^3 Na₂.............	2.136
— de potasse (CO^3 K^2)..............	0.177
— de lithium (CO^3 L^2)..............	traces
Chlorure de sodium (Na Cl)...............	0.383
Sulfate de sodium (SO^4 Na^2)	0.243
Arséniate de soude, phosphate de soude	traces
Silice en Si O^2............................	0.030

Et, enfin, par le dosage des éléments en solution dans un litre d'eau, il arrivait aux conclusions suivantes :

Bicarbonate de soude (Na H CO^3)...........	$3^{gr}383$
— de potasse (KH CO^2).............	0.256
— de lithium (LH CO^3).............	traces
— de chaux (Ca CO^3 CO^2).........	0.740
— de magnésie (Mg CO^3 CO^2)......	0.102
— de strontiane (St CO^3 CO^2).......	traces
— de fer, de manganèse et alumine...	traces
Chlorure de sodium (Na Cl)...............	0.383
Sulfate de sodium (Na^2 SO^4)...............	0.243
Silice en Si O^2............................	0.030
Arséniate, phosphate de soude.............	traces
Sels ammoniacaux........................	traces
Acide carbonique libre en poids.............	2.175
Acide carbonique libre en volumes...........	1.101 c. c.

Le 18 novembre 1906, la température de cette source, prise à 10 heures du matin, était, d'après M. l'ingénieur Macaux, de 14°8, et son débit de 24 litres 88 par minute, soit de 35mc827 par 24 heures. Analysée de nouveau par M. Pouchet, son eau, puisée au robinet d'embouteillage, le 18 octobre 1906, contenait par litre :

Résidu à 110°..........................		3gr590
Résidu à 180°..........................		3.486
Résidu après calcination..................		3.420
Silice en Si O²..........................		0.044
Chaux en Ca O..........................		0.216
Magnésie en Mg O		0.027
Acide sulfurique en SO²..................		0.123
Chlore en Cl............................		0.239
Acide carbonique dégageable par	en poids ..	1.2448
l'action de la chaleur de 15 à 100°	en volume.	684 c. c.
Acide carbonique dégageable après	en poids...	2.0893
l'action de la chaleur par l'action		
des acides à chaud...........	en volume.	1.148 c. c.
Acide carbonique total..........	en poids...	3.3341
	en volume.	1.832 c. c.
Alcalimétrie en carbonate de soude, CO³ Na²..		2.851

L'eau, puisée le 27 mai 1907, à 2 heures du soir, avait par litre, d'après M. Bretet, un titre hydrocalimétrique de 4gr32, calculé en C²O⁴,NaO,HO.

*
* *

La Compagnie Fermière n'était pas sans constater, souvent, les améliorations qui pouvaient se réaliser dans son exploitation ou dans le captage des sources de Vichy et se montrait, toujours, disposée à combler les lacunes que les gens compétents lui signalaient, lui indiquaient. Au reste, lorsqu'on étudie de près, et sans parti pris, l'histoire générale des Eaux minérales de Vichy pendant l'époque contemporaine, on est fatalement amené à reconnaître que, depuis 1853, les fermiers de l'Etat ont fait, dans l'intérêt des malades, tout ce qu'ils pouvaient matériellement faire pour améliorer les sources, et, souvent aussi, plus qu'ils ne devaient. Il faut se souvenir, en effet, que les réparations, de 1853 et de 1854, aux *Célestins* leur ont coûté 25.000 francs environ ; qu'en 1857 et 1858, ils ont payé 117.000 francs pour la création des

Nouveaux Célestins ; qu'en 1870, ils ont dépensé, à ces *Nouveaux Célestins,* une somme relativement assez forte ; que ce sont eux qui ont soldé la note de la découverte de la source de 1896 ; qu'enfin, ils se montrent généralement larges chaque fois qu'il s'agit d'améliorer le fonds principal de la propriété de l'Etat, chaque fois qu'on leur signale un mieux à accomplir, une installation nouvelle à établir.

Or, depuis quelques années, si les « buveurs » n'affluaient plus, comme autrefois, aux *Célestins ;* si les eaux de ces sources étaient un peu délaissées par les malades au profit de la *Grande-Grille,* de l'*Hôpital,* du *Puits Carré,* par contre, leur vente, en bouteilles, et leur expédition hors Vichy avaient pris un développement inouï, inespéré même, qui permettait d'entrevoir un résultat encore beaucoup plus brillant, à mesure que Vichy se développerait davantage, et que sa réputation méritée grandirait et s'affirmerait sur tous les points du globe.

La Compagnie de Vichy fut donc, naturellement, amenée à se préoccuper du régime et même de l'existence des trois sources des *Célestins,* et à se demander si l'*Ancienne Source n° 2,* la *Nouvelle Source n° 2* et la *Source de 1896,* pourraient répondre, dans un avenir prochain, aux seules demandes qu'elle pourrait être obligée de leur faire. Elle savait que le corps médical lui réclamait, depuis longtemps, déjà, des modifications importantes qui pussent lui permettre de rendre à ces sources leur splendeur passée en les faisant fréquenter, comme au temps de Petit, par toute une clientèle qui pourrait avantageusement y faire une cure, si elle trouvait là une buvette attrayante et installée suivant la règle hygiénique, le luxe et le confort dont on avait si largement doté les sources chaudes, et particulièrement la *Grande-Grille* et le *Puits Carré.* Elle n'ignorait pas davantage, par des jaugeages qu'elle faisait opérer, elle-même, plusieurs fois par an, que les débits de ces trois sources des *Célestins* diminuaient d'année en année.

C'est alors que, décidée à agir à ses risques et périls, elle fit étudier un projet dont le résultat — s'il était ce qu'on en attendait — devait créer, aux *Célestins,* des sources captées à une profondeur telle qu'elles seraient, pour toujours, à l'abri de l'ambiance du sol quaternaire, grâce à l'imperméabilité presque absolue du tertiaire de Vichy, au centre duquel on était résolu, en principe, à aller chercher les filons.

Le programme qu'on lui proposa et que généreusement elle *Les Célestins.*
accepta, quelle que dût en être la dépense, consistait à descendre par
un puits vertical assez bas dans les marnes tertiaires, au devant du
rocher des Célestins et en face la *Source de 1896* ; puis, par une
galerie partant du fond de ce puits et perpendiculaire à ce rocher, à
aller droit à lui, à l'attaquer à la pointerolle, et à rechercher, là où on
supposait qu'elles se trouvaient, les failles, elles-mêmes, par lesquelles les sources actuelles et celles qui avaient successivement disparu,
étaient alimentées. L'article 12 de la convention du 10 mars 1897 lui
donnait le droit de faire exécuter à ses frais, sous la surveillance de
l'administration des mines, tous travaux relatifs à la conservation et
à l'amélioration des sources actuelles comme à la recherche de sources
nouvelles. Elle usa de ce droit et, le 19 novembre 1904, elle entreprit
les travaux qu'elle tentait, sous le contrôle de MM. les ingénieurs des
mines Aubert et Macaux et sous l'habile direction de son ingénieur,
M. Théodore Guérin, admirablement secondé, en cette circonstance,
par un personnel de choix à la tête duquel se trouvait M. le sous-
ingénieur d'Haine. Ces travaux devaient, en moins de deux ans, après
une dépense qui allait atteindre 250.000 francs et un labeur incessant,
et parfois fort dangereux, aboutir au captage des trois sources dont
nous allons raconter la genèse dans les pages qui vont suivre.

Le 19 novembre 1904, on commença donc le creusement d'un
puits vertical en face, et à 12^{m}75, du bâtiment de l'ancienne salle de
billard et presque dans l'axe, et à 10^{m}40, du portail d'entrée qui, du
boulevard National, donne accès dans le parc des Célestins. Le sol
est, en cet endroit, à l'altitude de 256^{m}01. On fit, tout d'abord, une
excavation cubique bien boisée, de 4 mètres sur toutes faces, et c'est
dans le fond de cette excavation que l'on établit un caisson de tôle
cylindrique, de 2 mètres de hauteur et de 3^{m}50 de diamètre, qui
devait permettre de travailler facilement — sous l'air comprimé chas-
sant les eaux douces ambiantes — jusqu'à la profondeur qu'on se
proposait d'atteindre.

Le travail, plein de difficultés, ne se fit pas, surtout au début,
sans quelques à-coups, sans quelques heurts, qu'il faut toujours prévoir dans de pareilles entreprises. Cependant, malgré tout, le caisson
dont le bord inférieur était taillé en couteau et assez tranchant pour
que, chargé méthodiquement, il coupât facilement les marnes tendres,
s'enfonçait lentement, peu à peu, mais très régulièrement.

A mesure qu'il faisait, en profondeur, un mètre de sa route, on le surmontait d'une virole ou hausse, en fer, extérieure, de 3^m50 de diamètre, et d'un tube, en fer, intérieur, de 2 mètres de diamètre, hausse et tube ayant chacun 1 mètre et 2^m50 de hauteur. Et, pour donner au caisson le poids nécessaire à sa descente régulière dans les marnes tertiaires, on remplissait l'intervalle annulaire, entre la hausse et le tube, de béton de ciment, de telle sorte que, lorsqu'on arrêta définitivement la base du caisson, à 17^m31 au-dessous du sol repère, on eut, au-dessus de lui, une large cheminée en fer, de 2 mètres de diamètre et de 13^m30 de hauteur, dont le sommet se trouvait exactement à 2 mètres au-dessous du sol.

Tout autour de cette haute et large cheminée, et par le fait même du fonçage du puits, dans les conditions que nous venons de décrire, il y eut nécessairement une double enveloppe métallique, séparée par une sorte de couronne de 0^m75 d'épaisseur. Cet intervalle annulaire, qui avait été, pendant les travaux de fonçage, rempli de béton de ciment afin de donner du poids au cuvelage, fut, en dernier lieu, comblé avec ce même béton de ciment, ce qui isola complètement et absolument ce puits de 2 mètres de diamètre des terres ambiantes.

Mais, comme l'on voulait aller rechercher les filons des *Célestins* dans l'aragonite même, et cela, par une galerie horizontale, on dut forcément creuser encore le puits, au-dessous du caisson de tôle, d'une profondeur telle qu'elle laisserait libre l'attaque des marnes tertiaires du côté où l'on avait décidé de se diriger.

Pour cela, il fallait, avant tout, consolider et bien fixer l'assiette du caisson, de telle façon que l'appareil complet du puits ne tendît plus, comme cela s'était produit déjà, à descendre seul, par son propre poids.

On coula donc, sous le couteau circulaire du caisson, sur une largeur de 1^m25 et sur une épaisseur de 0^m30, un béton de ciment débordant extérieurement de 0^m25. On plaça, sur ce béton et à l'intérieur de la chambre de travail, huit semelles en bois, disposées géométriquement sur les côtés de l'octogone régulier inscrit dans le cercle formant le fond actuel du puits. Chacune de ces semelles supporta un étançon fortement buté au plafond de la chambre de travail. Grâce à ce calage méthodique, tout l'appareil du puits, mobile auparavant, fut, ainsi, définitivement immobilisé.

On dut songer, alors, à remplacer rapidement cette sorte d'échafaudage provisoire par de la maçonnerie. On enleva un seul de ces huit étançons et sa semelle en bois, et, à leur place, on monta un secteur en briques et ciment de un mètre d'épaisseur, secteur représentant, dans sa longueur extérieure, le huitième de la circonférence du caisson et reposant sur le béton même qui servait, maintenant, de base solide au couteau de ce caisson. Puis, on coinça fortement cette maçonnerie au plafond de la chambre de travail. Ce premier secteur terminé, on enleva l'étançon et la semelle placés en face de lui, et on procéda là, pour l'établissement d'un second secteur, comme on venait de le faire pour le premier. On construisit, de la même façon, les deux secteurs, perpendiculaires aux deux autres, et alors, l'appareil tout entier du puits fut supporté et fixé, à tout jamais, par ces quatre secteurs, isolés les uns des autres.

On enleva, alors, sans aucun danger, tous les autres étançons et leurs semelles, et par des injections sous pression de laitance de ciment lent, on obstrua complètement tous les vides qui pouvaient exister, ou qui avaient pu se former dans les marnes tertiaires, extérieurement au caisson.

Puis, on construisit, comme on l'avait fait pour les autres, les quatre secteurs intermédiaires, de telle sorte que dans l'intérieur de la chambre de travail, le puits eût, cette tâche terminée, 1^m50 de diamètre intérieur.

On commença, ensuite, l'approfondissement du puits au-dessous de la chambre de travail. On creusa, d'abord, dans les marnes tertiaires, un mètre de profondeur sur deux mètres de diamètre. Et, avant d'aller plus loin, on termina ce mètre par un mur circulaire de 0^m25 d'épaisseur, bâti rapidement par secteurs, ce qui réduisit là, comme plus haut, le diamètre du puits à 1^m50. Puis, le creusement fut repris et poursuivi par tronçons de un mètre de profondeur environ, aussitôt maçonnés par secteurs. On opéra, ainsi, jusqu'à la profondeur de 21^m09, à partir du sol repère, et l'on fit reposer la maçonnerie du dernier tronçon — maçonnerie qui allait commencer à 20^m50, base définitive du radier du puits — sur un béton de ciment armé, de 0^m59 d'épaisseur. On ménagea, naturellement, dans cette maçonnerie, et à cette profondeur de 20^m50, l'entrée d'une galerie horizontale se dirigeant dans la direction du rocher.

Pendant ces premiers travaux, on releva, sur ces 20^m50, les couches de terrains suivantes qui furent successivement traversées :

Terre végétale.....................	0^m60	0^m60
Alluvions de l'Allier...............	6.70	7.30
Marnes bleues tendres..............	0.10	7.40
— concrétionnées.............	0.60	8.00
Marne grise tendre................	11.00	19.00
— grise tendre avec alternance de plaquettes très dures............	1.50	20.50

Puis, avant toute autre chose, on acheva de construire, par mesure de prudence, l'intérieur du puits. Nous venons de dire qu'on avait réduit son diamètre à 1^m50 seulement, dans le bas, depuis le fond jusqu'à la partie supérieure de la chambre de travail, au moyen d'un mur circulaire en briques et ciment. Au-dessus du caisson et jusqu'à l'orifice du puits, soit sur une hauteur de 13^m30, on substitua le ciment armé au mur en briques, et ce diamètre put, alors, atteindre, ainsi, dix centimètres de plus que dans le bas, c'est-à-dire qu'il fut de 1^m60.

Une fois le puits creusé et construit non sans quelque peine, on entreprit la seconde partie des travaux projetés. Ce fut dans cette marne grise tendre, mais alternant, dans sa couche inférieure, avec des plaquettes de marnes très dures, qu'on creusa — en se dirigeant du côté de la roche des Célestins et perpendiculairement au plan vertical qui prolongerait dans la terre la façade du bâtiment de la salle de billard — une galerie horizontale qui, revêtue, au fur et à mesure de son avancement, d'un mur en briques de Bourgogne et ciment de 0^m25 d'épaisseur, avait encore, dans œuvre, 1^m80 de hauteur sur 1^m20 de largeur.

On ouvrit ainsi 22^m07 de galerie sans rencontrer, comme on s'y attendait cependant, d'aragonite ou de rocher quelconque.

Il fallut, tout d'abord, en déduire qu'on se trouvait, là, sous le rocher même des Célestins qui n'atteignait donc pas — ce que la théorie géologique de la cassure et de la bascule de cette masse de travertin pendant les temps tertiaires laissait prévoir — la cote à laquelle on s'était établi.

En somme, à cette profondeur de 20^m50, on pouvait passer complètement sous le rocher sans trouver d'autres terrains que les marnes tertiaires, plus ou moins dures, dans lesquelles on travaillait depuis le début de l'entreprise.

Cette constatation importante, qui semblait fixer un point géologique fort controversé jusque-là, ne modifia en rien les premiers projets qu'on avait faits, alors qu'on supposait qu'on aurait à compter avec le travertin lui-même. Là, où l'on avait atteint par cette galerie horizontale de 22^{m}07, on avait dépassé la verticale du jaillissement de la *Source de 1896*, et l'eau minérale sourdait de toute part à travers les marnes craquelées. Son abondance était telle qu'il ne parut pas qu'on pût, ainsi, aller plus loin. On clôtura donc, à ce point, cette galerie horizontale par un mur fort épais construit en briques et ciment, mur dans lequel on plaça, à 0^{m}85 du sol, c'est-à-dire à la hauteur d'un banc de marne fort dure et très compacte, une *boîte de captage*, sorte de tube en cuivre étamé, de 0^{m}90 de longueur et de 0^{m}85 de diamètre intérieur, ayant à sa partie anté-rieure, à celle qui débouchait dans la galerie elle-même, une bride à écrou permettant de lui adapter soit un robinet de vidange, soit un tuyau de conduite, ou tout autre récipient.

Puis, en se servant de cette boîte de captage comme point d'amorce, on pratiqua, dans la marne dure et compacte dont nous venons de parler, un forage horizontal au moyen d'une mèche hélicoïdale de 0^{m}045 de diamètre. On le poussa jusqu'à 4^{m}38 de la paroi intérieure de la galerie. A cet endroit, il parut qu'on avait atteint une des failles, une de ces cassures d'où provenaient les eaux des divers griffons des *Célestins*. On ne voulut, à juste titre, chercher ni plus ni mieux encore.

Le 8 septembre 1905, on capta, à l'aide d'un tube en cuivre étamé de 0^{m}045 de diamètre extérieur, la source qu'on venait ainsi de mettre à jour et qu'on baptisa, dès sa naissance, du nom de *Source de 1896 bis*.

. Ce travail terminé, on fixa un robinet à la boîte de captage et l'on attendit.

Cette *Source des Célestins 1896 bis* était exactement captée dans le plan vertical du point de captage de la *Source de 1896*, mais à 4^{m}77, en tirant sur les *Anciens Célestins*, du plan vertical, perpen-diculaire à ce premier, passant par l'émergence et le point de captage de cette *Source de 1896* et dans un plan horizontal situé à 9^{m}01 plus bas que le plan horizontal du captage de cette même source.

Par un écoulement rationnel et continu, cette source se clarifia très rapidement. Aujourd'hui, comme au lendemain de son captage, son eau qui, à son griffon, avait, le 31 mai 1907, à 6 h. 10 du matin, une température de 17°2, la température ambiante s'élevant à 18°, et la pression barométrique étant de 762^m/^{m}, est d'une limpidité absolue. Elle est fort gazeuse et ne laisse, même après un assez long repos, ni dépôt, ni trouble dans la bouteille en verre blanc où on la met en observation.

Le débit de cette source, mesuré le 24 février 1907 par le service technique de la Compagnie Fermière, a été trouvé de 35 litres 50 à la minute, soit de 51^{mc}120 par 24 heures.

Son titre hydrocalimétrique, calculé en C^{2}O^4,NaO,HO, est, d'après M. Bretet, de 4^{gr}37 par litre d'eau, puisée le 31 mai 1907.

*
* *

Ce premier et superbe résultat obtenu, on commença aussitôt, à cette même profondeur de 20^{m}50, les travaux d'approche pour arriver au captage de la *Source de la Grotte bis.*

A 17^{m}35 du puits vertical, et perpendiculairement à la galerie qui avait conduit à la découverte de la *Source 1896 bis*, on attaqua de nouveau la marne pour le creusement d'une galerie de 43^{m}70 de longueur, en tout semblable à la première, revêtue comme elle d'un mur de 0^{m}25 en briques de Bourgogne et ciment, et comme elle aussi, ayant 1^{m}80 de hauteur et 1^{m}20 de largeur.

Pendant ce travail, et sur les conseils de MM. les ingénieurs des mines de l'Etat, on amorça, en deux points différents, des galeries parallèles à la première, se dirigeant vers le rocher, et qu'on poussa jusqu'à 3^{m}60 pour l'une, et 1^{m}60 seulement pour la seconde. Mais on s'aperçut rapidement que l'on n'obtiendrait pas les résultats désirés, là où l'on cherchait, et l'on préféra courir après le certain qu'attendre ce qui était aléatoire, c'est-à-dire faire pour la *Source de la Grotte bis* ce qu'on avait fait pour la *Source 1896 bis*, aller à sa rencontre dans le sous-sol tertiaire et se rapprocher le plus qu'on pourrait, par un captage à la sonde, de la faille d'où la *Source de la Grotte* provenait.

Donc, à 3^{m}20 de l'extrémité de cette nouvelle galerie de 43^{m}70, dans laquelle il n'apparaissait pas trace d'eau minérale, on en creusa une troisième perpendiculaire à celle sur laquelle elle s'amorçait et se dirigeant, par conséquent, du côté de la *Source de la Grotte.*

Cette nouvelle galerie était établie ainsi que les précédentes et elle passait, très exactement, sous les griffons mêmes de cette *Source de la Grotte*. Lorsqu'on atteignit ce point, l'eau minérale parut sourdre avec assez d'abondance de la paroi gauche de la galerie. On capta, suivant le mode ordinaire, cette venue d'eau et de gaz qui parut suffisamment importante pour qu'on ne la négligeât pas, et à 12^{m}93 du point de départ de cette galerie, on en creusa une quatrième, perpendiculaire à elle, qu'on poussa jusqu'à 6^{m}90, avec un léger retour à angle droit à son extrémité, pour faciliter les recherches qu'on pourrait avoir à pratiquer.

Les Célestins.

Mais, avant tous autres travaux en ce point, on en revint à la galerie qui passait sous la *Source de la Grotte*. On la prolongea d'un mètre environ, puis on la clôtura, comme on l'avait fait pour celle de la *Source 1896 bis*, en plaçant dans le mur de briques et ciment, et à 0^{m}85 du sol, une *boîte de captage* à travers laquelle on pratiqua, dans la marne dure et compacte, sur une longueur de 7^{m}20 et une largeur de 0^{m}045, un forage horizontal qui atteignit, le 16 mars 1906, le gisement d'une source puissante et fort gazeuse qu'on s'empressa de capter à l'aide d'un tube de cuivre étamé de même diamètre que le forage.

Cette source, dont l'eau était à peu près semblable à celle de la *Source 1896 bis*, avait, le 31 mai 1907, à 6 h. 20 du matin, une température de 16°, la température de l'air étant de 18°, et la pression barométrique de 762^m/^{m}. Elle débitait le 24 février 1907, d'après un jaugeage fait par la Compagnie Fermière, 41 litres 16 à la minute, soit 59^{mc}270 par 24 heures.

Son degré hydrocalimétrique, calculé en C^2O^4,NaO,HO, est, d'après M. Bretet, de 4^{gr}96 par litre d'eau, puisée le 31 mai 1907.

Avant de quitter cette région souterraine des *Célestins*, on voulut essayer de trouver quelques filets d'eau dans la galerie perpendiculaire de 6^{m}90 à l'extrémité de laquelle on constatait des dégagements de gaz assez importants. On pratiqua alors, au front de taille, avec la mèche hélicoïdale, un forage horizontal qu'on poussa jusqu'à 11^{m}80 sans trouver la moindre venue d'eau minérale qui pût permettre d'espérer quelque chose. On était, à ce point, presqu'à la limite de la propriété de l'Etat, du côté de la rue de la Laure ; on s'arrêta. On fit, alors, au devant même du front de taille de cette galerie, un forage vertical de 0^{m}06 de diamètre qu'on poussa jusqu'à 28 mètres de profondeur au-dessous du radier de la galerie. On n'obtint pas un succès plus satisfaisant. Cependant, comme ce travail donnait quelques suintements d'eau et assez de gaz, on capta ces eaux et ce gaz afin de ne rien perdre des richesses hydrologiques qu'on rencontrait.

*
* *

On avait donc trouvé, dès les premiers mois de 1906, la *Source 1896 bis* et la *Source de la Grotte bis*. Il ne restait plus, pour compléter la « trilogie », qu'à aller à la recherche de la *Source 1870 bis*.

On revint dans la première galerie qui du puits vertical tend à la *Source 1896 bis*, et on prolongea, dans la direction des *Anciens Célestins*, la seconde galerie de 43^{m}70 par laquelle on atteignait à la *Source de la Grotte bis*. On fit, ainsi, en ligne droite, 27^{m}10 de galeries semblables aux précédentes et, à cette distance, on se trouva vis-à-vis de la *Source de 1870*. A 1^{m}60 de l'extrémité de cette galerie de 27^{m}10, on en construisit une autre, perpendiculaire à celle sur laquelle elle s'amorçait et qui, ainsi, passa très exactement sous le puits dans lequel jaillit la *Source de 1870*. On la prolongea jusqu'à 22^{m}40 de son point de départ dans le sous-sol tertiaire de l'ancien Couvent des Célestins. Mais, avant d'arriver à cet endroit, on avait mis à jour, à 15 ou 16 mètres du point de départ de la galerie, diverses venues d'eaux minérales très gazeuses et assez abondantes sourdant, à droite et à gauche, des parois marneuses environnantes. On les capta avant d'aller plus loin, comme on l'avait fait du reste pour les *naissants* rencontrés du côté de la *Source de la Grotte*.

A 22^{m}40, le jaillissement, de tous côtés, de l'eau minérale fut tel qu'on ne put avancer plus loin, sans courir quelques risques. On procéda donc, alors, comme on l'avait fait pour les deux autres sources précédemment captées dans ce terrain tertiaire. On construisit dans le fond de la galerie un mur de clôture ; on y plaça à 0^{m}85 du radier, une boîte de captage et, par un forage horizontal qu'on pratiqua, comme les précédents, à travers elle, on alla à la découverte de la troisième source cherchée qu'on trouva et qu'on capta, le 30 août 1906, au moyen d'un tube en cuivre étamé de 0^{m}045 de diamètre, à 10^{m}02 de la paroi intérieure de la galerie conductrice.

Cette source débitait, le 24 février 1907, d'après le jaugeage opéré par les ingénieurs de la Compagnie Fermière, 27 litres 61 à la minute, soit 39^{mc}758 par 24 heures.

La température de son eau était le 31 mai 1907, à 6 h. 30 du

— 232 —

matin, de 17°, la température ambiante étant de 18° et la pression   *Les Célestins.*
barométrique de 762 $^m/_m$.

Le degré hydrocalimétrique de cette eau, calculé en C^2O^4,NaO,HO, est, d'après M. Bretet, de 4^{gr}96 par litre d'eau minérale puisée le 31 mai 1907.

*
* *

Ce troisième captage achevé, le programme qu'on s'était tracé était heureusement terminé et avec un succès qui dépassait toutes les espérances qu'on avait pu concevoir.

Alors, pour être prêt, au début de la saison 1907, on commença l'agencement intérieur de ces travaux considérables qu'on n'avait pas pris le temps de parachever pendant leur exécution. Tout d'abord, on revêtit complètement les parois maçonnées des galeries qui, en bien des endroits, laissaient fuir l'eau minérale, d'un enduit lissé en ciment, et assez épais pour résister, généralement, à la forte pression de l'acide carbonique, qu'on ne parvint pas, cependant, à vaincre complètement par ce procédé ordinaire, quelque soin qu'on mît à le pratiquer. Il fallut, en bien des points où se produisaient des fissures dans la maçonnerie et par où s'échappaient des gaz et de l'eau minérale, injecter des laits de ciment lent sous forte pression. On arriva, ainsi, à obstruer toutes ces fuites qui constituaient autant de perte pour les sources captées.

Le radier des galeries fut bétonné et nivelé de telle sorte qu'aujourd'hui une légère pente permet l'accession, au puits vertical, de toutes les eaux pouvant s'échapper accidentellement des captages ou d'ailleurs. Là, ces eaux sont prises et montées au sol par une pompe foulante à fourreau, activée par un moteur électrique.

Les débits de ces trois sources, ainsi que ceux des autres captages faits dans les galeries de la *Grotte bis* et des *Célestins 1870 bis*, sont maintenant recueillis individuellement par des tubes d'acier vitrifié de 50 millimètres de diamètre et se mélangent dans une conduite en acier vitrifié de 102 millimètres de diamètre intérieur. Ils sont amenés à la surface du sol par une seconde pompe foulante à fourreau mue comme celle qui sert à épuiser les eaux perdues des galeries, et alimentée directement par la conduite vitrifiée de 102 millimètres, dans une vasque provisoire qu'on a construite sous la rotonde-abri qui se trouve devant le petit bâtiment de l'*Ancienne Source n° 1*,

— 233 —   30

en attendant une installation définitive plus somptueuse dans le rocher lui-même des *Célestins*, complètement dégagé par la démolition de l'ancienne salle de billard qui, aujourd'hui, ne sert plus à rien.

La vasque ronde en ciment dans laquelle vient bouillonner cette eau des *Célestins*, a 2^{m}50 de diamètre. A son centre, on en a placé une plus exiguë qui n'a que 0^{m}40 seulement de rayon et dont les bords sont légèrement plus élevés que ceux de la première. C'est dans cette petite vasque intérieure que vient se rendre l'eau minérale provenant directement de la conduite en acier vitrifié reliée aux griffons eux-mêmes. Cette eau minérale se répand ensuite dans la grande vasque pour, de là, gagner le trop-plein. C'est sur cette conduite partant directement des griffons que sont branchés les tubes en étain qui alimentent les quatre robinets servant à distribuer cette eau aux malades qui fréquentent les *Célestins*. Ces deux vasques sont, comme à l'*Hôpital*, comme à la *Grande-Grille*, isolées complètement de l'air ambiant par une cloche en verre du plus bel effet. L'eau minérale qui est naturellement aseptique aux griffons d'où elle naît, reste ainsi telle après son jaillissement à la surface terrestre.

Le mélange de ces sources profondes donne une eau merveilleusement belle, limpide, claire et gazeuse, qui avait, le 31 mai 1907, à 7 h. 30 du matin, aux robinets où on la distribue au public, une température de 16°6, la température de l'air extérieur étant de 14°2 et la pression barométrique de 759^m/^{m}.

Le titre hydrocalimétrique de cette même eau consommée en boisson, calculé en C^{2}O^4,NaO,HO, est, d'après M. Bretet, de 4^{gr}57 par litre d'eau, prélevé le 27 mai 1907.

On peut, facilement, avec une autorisation spéciale, se rendre aux griffons mêmes de ces trois sources et constater, *de visu*, l'importance des travaux qui ont été exécutés dans le sous-sol tertiaire des *Célestins*. Une galerie d'accès part, en effet, de l'ancienne salle de billard, passe devant le griffon de la *Source de 1896* et, pour atteindre au puits vertical, traverse une chambre souterraine carrelée en grès, dont les murs et le plafond sont revêtus de carreaux de faïence blanche et qui est séparée de ce puits par une cloison vitrée. Dans cette chambre sont installés une dynamo d'abord et deux ventilateurs ensuite — l'un aspirant, l'autre refoulant — qui assurent,

aussi bien dans le puits lui-même que dans toutes les parties des
galeries, l'aération nécessaire et indispensable à la vie humaine.

* *

Nous avons dit, dans le cours de ce long chapitre de l'histoire
des *Célestins*, que l'Etat, lors de la déclaration d'intérêt public des
sources domaniales de Vichy et, aussi, lors de la création du périmètre de protection, avait toujours, jusqu'en 1906, désigné, dans
les demandes des préfets, les diverses *Sources des Célestins* par des
noms différents et personnels. C'est ainsi qu'on eut successivement
les *Anciens Célestins n° 1* ou *Source de 1870*, les *Nouveaux Célestins
n° 1*, la *Source de la Grotte*, les *Anciens Célestins n° 2*, les *Nouveaux Célestins n° 2* et la *Source de 1896*.

Lorsqu'une de ces sources disparaissait, comme cela est arrivé
quelquefois, l'Etat, à l'occasion, la rayait officiellement aussi de la
nomenclature de sa propriété hydrologique de Vichy. Ce système
présentait plusieurs inconvénients dont le plus important était certainement celui de jeter le trouble et de faire naître le doute parmi la
clientèle qui, à Vichy même, se soignait à ces fontaines froides, les
plus connues de toutes celles de France.

D'un autre côté, cette sorte d'individualisme inutile ne répondait à
aucune nécessité thérapeutique et surtout à aucune réalité géologique.
Jamais, en effet, le corps médical de Vichy n'a fait, dans ses prescriptions, pour l'eau bue sur place ou pour l'eau embouteillée et transportée, une distinction quelconque qui pût justifier ces noms de baptême
dont le service des mines avait pourvu chaque griffon au fur et à mesure
de son apparition. Partout, les médecins ont constamment ordonné et
ordonnent encore les *Célestins* sans aucun qualificatif ; le public,
quel qu'il soit, à Vichy comme ailleurs, ne connaît aussi que les
Célestins.

L'Etat s'est, enfin, heureusement, rendu compte de cette situation ;
et, sans mauvaise grâce, il a logiquement suivi dans cette voie les
médecins et le public : ceux qui font boire et ceux qui boivent l'eau
des *Célestins*.

Dans sa demande, du 19 octobre 1906, tendant à obtenir une
troisième extension du périmètre de protection des sources domaniales
de Vichy, le préfet de l'Allier, en classant ces sources, y a indiqué

seulement le *Groupe des Célestins*, sans désignation de prénoms particuliers. Le décret du président de la République qui, le 14 février 1907,
a agrandi ce périmètre, a reproduit, naturellement, les termes mêmes
de la demande préfectorale et n'a visé que les *Célestins*. Ainsi donc,
officiellement, aujourd'hui, il n'y a plus, aux *Célestins*, de ces sources
spéciales dans les noms desquelles on se perdait et qui ne répondaient
absolument à rien. Il n'y plus, là, maintenant, qu'une eau : *l'eau des
Célestins*, provenant d'un groupe de griffons déterminés : les *Célestins*.

Au reste, la Compagnie Fermière a, elle-même, réalisé depuis
longtemps cette unité qui était dans la logique des faits et des choses,
en n'y ouvrant plus qu'une buvette à la *Source de 1870*. Celle-ci représentait, jusqu'en 1907, pour le public et pour le monde médical, la
caractéristique absolue de l'eau de la collectivité. On ne buvait plus
à la *Source de la Grotte*, et l'on n'a jamais bu à la *Source de 1896*.
Maintenant, on ne boit plus aux *Anciens Célestins n° 2* ou *Source de
1870* ; les *Sources bis* alimentent seules les robinets de distribution
de l'eau au public. La profondeur à laquelle sont captées ces sources
met leurs griffons à l'abri de toutes infiltrations, pollutions ou con-
taminations quelconques, et ces eaux des *Célestins*, aussi bien par
leur composition saline un peu plus faible que celle des sources
chaudes, que par la quantité considérable d'acide carbonique libre
et dissous qu'elles possèdent, sont, aujourd'hui, nous semble-t-il, le
type parfait non seulement des eaux à transporter, mais, encore, de
celles qui doivent permettre de ramener, près d'elles, toute la clientèle
de malades que Petit y conduisait autrefois, pour les guérir de la
gravelle ou les soulager de la goutte.

RÉSUMÉ

Noms divers sous lesquels les Célestins *ont été successivement désignés :* Fontaine
du Rocher des Pères Célestins, Fontaine des Pères Célestins, Fontaine des
Célestins, Fontaine qui est sous les Célestins, Fontaine du Rocher au-dessous
des Célestins, Fontaine de Pougues, Eau du Rocher des Célestins, Fontaine
qui est sous le Couvent des Célestins, Puits des Célestins, Source des Célestins,
Fontaines des Célestins (Source du nord, Source du Sud), Fontaine de Tardy,
Source des Célestins n° 1, Source des Célestins n° 2, Anciens Célestins n° 1,
Nouveaux Célestins, La Pleureuse, Nouvelle Source des Célestins n° 1, Source
de la Vasque, Anciens Célestins n° 2, Nouveaux Célestins n° 1, Nouveaux Célestins
n° 2, Source de la Grotte, Vieux Célestins, Néo-Célestins, Source des Anciens
Célestins, Source de la Grotte de 1870, Source des Célestins de 1870, Source

DE 1870, SOURCE DU ROCHER, VIEILLE SOURCE, SOURCE DE LA MINE, GRANDE SOURCE DES CÉLESTINS, SOURCE DE 1896, SOURCE DE 1896 *bis,* SOURCE DE LA GROTTE *bis,* SOURCE DE 1870 *bis,* GROUPE DES CÉLESTINS, LES CÉLESTINS.

Les Célestins.

Date du captage des sources existant actuellement : Anciens Célestins n° 2 ou Source de 1870 : 29 mai 1870 ; *Nouveaux Célestins n° 2 ou Source de la Grotte :* fin de l'année 1870 ; *Source de 1896 :* 18 septembre 1896 ; *Source de 1896 bis :* 8 septembre 1905 ; *Source de la Grotte bis :* 16 mars 1906 ; *Source de 1870 bis :* 30 août 1906.

Profondeur des puits : Les *Sources des Célestins* proviennent de failles ou de cassures dont la profondeur est inconnue.

Altitudes des jaillissements actuels : Anciens Célestins n° 2 ou Source de 1870 : 252^{m}01 ; *Nouveaux Célestins n° 2 ou Source de la Grotte :* 254^{m}51 ; *Source de 1896 :* 253^{m}42 ; *Source de 1896 bis :* 236^{m}33 ; *Source de la Grotte bis :* 237^{m}46 ; *Source de 1870 bis :* 237^{m}40.

Mode d'amenée de l'eau aux robinets de distribution publique : Par un pompage électrique continu.

Plus fort débit total observé : 205^{me}156 par 24 heures, le 24 février 1907.

Plus faible débit total observé : 27 litres 76 par 24 heures le 9 janvier 1845.

Plus haute température observée : 22° du thermomètre Réaumur, soit 27°50 du thermomètre centigrade, le 10 juillet 1750.

Plus basse température observée : 5°1 du thermomètre centigrade, le 8 mai 1845.

Débit total le 24 février 1907 : 205^{me}156 par 24 heures.

Température aux robinets de distribution publique, le 31 mai 1907 : 16°6.

Titre alcalin d'un litre d'eau puisé aux robinets de distribution publique, le 27 mai 1907 4^{gr}57, *calculé en* C^2O^4,NaO,HO.

CHAPITRE VI

LA SOURCE DU PARC

L E 25 avril 1833, Michel et François Brosson, fils de Cirgues Brosson, qui se portait caution pour eux, étaient déclarés, en l'hôtel de la Préfecture de Moulins, par Emmanuel-Armand-Jean Bénédict, comte de Sainte-Hermine, préfet de l'Allier, adjudicataires, pour neuf années — avec effet rétroactif à partir du 1er janvier 1833 — de la ferme du produit des Eaux minérales de Vichy, aux conditions stipulées dans un cahier des charges préparé par le baron Lucas et approuvé, le 4 mars de la même année, par le ministre du commerce et des travaux publics.

La Source du Parc.

Les frères Brosson qui, pendant près de vingt ans du siècle passé, ont joué un assez grand rôle dans l'histoire des Eaux minérales de Vichy, étaient originaires de Volvic (1). L'aîné, Michel (2), se maria à Pont-du-Château (3) ; il y succéda, comme notaire, en 1821, à son beau-père, Mᵉ Baudusson. Il vendit sa charge en 1828 et s'associa, alors, avec son frère « puîné » François (4) qui, lui, était resté à Volvic, y avait épousé Mˡˡᵉ Marie Macheboeuf, et s'y occupait d'architecture et d'entreprises industrielles, principalement de l'exploitation des carrières de lave qui ont fait et font encore la richesse de ce pays si connu dans tout le centre de la France.

Intelligents, actifs et même audacieux en affaires, les frères Brosson administrèrent sagement et avec un assez gros profit, pour eux, l'Etablissement thermal de Vichy, auquel, dès les premières années

(1) Département du Puy-de-Dôme, arrondissement de Riom.
(2) Né à Volvic, le 11 octobre 1789.
(3) Département du Puy-de-Dôme, arrondissement de Clermont-Ferrand.
(4) Né à Volvic, le 3 juillet 1792.

de leur fermage, ils firent rendre, directement ou indirectement, beaucoup plus, certainement, qu'on n'aurait pu prévoir.

Ils avaient toujours pensé que cette ferme que l'Etat leur avait consentie pour neuf années seulement, leur serait sûrement renouvelée, soit de gré à gré, soit par adjudication publique. Et, malgré l'échec d'une tentative de prolongation immédiate de leur bail, sollicitée dès 1836, par François Brosson (1), ils conservèrent longtemps l'espoir qu'on n'en viendrait pas, après eux, à la « régie directe », et, qu'en 1842, ils continueraient, sans interruption, comme auparavant, leur fructueuse exploitation des sources domaniales de Vichy.

Cependant, vers 1839, ils perdirent presque leurs dernières illusions. Prunelle voulait, dans l'intérêt de l'Etat, cette « régie directe ». Il ne le cachait à personne et le déclarait sans aucune réticence au ministre du commerce et des travaux publics. Les frères Brosson n'ignoraient pas la légitime influence dont jouissait auprès du gouvernement le médecin-inspecteur des Eaux de Vichy; aussi, pour être prêts, dans l'avenir, à tout événement, ils achetèrent, en 1840, de Jean-Marie-Eugène Givois, un emplacement au Pont-Tillard, près du Parc, distant de moins de cent mètres de l'angle sud-ouest du grand Etablissement thermal.

Le 31 décembre 1841, Michel et François Brosson « étaient à fin de bail » ; le lendemain, 1er janvier 1842, commençait donc, sans aucune discussion possible, l'exploitation en régie des Thermes de Vichy.

Les frères Brosson pensaient encore qu'une courte expérience suffirait à l'Etat pour se rendre facilement compte que cette régie, dont on espérait tant de résultats, ne valait pas, avec ses aléas, un bon affermage sur le produit duquel, lorsque les fermiers sont solvables, on peut toujours et d'avance tabler. Ils attendirent donc patiemment pendant cette année 1842, tout en exploitant les industries de produits secondaires qu'ils avaient, depuis longtemps déjà, annexées à leur exploitation principale de l'Etablissement thermal de Vichy.

Mais Prunelle, ancien maire de Lyon, était un rude lutteur et un administrateur de premier ordre. Il ne se laissa pas décourager par les multiples difficultés d'une organisation toute spéciale ; il brava hardiment les incidents qui naissaient sous ses pas, ou qu'on y faisait

(1) Cette prolongation de bail avait été refusée à la suite d'un rapport, très circonstancié, de Prunelle, daté du 9 mai 1836.

naître pour l'inquiéter et l'intimider ; il résolut, au jour le jour, comme il savait le faire, avec la promptitude et la précision d'un esprit toujours en éveil, les questions qui se posaient, et sa régie, ainsi dirigée, fit bonne contenance partout où elle fut discutée. Il gagna ainsi, sans coup férir, l'adhésion, nécessaire pour elle, du Gouvernement d'abord, des malades qui venaient se soigner à Vichy ensuite, et aussi de tout le public de France qui achetait et buvait des eaux minérales de l'Etat.

Au commencement de 1843, bien convaincus, enfin, qu'ils n'avaient plus rien à attendre de l'Etat, les frères Brosson commandèrent à la maison Degousée, de Paris, qui, déjà, avait, assez heureusement, foré plusieurs puits artésiens dans l'Allier, un matériel complet de sondage ; et au mois de septembre suivant, ils installaient ce matériel dans leur propriété du Pont-Tillard, à quelques mètres seulement de la haie du Parc, à deux cents mètres exactement du *Puits Carré*, où ils commençaient, aussitôt, des travaux de recherches d'une source minérale.

Prévenu de ce qui se passait dans la propriété Brosson, l'ingénieur des mines François avait, en prévision de ce qui pouvait advenir, jaugé officiellement, en octobre et novembre 1843, le débit des six sources thermales de Vichy qu'il jugeait pouvoir être influencé par les travaux souterrains des frères Brosson. Il avait, aussi, avisé l'administration qu'il allait y avoir péril en la demeure et poussé assez fort un cri d'alarme pour que l'écho s'en répercutât au loin. Après entente entre le maire de Vichy, le préfet de l'Allier et le ministre du commerce et des travaux publics, l'arrêté municipal suivant fut signifié « à personne », le 30 novembre 1843 :

« Nous, maire de Vichy, considérant que les fouilles ou sondages, exécutés par le sieur François Brosson dans le terrain dont il est propriétaire à proximité du parc de l'Etablissement thermal de notre commune, sont, de l'avis des hommes compétents, susceptibles d'altérer la pureté des eaux minérales de Vichy ou d'amener la perte de ces sources, ce qui serait évidemment un événement calamiteux pour Vichy, événement qu'il est de notre devoir de prévenir ;

« Arrêtons : Il est enjoint au sieur Brosson de cesser immédiatement les fouilles et sondages qu'il fait actuellement pratiquer. »

Les frères Brosson résistèrent, naturellement, à cette mise en demeure ; ils activèrent même davantage leurs travaux et firent, le 27 décembre, signifier, par huissier, au maire de Vichy qu'ils consi-

Histoire des Eaux minérales de Vichy

Histoire des Eaux minérales de Vichy

déraient son arrêté comme entaché d'illégalité et qu'ils se réservaient tout recours en dommages-intérêts contre cet abus de pouvoir.

Le 28 décembre, le commissaire de police cantonal dressait, à François Brosson, un procès-verbal pour contravention à l'arrêté municipal du 30 novembre 1843. Le 2 janvier suivant, le préfet de l'Allier ordonnait que ce procès-verbal suivît son cours ; des poursuites eurent donc lieu devant le Tribunal de simple police de Cusset qui, le 15 janvier 1844, renvoya Brosson des fins de la plainte, « attendu que l'arrêté municipal dépasse les attributions du maire, puisqu'il n'existe aucune loi de protection pour les sources de l'Etat (1) ».

Mais, avant cet acquittement judiciaire, François Brosson avait obtenu le résultat qu'il attendait de ses travaux. Le 10 janvier 1844, Batilliat écrivait, en effet, à l'ingénieur François, une lettre fort pressante.

« Depuis le commencement des sondages de MM. Brosson, disait-il, quoique sans caractère officiel, j'ai suivi leurs opérations et vous aviez raison de dire : *il y a péril en la demeure*. Ils sont arrivés à leur but. Hier, 9 janvier, à onze heures du matin, la source a jailli. Elle a de 22 à 25° de chaleur. Elle a issu par un tube de 0ᵐ08 de diamètre. Le perforage a été poussé de 47 à 54 mètres de profondeur. Voilà où nous en sommes. Aucun jaugeage de fait. Il n'y a pas de perte sensible dans nos sources (je dis : sensible, pour dire : *à l'œil*). Je regrette vivement que nos opérations n'aient pas eu lieu afin de comparer. Toutefois ne nous arrêtons pas là.

« M. Brosson vient de partir pour Paris emportant douze bouteilles d'eau. Son intention est de perforer ailleurs et promptement, car il craint toujours les lois ; ainsi ne perdons pas de temps pour cela. Si M. le Ministre veut (mieux que M. le Préfet) m'accorder autorisation, je suis votre homme *de corps et d'âme* pour tout ce dont vous aurez besoin.

« M. Brosson a, dit-on, *peur de l'expropriation*. La source s'est élevée à volonté à la hauteur de 34 mètres. Si l'on a droit à l'expropriation, je crois qu'il y a intérêt à payer. Certains propriétaires parlent maintenant d'essayer chez eux, et n'y a-t-il pas urgence à provoquer rapidement lois et expropriation ? Vous allez trouver ma lettre décousue, mais la poste me presse. Le *Puits Carré* (celui qui

(1) Décoret, *loc. cit.*

sert aux bains) est vide depuis longtemps. On ne peut observer l'altération sur ce puits. En crainte d'expropriation, M. Brosson va se mettre
à bâtir et à resonder, afin de vous faire composer.

« J'ai de l'eau en bouteilles ; où faut-il l'envoyer ? Elle est à votre
disposition. »

Le 15 janvier, le sous-préfet de Lapalisse qui, à l'appel du maire,
était aussitôt arrivé à Vichy, faisait jauger en sa présence la nouvelle
source forée. Il lui trouvait un débit de 95.600 litres, et en avisait
aussitôt son préfet.

Le ministre de l'agriculture et du commerce, en l'absence de
François, chargea, devant le fait accompli, l'ingénieur Boulanger de
se transporter immédiatement de Moulins à Vichy et de lui faire un
rapport sur les troubles survenus dans le régime des sources de l'Etat
depuis le jaillissement de la *Source Brosson*. Le 17 janvier 1843, ce
fonctionnaire, à qui Batilliat avait remis l'eau en bouteilles qu'il possédait, constatait à la *Grande-Grille* une perte de 35 °/₀ du volume
de 1843, et au *Puits Carré* une diminution de 68.869 litres, estimée
sur le débit maximum de 180.000 litres.

Le vendredi 26 janvier, c'est-à-dire dix-sept jours après l'ouverture du « puits du sieur Brosson » Jules François, accompagné de
M. Faucille, ingénieur civil, chargé de tous les travaux à exécuter à
l'Etablissement thermal, arrivait, à Vichy, venant de Lyon où il avait
été obligatoirement retenu jusqu'à cette date. Le lendemain matin 27
et le dimanche 28, il jaugeait, avec Batilliat, toutes les sources
déjà mesurées en octobre et novembre 1843. Le débit total moyen
des six fontaines thermales de Vichy (*Puits Carré, Chomel, Grande-
Grille, Hôpital, Lucas, Acacias*) qui était, trois mois avant, de
248ᵐᶜ496 par 24 heures, était tombé, les 27 et 28 janvier, à 169ᵐᶜ487,
ce qui faisait, en somme, pour ce rendement total, une perte de
79.009 litres par 24 heures. La température de toutes ces sources avait,
également, sensiblement baissé ; il était donc indiscutable qu'elles
avaient subi, du fait du sondage Brosson, une atteinte sérieuse contre
laquelle il fallait chercher à se défendre le plus rapidement possible.

Dès le 27 janvier, François avait adressé à M. le Préfet de l'Allier
une communication fort pessimiste le mettant au courant de la situation. Le 29, il recevait à Vichy, du secrétaire général de la Préfecture, la réponse suivante :

« Je reçois à l'instant, monsieur l'ingénieur, en l'absence de

M. le Préfet, votre lettre, datée d'hier, lui annonçant votre présence à Vichy et les désordres que vous avez constatés, dès votre arrivée, dans le jet des sources de l'Etablissement thermal, par suite des travaux de sondage pratiqués par M. Brosson et couronnés d'un succès complet.

« Vous exprimez le désir que M. le Préfet se rende immédiatement sur les lieux pour vous prêter son concours à l'effet de reconnaître, notamment, si en faisant cesser l'étranglement de 8 à 3 centimètres que M. Brosson a opéré dans le tube conducteur de la source jaillissante qu'il a obtenue, on n'aurait pas à constater une déperdition pour les sources de l'Etat encore plus considérable que celles que vous avez déjà vérifiées.

« Je n'hésiterais pas à me rendre de suite à Vichy si ma présence pouvait vous rendre plus faciles les expériences que vous vous proposez de continuer pour établir, d'une manière plus complète, l'influence que la nouvelle source, découverte par M. Brosson, doit exercer sur les différentes sources dépendant des thermes de Vichy ; mais vous reconnaîtrez, comme moi, que le respect dû à la propriété nous arrêterait infailliblement, car pour arriver à consommer l'expérience que vous vous proposez de faire, il faudrait surmonter, par la force, la résistance, toute légale, que M. Brosson et ses agents ne manqueraient pas d'opposer afin d'empêcher la consommation d'une épreuve, qui constituerait un véritable abus de pouvoir.

« Quelque désastreuse que puisse paraître, au premier abord, l'invention du sieur Brosson pour l'avenir de la propriété de l'Etat, il n'en faut pas moins se renfermer dans les bornes de la légalité.

« Le hasard m'a fait rencontrer, hier, avec M. Brosson ; il revient de Paris avec les plus beaux projets de création d'un établissement thermal qui doit avoir des formes monumentales. Il est sans doute déjà rendu à Vichy au moment où je vous écris, et, certes, il n'est pas homme à reculer devant une démonstration de l'autorité supérieure ; ce serait même une nouvelle bonne fortune pour lui que d'avoir à se plaindre d'une violence arbitraire du pouvoir.

« Il convient donc, monsieur l'ingénieur, de vous borner, quant à présent, à continuer vos expériences sur les sources appartenant à l'Etat, à étudier les différents phénomènes que leur intermittence, déjà antérieurement constatée, peut présenter ; je pense, aussi, qu'il serait bien de préparer immédiatement un projet de sondages à pratiquer, le plus tôt possible, pour constater si la source, obtenue par M. Brosson, est le produit d'un filon d'eau thermale, ou si le trou de sonde a pénétré sur une nappe d'eau plus ou moins considérable.

La Source du Parc.

« La première pensée de M. le Dr Prunelle a été qu'en pratiquant des sondages sur les dépendances du domaine de l'Etat, on pourrait atteindre le même résultat que M. Brosson, et, par la multiplication de ce moyen, paralyser son invention.

« Il est sans doute à craindre que d'autres issues, données aux eaux thermales, n'entraînent de nouveaux et plus grands désordres dans les sources actuellement ouvertes, mais il serait toujours temps d'aviser aux moyens d'y remédier.

« En raison de votre éloignement, M. le Ministre de l'agriculture et du commerce a confié à M. Boulanger, ingénieur des mines de ce département, la mission de lui faire un rapport sur l'effet des tentatives de M. Brosson ; M. Batilliat aura pu vous faire part du résultat des observations de votre collègue. J'ai transmis son rapport à M. le Ministre, et, depuis ce moment, je n'ai reçu de Son Excellence aucune instruction nouvelle.

« Les eaux produites par la *Source Brosson* ont été expédiées tant à M. le Ministre qu'à M. Prunelle.

« M. Ed. Méchin (1) doit quitter Paris demain soir, et il apportera, sans doute, des instructions positives sur ce qu'il conviendra de faire pour préserver la propriété de l'Etat d'une concurrence fâcheuse et d'un dommage qu'il n'est pas encore possible d'apprécier.

« Je n'ai pas besoin de vous recommander de tenir M. le Préfet exactement informé du produit de vos observations successives. »

Le dimanche 28 janvier, le conseil municipal de Vichy se réunissait en présence du sous-préfet de Lapalisse, de M. François, ingénieur des mines, inspecteur des eaux thermales de France, et délibérait ainsi qu'il suit :

« M. le Président a exposé que, par suite des fouilles et sondages qu'a fait pratiquer M. François Brosson dans un terrain qui lui appartient et situé à environ 130 *(sic)* mètres des sources de l'Etablissement thermal, ce travail de M. Brosson a nui évidemment à ces sources, d'après le rapport qui lui a été fait par M. l'ingénieur François.

« De suite, M. l'inspecteur des eaux minérales a donné au conseil

(1) Préfet de l'Allier.

les explications qui lui ont été demandées par M. le Président pour l'éclairer dans sa délibération, en lui faisant connaître la diminution constante des eaux de l'Etablissement thermal de Vichy. Il résulte des opérations de M. l'ingénieur, observe celui-ci, qu'en dehors des altérations éprouvées par les autres sources de Vichy, la source principale, dite le *Puits Carré*, a éprouvé, par suite des travaux faits par M. Brosson, une diminution qui oscille entre 72 et 76.000 litres par 24 heures, le débit antérieur de cette source étant de 180.000 litres également par 24 heures.

« Le conseil municipal, considérant que, par ces diminutions, le service des saisons serait exposé à éprouver de grandes atteintes, que par suite l'avenir et l'existence de la population locale et circonvoisine se trouveraient gravement compromis ; par ces motifs, arrête, à l'unanimité, qu'il sera fait, à la diligence de M. le Maire, toutes les démarches utiles pour obtenir du gouvernement toute répression de ces actes primitifs de M. Brosson, et de ceux à venir qui pourraient compromettre la position si avantageuse de ces eaux, sans contredit, les plus précieuses de France.

« Sur la demande de M. l'ingénieur François, M. le Sous-Préfet et M. le Maire, représentant le corps du conseil municipal, ont quitté la séance et se sont transportés au domicile de M. Brosson, dans le but de constater toute l'étendue de l'influence du sondage du sieur Brosson sur les sources minérales de Vichy ; ils ont demandé audit sieur Brosson l'autorisation de pratiquer, sur l'ensemble des sources et du puits, des jaugeages comparatifs avec et sans le tube étranglé du trou de sonde. Sur le refus de M. Brosson, ils se sont retirés, et à leur rentrée en séance, M. le Sous-Préfet et M. le Maire ont fait connaître au conseil le résultat infructueux de leur démarche.

« Et, de suite, le conseil a procédé à la nomination de deux commissaires, pris dans son sein, à l'effet de présenter une pétition qui sera adressée, pour cet objet, à la Chambre des députés et à qui de droit. MM. Ramin-Prêtre et Cornil ont été nommés, à l'unanimité, commissaires et ont accepté. »

La population de Vichy, surexcitée par les bruits qui couraient de la disparition des sources, et de la ruine de la ville qui allait en être fatalement la conséquence, ne sut pas résister aux mauvais conseils qu'on lui donnait secrètement ; affolée, elle en vint à l'action directe. Elle se porta en masse au Pont-Tillard et, malgré les exhortations et les efforts du maire Ramin-Prêtre, malgré tout ce qu'il put dire et faire afin de calmer les esprits fort échauffés contre François Brosson, elle se livra, en l'absence de la force publique — que l'adjoint Lemoine avait été, en toute hâte, requérir à Cusset — à des actes de vandalisme qui motivèrent, de la part de la victime, la protestation suivante adressée, le 1er février 1844, au journal *la Semaine de Cusset* :

« Les faits graves qui viennent de se passer à Vichy me font un devoir d'attirer l'attention de la justice et du pays, sur les promoteurs de la révolte et de la dévastation.

« J'ai donc recours à votre obligeance, monsieur le Rédacteur, et vous prie de me prêter la voie de votre estimable journal, pour apprendre à la France entière et surtout à M. le Ministre de la justice et à M. le Procureur général de la cour royale de Riom, que ces deux hommes se nomment MM. François, ingénieur du corps royal des mines, et Faucille, se disant ingénieur civil, chargés à Vichy, l'un de l'emménagement des sources minérales du gouvernement, et l'autre (sans adjudication publique), de tous les travaux que l'Etat doit faire exécuter dans les thermes de cette localité.

« Il fallait à M. François un prétexte quelconque pour soulever cette population de Vichy, si calme et toujours si respectueuse des droits de chacun ; M. l'ingénieur François a jugé à propos de prendre pour texte la magnifique source que j'ai fait jaillir des profondeurs de ma propriété.

« A leur arrivée, MM. François et Faucille coururent dans toute la ville pour apprendre à ses habitants que la source que je venais de faire surgir avait à peu près tari celles de l'Etat ; qu'à *l'Hôpital*, la source avait diminué de l'importance de 350 bains : appréciation qui, comme on le voit, est fort vague et surtout *très peu* digne d'un ingénieur du corps royal des mines ; et que la source du *Puits Carré* disparaissait à vue d'œil. Dans un tel état de choses, la ville devait se lever en masse, venir chez moi dévaster ma propriété, après m'avoir, bien entendu, passé sur le corps, et enfin refouler ma source dans les profondeurs d'où elle sourd, pour la renvoyer vers les sources de l'Etat.

« Mon grand crime est donc d'avoir enlevé l'eau des sources du gouvernement, question qui, par elle-même, intéressait bien peu les habitants de Vichy ; car ce qui n'était plus dans les sources de l'Etat devait logiquement se trouver dans la mienne. Mais, suivant

M. François, il n'en est rien ; j'ai tout perdu sans rien prendre pour moi ; mon eau n'est pas de l'eau minérale, mais bien de l'eau *minéralisée !!!* (J'attends qu'on ait l'obligeance de m'expliquer ce jeu de mots ; car j'avoue que je ne le comprends pas.) Et c'est au moyen d'un pareil stratagème que M. François a pu porter le trouble et la perturbation au milieu d'une population naguère si calme et si paisible, qu'il a pu pendant un instant espérer s'immortaliser par un sac.

« Je n'ai plus qu'un mot à dire pour convaincre le susdit ingénieur d'insigne mauvaise foi ou d'ignorance complète ! Qu'il choisisse !

« En effet, le procès-verbal déposé par M. François à la mairie de Vichy et dont je n'ai pu encore prendre connaissance, n'indique plus de diminution dans la *Source de l'Hôpital*. Quel était donc votre but, messieurs les ingénieurs, lorsqu'à haute voix et dans toute la ville de Vichy, vous portiez la diminution de cette source à 350 bains ?

« Reste la source du *Puits Carré* ; si je suis bien informé, M. François, par son procès-verbal, porte la diminution de cette source à 80.008 litres par 24 heures. Un jaugeage fait à ma source par M. le Sous-Préfet, porte à 96.000 litres son écoulement dans le même laps de temps. On sait que l'eau du *Puits Carré* marque 45° centigrade ; or, si aujourd'hui l'eau du *Puits Carré* coule chez moi (à 150 *(sic)* mètres de distance de son ancien écoulement), elle doit évidemment marquer 45° ; et au lieu de cela l'eau qui en jaillit en ce moment, ne marque que de 22 à 24° centigrade. A cela, M. François répond que les 80.000 litres d'eau minérale dont je prive la source de l'Etat sont refroidis par l'introduction de 16.000 litres d'eau douce ! Ici encore, monsieur l'ingénieur, vous resterez convaincu de mauvaise foi, ou de folie, car si vous admettez avec moi que l'eau douce introduite dans ma source d'eau minérale doive marquer à peu près 12° centigrade, la règle la plus simple de l'arithmétique vous apprendra que les 96.000 litres d'eau qui coulent de ma source devraient marquer 39° centigrade !! Il n'en est rien pourtant, car, ainsi que je viens de l'établir, elle ne marque que de 22 à 24°. Vous qui êtes savant, monsieur l'ingénieur, vous trouverez sans doute convenable d'expliquer de pareilles contradictions ; votre silence pourrait compromettre pour toujours la réputation d'homme de science que vous vous êtes si laborieusement donnée ; et votre loyauté pourrait à son tour devenir suspecte à tous et surtout aux habitants de Vichy, qui, déjà, depuis votre furtif départ, se permettent de réfléchir.

« Pour mieux tromper la bonne foi de ces braves gens, vous leur avez expliqué publiquement, qu'en homme incapable je n'avais pas su prendre toutes les précautions nécessaires pour éviter l'introduction d'eau douce dans ma source.

La Source du Parc.

« A cela je réponds, monsieur l'ingénieur François, que dans ce moment, l'analyse de mon eau est confiée aux mains d'un des chimistes les plus distingués dont s'honore la France ; et si, par possible, ce savant *déclarait bientôt que l'eau de ma source contient plus de bicarbonate de soude que l'eau des sources de l'Etat*, que diriez-vous, monsieur l'ingénieur ? Et ce nouveau démenti, encore quelques jours, et peut-être le recevrez-vous ! Pour moi, monsieur l'ingénieur, qui, comme vous, n'ai pas eu l'avantage d'avoir été élevé aux frais de l'Etat, je me hâte de reconnaître, avec vous, que je ne suis qu'un pauvre ignorant, et me permets toutefois de vous dire, en terminant, qu'en fait de puits artésien, je pourrais, tout au plus, vous admettre comme apprenti dans mes ateliers. Du reste, monsieur l'ingénieur, tout n'est pas fini entre nous, car je me promets bien d'examiner de très près la valeur du projet que vous avez soumis à l'approbation de l'administration départementale, et qui est relatif aux travaux à exécuter aux Célestins, dans le but, dites-vous, d'y découvrir une source susceptible de satisfaire aux besoins des nombreux malades qui se rendent sur ce point. »

Ce fut Prunelle qui répondit à cette lettre en s'adressant au rédacteur en chef du journal *le Courrier de Lyon*, qui avait, lui aussi, imprimé un article émanant de François Brosson. Il le fit avec sa haute autorité et son esprit incisif bien connu :

« Vous avez inséré, dit-il, à la date du 31 janvier, dans *le Courrier de Lyon* et sous la rubrique de *Vichy*, un article qui a pour but d'établir que le puits nouvellement foré à Vichy par M. François Brosson, à 110 *(sic)* mètres de la source du *Puits Quarré* qui alimente seule les bains et les douches du grand Etablissement thermal, n'a apporté aucune diminution dans le débit de cette même source.

« Les lois qui régissent la matière ont imposé aux médecins-inspecteurs des eaux minérales l'obligation de *veiller particulièrement à la conservation des sources*.

« Je ne puis donc pas laisser votre article sans réponse, et je viens vous déclarer que les allégations qu'il contient sont de toute fausseté ; je m'étonnerais même, si quelque chose en cette matière pouvait m'étonner, qu'on eût osé citer, en preuve de l'allégation susdite, le témoignage d'un ingénieur qui a précisément prouvé le contraire par un jaugeage exécuté le 19 janvier dernier. Cet ingénieur est M. Boulanger, dont tous les hommes qui s'occupent de métallurgie connaissent le nom ; il a été chargé par M. le Préfet de l'Allier d'examiner l'action que le puits foré de M. Brosson pouvait exercer sur les anciennes sources, et il a reconnu dans un rapport dont j'ai copie officielle que son jaugeage du 19 janvier lui donnait 68.869 litres de moins que n'avaient donné ceux de 1819 à MM. Berthier et Puvis, de 1824 à M. Roze Beauvais, et de 1843 à M. Jules François ; tous ces jaugeages divers avaient constaté dans le *Puits Quarré* un débit constant de 172.000 litres dans les 24 heures.

« M. Jules François avait déjà été envoyé, en 1843, à Vichy, pour y étudier le régime de nos eaux ; il a dû s'y rendre de nouveau, le 26 du mois dernier ; et les 27 et 28 du même mois, en présence de M. le Sous-Préfet de Lapalisse et de M. le Maire de Vichy, il a constaté, par vingt et deux jaugeages successifs, une diminution de 78.182 litres dans le *Puits Quarré*, diminution qui a grandi de 5.227 litres pendant les neuf jours qui s'étaient écoulés depuis le jaugeage de M. Boulanger.

« L'auteur de votre article paraît s'extasier beaucoup sur l'heureuse découverte de M. François Brosson. Pour qu'il y eût découverte d'une source nouvelle, il faudrait que celle-ci fût indépendante des sources anciennes. Or, voyons ce qu'a produit *l'heureuse découverte* de M. François Brosson !

« 1° Une diminution de 78.182 litres dans l'unique source du *Puits Quarré*, et une diminution de 91.143 litres sur l'ensemble des sources : c'est-à-dire une diminution de 35/100 de la richesse hydrologique du pays, sans compter les accroissemens que nos sources auront nécessairement éprouvés depuis le jaugeage du 28 janvier ;

« 2° Un abaissement notable dans la température de plusieurs sources ;

« 3° Une altération telle dans le régime des anciennes sources que l'État est menacé de perdre les sommes énormes qu'il a dépensées pour créer, à Vichy, l'établissement thermal le plus somptueux qui existe en France, et que les habitans de Vichy éprouvent, à leur tour, la crainte bien fondée de voir réduire de beaucoup la rente de leurs propriétés !

« En échange de toutes ces pertes, l'auteur de l'heureuse découverte aura-t-il fait un gain considérable ? Il a amené sur son propre terrain :

« 1º Une source qui a ceci de très particulier qu'elle jaillit à cinq mètres au-dessus du sol, tandis que toutes les sources minérales de Vichy diminuent de volume en raison directe de l'élévation donnée aux bassins qui les renferment ;

« 2º Une source dont l'odeur est fortement hépatique, tandis qu'aucune des sources anciennes ne présente ce caractère ;

« 3º Une source à 19º de température et qui reçoit, cependant, du *Puits Quarré,* 74.682 litres à 43º75 ;

« 4º Une source dont la *teneur* en substances minérales est de beaucoup inférieure à la teneur attribuée aux eaux de Vichy par tant d'analyses différentes ;

« 5º Enfin, une source dont la composition n'est plus la même, et dont les propriétés médicamenteuses auront, en conséquence, besoin d'être étudiées à nouveau. Car, ce n'est plus, là, l'eau de Vichy dont l'observation médicale de plusieurs siècles a consacré les propriétés salutaires.

« Ce sont là des faits dont l'authenticité ne peut, maintenant, être mise en doute ; ils étaient faciles à prévoir, surtout par un homme du savoir et de l'expérience de M. François Brosson.

« Car, un foreur quelconque de puits artésiens, à la simple apparition d'une masse d'eau jaillissant à dix mètres de hauteur, eût reconnu, de suite, l'existence d'un plateau d'eaux douces plus élevé que le sol de Vichy ; et, si ce foreur eût ensuite voulu pénétrer jusqu'à l'eau minérale pour la conserver, il se fût gardé de continuer son forage *à nappes perdues,* ainsi que l'a exécuté M. Brosson ; il n'eût pas, surtout, comme ce dernier, réduit l'orifice de son *tubage* de 7 centimètres à 3 et provoqué, ainsi, par la formation d'un vrai bélier hydraulique, la destruction de la couche de terrain imperméable interposée entre les plateaux d'eaux douces et d'eaux minérales qui, bientôt, seront entièrement confondus.

« Il suffit, d'ailleurs, d'un calcul bien simple pour reconnaître que la seule différence de 23º de chaleur existant dans les 93.600 litres que fournissait le *Puits Brosson,* le 15 janvier, et les 74.862 litres que ce puits emprunte au *Puits Quarré,* ne permet pas d'admettre qu'il existe, dans le premier puits, plus de 40.250 litres d'eau minérale dont 34.612 litres sont, en conséquence, complètement égarés.

« On voit donc qu'il y aurait dans l'eau du *Puits Brosson*, 53.350 litres, c'est-à-dire les 5/9 d'eaux douces ; et, si l'on s'en rapporte à l'odeur hépatique qui s'exhale de ce puits, on voit bien que les eaux *sauvages* qu'il a attirées contiennent des matières organiques en décomposition, si, toutefois, les eaux n'ont pas séjourné sur des bancs de pyrites.

« Permettez-moi, maintenant, monsieur, de conclure en disant : que si chaque établissement thermal de la France avait le *bonheur* de posséder, dans son voisinage, un expérimentateur tel que M. François Brosson, cet établissement aurait bientôt cessé d'exister.

« En effet, cet expérimentateur, après avoir dépouillé les anciens propriétaires, serait dépouillé à son tour. Une véritable guerre à coups de sonde s'établirait dans le voisinage de chaque source minérale, et la perturbation que celles-ci en recevraient ne tarderait pas à les perdre complètement.

« Dans cette circonstance, je n'ai autre chose à faire qu'à informer l'administration supérieure de tout ce qui se passe à Vichy, et à l'empêcher d'être trompée par des rapports infidèles. J'espère que des mesures promptes seront prises pour arrêter toutes les tentatives semblables à celles de M. François Brosson, non pas seulement à Vichy, mais auprès des établissemens thermaux quelconques, qu'ils appartiennent à l'Etat, aux départemens, aux communes, aux hospices, aux particuliers ! Peu de ces établissemens résisteraient à l'industrie des foreurs qui menace non seulement les propriétaires et les localités qui possèdent des sources thermales d'une ruine complète, mais qui enlèverait à la médecine française un de ses moyens curatifs les plus énergiques, un moyen qui a reçu la sanction des siècles et qui est à peu près le seul qui soit à la portée du pauvre dans le traitement des maladies chroniques. »

L'échauffourée du 29 janvier se calma assez vite ; le préfet de l'Allier et le sous-préfet de Lapalisse, prévenus des faits regrettables qui avaient nécessité la mobilisation sur Vichy, des gendarmes de Cusset, intervinrent auprès du maire pour le prier d'exhorter, encore, ses administrés au calme, à la patience, à la prudence. La délibération du conseil municipal, décidant l'envoi immédiat d'une délégation à Paris, apaisa enfin, et tout à fait, cette fois, les plus surexcités. Une pétition, réclamant aux Chambres aide et protection pour les sources de Vichy dont l'existence était menacée par le fait du sondage Brosson tut signée dans la ville avec une unanimité qu'on n'a plus connue depuis, et tout reprit alors, dans la vieille cité, le cours habituel de l'existence paisible du Vichy de cette époque, qui comptait moins d'un millier d'habitants, gens généralement paisibles et respectueux du pouvoir, et chez qui les passions politiques, économiques et sociales n'avaient jamais bien grande prise.

Le 12 février 1844, du reste, les frères Brosson prévenaient le maire Ramin-Prêtre que leur *puits* ne coulait plus depuis 24 heures, et ils lui proposaient d'en profiter pour faire opérer un jaugeage officiel des sources de l'Etat plus spécialement du *Puits Carré* que l'on accusait d'avoir diminué. Pour apaiser entièrement les haines imméritées que leur dangereux succès avait fait naître contre eux, ils avaient mis une bonde sur le tube de jaillissement de leur « nouvelle fontaine » ; ils la tenaient ainsi obstruée, ne lui laissant, pour le dégagement de son gaz libre, qu'une ouverture assez étroite qu'ils pouvaient boucher, aussi, le cas échéant.

Jules François ne manqua pas de profiter de l'arrêt momentané du jaillissement du *Puits Brosson* pour étudier à fond le nouveau régime des sources domaniales de Vichy. Le 5 août 1844, il adressait au ministre du commerce et des travaux publics un rapport fort détaillé et fort précis dans lequel il établissait, sans contestation possible, « l'influence funeste du puits foré du sieur Brosson » sur les sources naturelles de Vichy — hormis les *Célestins* qu'il n'avait pas examinés — et particulièrement sur la principale de toutes, la source-mère pour ainsi dire, sur le *Puits Carré* qui avait certainement été le plus atteint.

Le 18 août 1844, après de longues discussions, après des retards sans nombre aussi exagérés qu'injustifiés, après, enfin, plusieurs mises en demeure, la mairie de Vichy se décida à transmettre à la préfecture de l'Allier la demande faite par les frères Brosson pour être autorisés à exploiter leur source.

Dès lors, ceux-ci n'avaient plus qu'à attendre la suite que l'Etat allait donner à la question qu'ils lui posaient ainsi légalement. Ils patientèrent donc tout en recueillant, seulement, à leur puits, l'eau et le gaz qui leur étaient nécessaires pour la fabrication de leurs produits industriels, et, tout en commençant, aussi, la construction de bâtiments pour lesquels ils avaient obtenu, le 4 mai 1844, un arrêté d'alignement assez limitatif du reste.

François Brosson, l'âme de toute l'affaire, l'ardent lutteur que les difficultés n'effrayaient jamais, l'homme qui avait rêvé d'élever à Vichy, sur le Parc même, en face de l'Etablissement thermal de l'Etat, un établissement rival, plus monumental et plus luxueux que le premier, et qui, peut-être, un jour, aurait réalisé son rêve, mourut à Paris, boulevard Beaumarchais, n° 59, le 21 avril 1845. Ce fut là, pour cette entreprise hardie, un très fâcheux événement, car Michel Brosson, souffrant depuis longtemps et moins « entreprenant » que son frère, ne se sentait ni l'esprit assez libre, ni la volonté suffisante, ni les forces nécessaires pour prendre une telle suite, pour résister à une telle lutte que celle qu'il fallait prévoir pour l'avenir. Ce fut son neveu, Michel-Eugène Brosson (1), « le fils de François Brosson », élevé à la rude école de travail de son père, qui, courageusement, se mit à la tête des affaires. Conseillé par son oncle, qui le tenait en haute estime et avait pleine et entière confiance en lui, il continua la tradition de la maison en s'inspirant des projets de François Brosson et en se souvenant, surtout, des espoirs qu'ils avaient fait naître chez tous les siens lorsque, les soirs, en famille, celui-ci les exposait longuement.

Le 24 août 1846, le conseil municipal de Vichy se réunissait et prenait la délibération suivante :

« M. le Président a mis sous les yeux du conseil une lettre de M. le Préfet, par laquelle ce magistrat adresse, pour être soumise à l'avis du conseil municipal, une demande présentée par M. Brosson et ayant pour objet d'obtenir de la commune la faculté de pratiquer, à travers la rue du Pont-Tillard, une conduite souterraine pour servir à l'écoulement des eaux minérales provenant du puits que feu son père a fait perforer.

« Après avoir pris connaissance de la demande dudit sieur Brosson et l'avoir mûrement débattue :

« Considérant que l'article 3 de la loi du 29 avril 1845, invoqué par le sieur Brosson pour obtenir l'objet de sa demande, n'est pas applicable dans l'espèce ;

« Considérant que la même loi précitée n'a pour but que de pro-

---

(1) Il était né à Volvic, le 5 février 1822. Il fut élu conseiller municipal de Vichy, le 12 septembre 1852. Dans la suite, il obtint, du département du Puy-de-Dôme, la concession des bains du Mont-Dore. Sur la fin de sa vie, il était maire de Volvic et conseiller d'arrondissement du canton de Riom-Ouest). Il mourut, dans son pays natal, le 19 novembre 1893.

téger l'agriculture en facilitant l'irrigation, et qu'elle n'a entendu par la faculté d'opérer l'écoulement d'eaux nuisibles, que l'écoulement d'eaux marécageuses et stagnantes, et non pas des eaux minérales qui, par leur nature, sont impropres à l'irrigation ;

La Source du Parc.

« Considérant que la submersion dont se plaint le sieur Brosson n'est que le résultat de son fait ou de celui de son auteur, sans aucun but d'utilité et d'avantage dans l'esprit de la loi qu'il invoque, qu'il peut l'éviter en ne donnant aucun écoulement à son puits ;

« Considérant, en outre, qu'il résulte de renseignements pris officiellement auprès de M. l'ingénieur, chargé de l'aménagement des eaux de l'Etablissement thermal, que donner au sieur Brosson la faculté d'écoulement qu'il réclame, serait une mesure désastreuse dans ses conséquences pour la conservation des sources de l'Etat et, par conséquent, pour la fortune du pays ; qu'il est pressant d'empêcher, par l'abondance et la permanence de l'écoulement de la source du sieur Brosson, une plus grande déperdition de ces précieuses sources que celle qui s'est déjà fait ressentir par le forage de son puits, ainsi que l'a constaté l'homme de l'art précité, suivant le rapport qu'il en a dressé ;

« Le conseil municipal est d'avis, à l'unanimité, que la demande du sieur Brosson soit rejetée et regardée comme non avenue. »

Devant ce refus qui constituait, à n'en pas douter, un acte d'hostilité des plus caractérisés contre lui, Eugène Brosson fit creuser, dans sa propriété, des puisards et, le 10 mai 1846, sans prévenir personne et sans souci de ce qui pouvait advenir, il enleva complètement la fameuse bonde qui, depuis deux ans, obstruait totalement le jaillissement si redouté, à cette époque, de la *Source du Parc*. Libre, alors, celle-ci lança, encore, dans les airs, avec autant d'impétuosité qu'en 1844, sa gerbe d'eau minéralisée.

Le péril pour les sources de l'Etat apparaissait de nouveau : il fallait donc agir et agir vite. Le gouvernement n'y manqua pas. Le préfet de l'Allier, dès la fin de mai, assignait, sans plus attendre, devant le juge des référés du Tribunal civil de la Seine, Michel Brosson, demeurant à Pont-du-Château, et les deux héritiers de François Brosson, sa fille Michelle-Angélique Brosson, dite Angelina, habitant également, comme son oncle, à Pont-du-Château, et son fils Michel-Eugène Brosson, domicilié à Paris, rue Saint-Honoré, n° 295.

Le 16 juin, ce juge des référés rendait l'arrêt suivant :

« Attendu que, par exploit du 31 mai dernier, le préfet de l'Allier a formé, contre MM. Brosson, une demande tendant « à faire ordonner « la fermeture du puits qu'ils ont fait ouvrir sur leur propriété et qui « compromettrait, de la manière la plus grande, les établissements de « Vichy appartenant à l'Etat ;

« Attendu que le péril, résultant de ces entreprises, est tel, qu'il est « à craindre que, avant la décision du procès, le mal ne devienne « considérable ; que la saison des eaux est sur le point de s'ouvrir et « qu'il y a urgence de faire prescrire les mesures provisoires, assez « énergiques, pour conserver les droits de l'Etat ;

« Attendu que ces mesures ne peuvent causer à MM. Brosson « aucun préjudice ;

« Voir dire que les choses seront remises dans l'état où elles « étaient avant les entreprises nouvelles de MM. Brosson ; en consé- « quence, voir dire que MM. Brosson seront tenus, dans le jour de la « signification de l'ordonnance à intervenir, de rétablir, provisoirement, « les bondes qui ont été enlevées, de manière à arrêter l'écoulement des « eaux et assurer la conservation des sources ; de mettre les scellés sur « le puits et, généralement, de prendre les mesures nécessaires pour « que les choses soient placées dans l'état où elles étaient avant les « travaux entrepris par MM. Brosson ; »

« Sur quoi, nous, président, après avoir entendu Me Glandaz, au nom du préfet de l'Allier, et Me Moreau, avoué des sieurs Brosson ;

« Attendu que l'action est personnelle et intentée, notamment, contre la succession de François Brosson qui n'est pas liquidée ; que Michel-Eugène Brosson, l'un des héritiers, demeure à Paris, rue Saint-Honoré, n° 295, siège de l'établissement des frères Brosson ;

« Attendu qu'il est articulé par le préfet de l'Allier et qu'il résulte de vérifications faites, par son ordre, par l'ingénieur des mines, que, jusqu'au 9 mai dernier, le puits foré par Brosson était fermé, et qu'en cet état le *Puits Carré* de l'Etablissement des bains de Vichy donnait 300^{mc} (1) par 24 heures ;

---

(1) Ces *trois cents mètres cubes par 24 heures* n'expriment pas le débit du *Puits Carré* en 1846, mais un des rendements utilisables possibles de cette source. Le débit d'une source minérale est, en effet, l'expression du volume d'eau fourni, *naturellement*, par cette source pendant une unité de temps et à une altitude déterminée. Cette altitude, pour que les débits de la source, à des époques différentes, puissent être compara- bles entre eux, doit être invariable ; c'est-à-dire qu'il faut, pour juger les variations du débit d'une source, dans un temps et dans un autre, connaître ce débit, pour l'un

« Attendu que, le 10 mai, les sieurs Brosson ont ouvert leur puits foré en enlevant la bonde, et l'ont tenu en jaillissement, le jour et la nuit, sans en retirer aucune utilité, ni la rendre à son cours avec ses propriétés minérales ; que le *Puits Carré* ne donne plus le même volume, et que la diminution de ce volume est considérable et sensible ; qu'un rapport récent établit que cette diminution est telle que la source ne produira plus assez pour les besoins du service qui sera ainsi réduit et suspendu ; que Brosson a demandé au conseil municipal de Vichy le droit de faire couler les eaux par la rue du Pont-Tillard, ce qui lui a été refusé ; qu'il est articulé par le préfet et qu'il résulte des vérifications faites par l'ingénieur des mines, que la chaleur de

La Source du Parc.

et l'autre de ces temps, par écoulement naturel, à la même hauteur au-dessus du niveau de la mer, soit pendant une seconde, soit pendant une minute. Si ces conditions ne sont pas remplies, toute comparaison est impossible. Il est impossible, par exemple, de comparer, maintenant, le débit du *Puits Carré* que l'on ne peut jauger qu'à 3^m20 *au-dessous* du sol, avec celui mesuré, en 1820, par Berthier et Puvis, à 1^m15 *au-dessus* de ce sol. Il faut donc, dans la lecture des chiffres des différents débits des sources minérales de Vichy, toujours rapprocher d'eux les hauteurs auxquelles ils ont été mesurés, et ne s'en tenir, pour les comparer, qu'à ceux provenant d'un mesurage fait à une même altitude.

Le débit d'une source n'exprime pas, non plus, la *quantité d'eau utilisable* que peut fournir cette source. Cette quantité est variable suivant le niveau d'écoulement naturel de la source ou suivant le niveau auquel son eau est aspirée. Dufrénoy a reconnu, en effet, le premier croyons-nous, que pour les sources minérales de Vichy, comme pour les puits artésiens, on obtient un débit d'autant plus important que le point où l'on mesure, soit par écoulement direct, soit par aspiration, est plus bas. Au *Puits Carré*, à 4 mètres au-dessous du sol, l'ingénieur Radoult de Lafosse obtint, en pompant, le 10 novembre 1851, jusqu'à $321^{mc}240$ d'eau par 24 heures, alors que cette source n'avait donné, à Dufrénoy, que $143^{mc}380$ par 24 heures, au niveau du sol, et $188^{mc}600$ par 24 heures, à la bonde du fond située à 1^m55 en contre-bas de ce sol. Ainsi, cette source du *Puits Carré* qui, alors, ne *débitait*, en réalité, que $144^{mc}380$ d'eau par 24 heures, pouvait en fournir, cependant, pour les besoins de l'Etablissement thermal de Vichy, $321^{mc}240$ dans le même temps. Il faut donc bien se garder de juger des ressources en eau minérale, d'un établissement thermal quelconque, par la somme des débits officiels des sources de cet établissement. Ceux-ci peuvent être, si besoin est, en abaissant, par un pompage énergique ou même, quelquefois, par un écoulement direct, les niveaux normaux de jaillissement naturel des sources, augmentés considérablement.

Cependant, il y a, dans le *rendement utilisable* d'une source, une limite qu'il serait fort dangereux de dépasser. Ainsi, au *Puits Carré*, lors des expériences de 1851, à 4^m50 au-dessous du sol, l'eau amenée était déjà trouble et les gaz se dégageaient avec abondance. A 5^m65, la source fit entendre un ronflement extraordinaire dû au dégagement de l'acide carbonique. On entendait, en outre, des graviers, enlevés avec force, retombant à la surface de l'eau qui était alors très louche. On dut s'arrêter à ce point, car on risquait, en allant plus loin, de dégrader le canal ascensionnel de la source.

33

l'eau de la *Source du Puits Carré* est tombée de 48° à 26° (1) ; qu'il résulte du rapport du même ingénieur que, si cet état de choses récent se prolongeait, le *Puits Carré* diminuerait, perdrait sa chaleur et ses propriétés ;

« Qu'il résulte des explications données qu'il est constant que, depuis plusieurs années, les sieurs Brosson n'ont usé de leur source que pour la fabrication des pastilles, par l'extraction du bicarbonate de soude ; qu'ils n'ont établi ni bains, ni exploitation quelconque, sur les lieux, pour profiter de l'excédent de la source ; que toutes autorisations, à cet effet, leur ont été refusées ; que même, jusqu'au 10 mai dernier, ils ont placé une bonde sur le puits foré pour empêcher l'écoulement d'une plus grande quantité d'eau que celle nécessaire à leur exploitation ; qu'ils ont changé, ce 10 mai dernier, en pure perte, l'état de choses sans que cela puisse leur profiter ;

« Par ces motifs :

« Disons que les choses seront remises dans l'état où elles étaient avant les entreprises nouvelles de MM. Brosson ; disons que ceux-ci seront tenus de rétablir, provisoirement, les bondes, de manière à arrêter l'écoulement des eaux et à assurer la conservation des sources ; autorisons le préfet de l'Allier à en opérer le rétablissement et à mettre les scellés sur le puits, et, généralement, à prendre toutes les mesures nécessaires pour que les choses soient replacées dans l'état où elles étaient avant l'entreprise Brosson. »

Ainsi fut fait. Ce jugement, enregistré à Paris, le 20 juin 1846, fut, aussitôt, signifié aux parties et exécuté. La *Source Brosson*, au commencement de juillet 1846, fut complètement « bondée » et mise sous scellés, et un procès, sur le fonds, s'engagea, à la requête du préfet de l'Allier, devant la première chambre du Tribunal civil de la Seine.

La procédure, grâce à des incidents divers, dura près de trois ans. Ce n'est, en effet, que le 21 janvier 1849, que fut rendu le jugement dont le dispositif suit :

« Le Tribunal, par ces motifs :

« Sans s'arrêter, ni avoir égard à la demande de M. le Préfet de l'Allier dans laquelle il est déclaré non recevable, en tous cas mal fondé et dont il est débouté ;

(1) Il y a, là, certainement une erreur de copie. Jamais la température du *Puits Carré* n'est descendue à 26°.

« Dit que les scellés, placés sur la bonde du puits foré par les *La Source du* défendeurs, seront levés ainsi que la dite bonde, et que ces défendeurs *Parc.* pourront faire des eaux tel usage que bon leur semblera ;

« Ordonne, néanmoins, que les lieux et les travaux commencés resteront dans l'état où ils se trouvent actuellement, état qui sera, d'ailleurs, légalement et régulièrement constaté par procès-verbal du juge de paix du canton, auquel le présent jugement vaudra commission rogatoire ;

« Leur fait défense de faire, à l'avenir, aucune fouille, sondage ou travaux contrairement aux dispositions du décret du 8 mars 1848; condamne le préfet de l'Allier aux dommages et intérêts à fixer par état ainsi qu'aux dépens. »

Les frères Brosson, comme on disait toujours alors, gagnaient donc leur procès ; ils signifièrent le jugement du 21 janvier 1849 à l'Etat qui n'en appela pas, car le 10 août 1849, le ministre de l'agriculture et du commerce écrivait au préfet de l'Allier : « il a été reconnu, après examen approfondi, que la décision intervenue n'était pas susceptible d'être réformée, et que, dès lors, le plus sage était de l'exécuter purement et simplement ».

« L'importance de l'opération à laquelle il y a lieu de procéder, aujourd'hui, ajoutait-il, ne saurait vous échapper. Il est essentiel que le procès-verbal de description des lieux et de levée des scellés, soit aussi clair dans ses énonciations, aussi exact et complet que possible, *car cet acte donnera à l'Etat le moyen de s'opposer efficacement à toute nouvelle entreprise des héritiers Brosson en frappant, en quelque sorte, de servitude l'exploitation qu'ils auraient l'intention de former.* Il convient donc de confier ce travail à un homme compétent ; j'ai pensé que M. François, ayant une connaissance parfaite des lieux et des choses, pourrait être utilement appelé dans cette circonstance, et je viens de l'inviter à se rendre immédiatement à Paris pour être à votre disposition. »

Cependant, les choses n'allaient pas aussi vite que le désirait Eugène Brosson. Le jugement qu'il avait obtenu contre l'Etat n'était pas, au commencement de septembre 1849, encore exécuté. Le juge de paix de Cusset faisait des difficultés pour accepter la commission rogatoire qu'il tenait de l'arrêt du 21 janvier et le 12 août 1849, il écrivait au préfet de l'Allier : « M. Brosson s'est présenté, hier, chez moi, porteur d'un jugement du Tribunal de première instance de la

Seine déclarant le préfet de l'Allier mal fondé dans le procès intenté contre lui, l'autorisant à ouvrir sa source, et décidant que cette opération se ferait en présence du juge de paix de Cusset qui constatera, par procès-verbal, l'état dans lequel se trouvent les lieux. Cette pièce ne m'a pas paru suffisante. J'ai cru devoir exiger : 1º qu'il produisît un acte établissant que la signification avait été faite au préfet de l'Allier ; 2º un certificat attestant que ce magistrat n'avait pas interjeté appel du jugement rendu contre lui ; 3º qu'il avait accepté ce jugement comme chose bien jugée et qu'il avait renoncé à l'appel. M. Brosson, ne tenant aucun compte de mes réclamations et de mes observations, m'a présenté une requête ayant pour but de me prier d'assister à l'ouverture de sa source. J'ai motivé mon refus au bas et l'ai appuyé des moyens indiqués plus haut. »

Agacé par ces tracasseries administratives quotidiennes, et pressé d'en finir quoi qu'il pût lui en coûter, Eugène Brosson brisait lui-même, le 19 septembre 1849, les scellés placés sur sa source en 1846, et enlevait la « bonde » qui, depuis lors, obstruait son tube de jaillissement. Cet acte de force, qui ne fut pas poursuivi, décida, enfin, le juge de paix de Cusset à commettre, le 23 septembre 1849, Jules François et Hugues Batilliat, comme experts « à l'effet de constater les lieux et travaux du *Puits Brosson*, suivant le jugement rendu par le Tribunal de la Seine, le 21 janvier 1849 ».

Le 28 septembre suivant, ces experts déposaient leur rapport. Ils concluaient :

« 1º Que le *Puits Brosson* est, d'axe en axe, à deux cents mètres *sud-ouest* du *Puits Carré*, et qu'il est situé sur l'axe d'une construction destinée à des bains, mais qui ne s'élève que de quarante-cinq centimètres à un mètre vingt centimètres au-dessus du sol extérieur ;

« 2º Que l'eau jaillit d'un tube en tôle ou fer creux ayant cinq centimètres de diamètre *intérieur* et cinq centimètres neuf millimètres de diamètre *extérieur*, soit une épaisseur de fer de quatre millimètres et demi. L'extrémité supérieure de ce tube porte à l'intérieur un pas de vis pour recevoir une frette de trente-trois millimètres de diamètre intérieur ;

« 3º Que l'extrémité supérieure du tube ascensionnel est à deux cent trente et un millimètres en contrebas du carrelage du grand Etablissement thermal, pris, près le *Puits Carré*, sur le seuil de la porte, côté de l'ouest ;

« 4º Que ce tube ascensionnel s'élève de cinq cent trente-cinq millimètres au-dessus d'une cuve en lave qui lui est concentrique ; qu'à
vingt-sept centimètres en contre-bas du couronnement de cette cuve,
il s'engage dans un second tubage en tôle de trente-cinq centimètres
de circonférence, visible seulement sur une hauteur de onze centimètres ; que ce second tubage est reçu dans un troisième, de cinquante centimètres de circonférence, qui s'enfonce au sol à quatre-
vingt-huit centimètres au-dessous du couronnement de la cuve en
lave. Ces trois tubages sont réunis et lutés au moyen de ciment
hydraulique ;

« 5º Que les eaux du *Puits Brosson* sont reçues dans un aqueduc,
d'un mètre de largeur, qui entoure la cuve en lave, recoupe, dans sa
longueur et suivant l'axe, une construction commencée par les héritiers
Brosson, et, enfin, aboutit, au nord et au sud, à deux puits perdus,
qui ont, respectivement, quatre mètres cinq cent quatre-vingt-dix-
huit millimètres et cinq mètres deux cent soixante-dix-sept millimètres
au-dessous du repère général de nivellement.

« Les experts susnommés ont procédé, aussi, au mesurage de la
profondeur du *Puits Brosson* ; à cet effet, ils ont fait relier, bout à
bout, des tiges en fer rond, de neuf millimètres et de onze millimètres
de diamètre, formant, ainsi, une sonde dont l'extrémité inférieure
portait une cuillère en fer ayant la forme d'un cône renversé, saillant
de vingt-trois millimètres de l'axe de la sonde. Cette cuillère était
destinée, à la fois, à pénétrer par sa pointe inférieure dans le terrain
du fond du puits, à ramener des fragments de ce terrain, enfin, à permettre par sa saillie de mesurer l'extrémité inférieure du tubage.

« La sonde a été descendue, et la source ne coulant pas et la source
coulant. Dans le premier cas, elle s'est arrêtée, d'abord, à quarante-
six mètres quatre-vingt-quatre centimètres en contre-bas de l'orifice
du tube ascensionnel, puis, en forçant un peu, elle est descendue à
quarante-six mètres quatre-vingt-huit centimètres et n'a pu descendre
au delà. Dans le second cas, celui d'écoulement, la sonde a pu descendre à quarante-sept mètres et un centimètre de profondeur. Au
retour, le mouvement de la sonde a ramené du sulfure de fer noir
pulvérulent qui tapissait les parois intérieures du tubage, mais on n'y
a remarqué aucune concrétion.

« Les experts ont, de plus, observé que la sonde s'est arrêtée avec
persistance, par la cuillère inférieure, à la profondeur de vingt-quatre

mètres quatre-vingt-neuf centimètres, et que c'est le seul point où ce fait se soit présenté. Faut-il en conclure que l'on était au bas du tubage intérieur? Cela est possible et même probable, mais on ne pourrait l'affirmer.

« A la profondeur maximum fixée ci-dessus au *Puits Brosson* par la sonde, c'est-à-dire de quarante-six mètres quatre-vingt-quatre centimètres à quarante-sept mètres un centimètre, la cuillère a ramené de petits fragments des marnes grises, noires, tertiaires, qui constituent le sous-sol de Vichy, ainsi que des débris arénacés (sables) volcaniques, et des laves avec traces de fer oligiste. Ces débris étaient recouverts de points concrétionnés visibles seulement au microscope. Les terrains, au fond du puits, estimés à la sonde et au contact, présentaient la résistance des marnes du voisinage associées à des parties arénacées (sables), ce qui, d'ailleurs, se rapporte avec l'état et la nature des fragments ramenés à la sonde.

« De tout quoi, les experts soussignés ont dressé le présent rapport, qu'ils se réservent de compléter par d'autres contenant les expériences qu'ils font sur les sources et dont ils donneront le résultat, aussitôt que les opérations le permettront. »

Le 23 août 1850, François et Batilliat déposaient, comme ils l'avaient annoncé, les nouvelles conclusions qui suivent :

« 1º Que, lors de la descente de leur sonde de jauge dans le tubage du puits foré des héritiers Brosson, la faible différence de dix-sept centimètres dans les cotes de profondeur de la sonde, alors que le puits jaillissait d'une part et, alors, qu'il était intermittent d'autre part, témoigne que la partie inférieure du tubage n'est point ensablée, et qu'elle est, par conséquent, supérieure au fond de la lanterne non tubée du dit puits. C'est, d'ailleurs, ce que confirmait l'impression que l'on ressentait à la main, quand la sonde de jauge arrivait au fond du puits ;

« 2º Que tous les renseignements qu'ils avaient pris près des ouvriers et de tiers, témoins des divers travaux de sondage du sieur François Brosson, à Vichy et à Cusset, que ces renseignements, rapprochés de leurs propres souvenirs et des documents qu'ils avaient recueillis, dès 1843 jusqu'à ce jour, viennent confirmer ce qu'avait indiqué la sonde de jauge les 25, 26 et 27 septembre derniers ; savoir : que la profondeur primitive du puits foré des héritiers Brosson n'a jamais été supérieure à celle indiquée par la sonde de jauge (47 mètres), et que le tubage de ce puits ne descend pas au delà de 24 à 25 mètres de la surface.

« Nous avons dit, d'autre part, que nous avions acquis la certitude que les parois intérieures du tubage n'étaient pas concrétionnées ; que ce tubage n'avait subi aucun rétrécissement ou étranglement ; qu'il n'était tapissé à l'intérieur que d'une très légère couche de fer sulfuré pulvérulent et non adhérent ;

« D'où nous concluons que le puits foré des héritiers Brosson, dont s'agit au procès du 21 janvier 1849, est réellement, aujourd'hui, dans l'état où il se trouvait en 1843, lors de l'achèvement du forage et de la pose du tubage intérieur.

Trois jours après, le 26 août, ils ajoutaient dans un nouveau rapport fort détaillé :

« 1° Que le *Puits Brosson* est intermittent ; que même sollicité par une petite pompe aspirante, en vue de réduire les temps morts, il ne reste en écoulement que 38 jours sur 100 : qu'en tenant compte des temps morts, son débit journalier est de 44.480 litres par 24 heures ;

« 2° Que le *Puits Brosson* exerce une action manifeste sur le débit de la source du *Puits Carré* qui se trouve, ainsi, réduit, en moyenne, de 18 à 19 % quand le niveau d'écoulement est fixé à 0^{m}10 au-dessous du sol ;

« 3° Que cette influence tend, néanmoins, à diminuer progressivement, en même temps que l'état intermittent du *Puits Brosson* devient, de plus en plus déterminé, comme cela s'observe sur la plupart des puits forés des environ de Vichy ;

« 4° Mais qu'elle devient plus marquée, si l'écoulement du *Puits Brosson* se trouve sollicité par une pompe aspirante ou seulement par la succion à la bouche, en vue de réduire la durée des temps morts ou des intermittences.

« Tels sont les résultats dont nous constatons l'existence à la suite des observations indiquées ci-dessus. Toutefois, nous ferons remarquer que ces observations sont loin d'être complètes pour fixer les limites d'influence du *Puits Brosson* sur le *Puits Carré*. Pressés par le temps, il ne nous a pas été possible d'étudier le *Puits Brosson* abandonné, absolument, à des conditions naturelles, sans même recourir à la succion à la bouche, quelquefois suffisante pour ramener le jaillissement.

« Pour arriver à une étude complète, non seulement il nous eût fallu disposer d'une période de temps plus longue, mais, encore, ne pas être retenus par les termes même du jugement du 21 janvier 1849 qui ordonne « néanmoins que les lieux et les travaux commencés « resteront dans l'état où ils se trouvent actuellement... » Aussi, avons-nous cru devoir nous abstenir de toute expérience qui eût nécessité un changement dans l'état actuel des lieux et dans les conditions naturelles d'émergence du *Puits Brosson*, malgré les observations qui nous furent faites, le 25 de ce mois, en présence de M. le Juge de paix de Cusset, par l'un des héritiers Brosson, pour avoir à examiner les relations du *Puits Brosson* et du *Puits Carré*, ainsi que le régime du *Puits Brosson*, soit que l'on réduise l'orifice du tube ascensionnel pour éviter ou réduire la durée des temps morts, soit qu'on agisse en sollicitant le *Puits Brosson* par une pompe puissante en vue de déterminer un jaillissement plus soutenu, en même temps qu'un appel plus prononcé du gaz acide carbonique qui, on le sait, joue un rôle important pour l'émergence facile et pour le débit soutenu des sources de Vichy.

« Nous devons, toutefois, déclarer, ici, que les détails de nos observations nous conduisent à regarder comme devant accroître l'influence du *Puits Brosson* sur le *Puits Carré*, l'action soutenue, ou seulement périodiquement répétée, d'une pompe aspirante sur l'orifice du puits foré des héritiers Brosson. Nous déclarons, également, que tout changement dans le diamètre de l'orifice du tube ascensionnel est de nature à modifier les conditions actuelles du régime du *Puits Brosson*, soit au point de vue du débit, soit sous le rapport du partage entre la durée des temps morts et celle des temps d'écoulement. »

Cette question de prise de possession de la source découverte le 9 janvier 1844, étant enfin réglée, il fallut bien en venir aux dommages et intérêts auxquels le préfet de l'Allier avait été condamné le 21 janvier 1849. Les Brosson réclamaient, d'une part, 500.320 fr. 04 pour ces dommages et intérêts, et d'autre part, 180.000 francs pour dépenses ou pertes provenant du fait de l'Etat.

François et Batilliat, de leur côté, estimaient que les frères Brosson n'avaient droit qu'à une indemnité de 8.218 fr. 16.

On était donc fort loin de s'entendre lorsque survint, le 8 mai 1851, le décès, à Paris, de Michel Brosson.

Cette mort n'était pas faite pour faciliter le règlement de cette affaire, assez compliquée déjà. Des discussions s'élevèrent entre les héritiers des frères Brosson ; des difficultés, sans nombre, surgirent sous leurs pas ; la propriété du Pont-Tillard et la source qui y jaillissait étaient absolument improductives ; de son côté, le Gouvernement surveillait de très près les moindres travaux qu'Eugène Brosson tentait à Vichy. Aussi, il devenait, pour ainsi dire, presque impossible d'entrevoir une solution quelconque dans un délai assez rapproché, lorsqu'il s'en présenta une, inopinément, qui mit tout le monde d'accord. *La Source d Parc.*

Le 23 octobre 1852, Michel-Eugène Brosson, sa sœur Michelle-Angélique Brosson, « prénommée en famille Angelina », sa tante Antoinette-Clélie Baudusson, veuve de Michel Brosson, et le fils de cette dernière, Cirgues-François-Camille Brosson, vendaient, pour 300.000 francs, payables à terme, par acte reçu Mᵉ Dupont et Mᵉ Viefville, notaires à Paris, à Philippe-Joseph-Gustave Bécourt, docteur en médecine et administrateur du chemin de fer de la Loire, demeurant à Paris, rue Rougemont, nº 13 (1), « la propriété, sise à Vichy-les-Bains, appelée le Pont-Tillard, consistant en deux petits bâtiments, écurie, jardin, emplacement au-devant et terre, le tout tenant ensemble, de la contenance en superficie de 32 ares environ. Dans cette propriété existe une source artésienne d'eau minérale et thermale, laquelle fait l'un des objets principaux de la vente. » Cette vente comprenait encore la *Source Mesdames*, sise à Cusset, la *Source Intermittente*, sise à Vesse (2), et les dommages et intérêts dus par l'Etat en vertu du jugement du 21 janvier 1849, dommages et intérêts qui n'avaient pas encore été liquidés, et pour lesquels M. Bécourt était subrogé aux vendeurs pour toute garantie dans tous leurs droits et actions contre l'Etat.

Avec Gustave Bécourt, le règlement de ces dommages-intérêts va se poursuivre plus activement. Le ministre de l'agriculture et du

(1) M. Bécourt servit, dans cette affaire, d'intermédiaire à MM. Lebobe et Callou qui, déjà, cherchaient à obtenir la ferme de l'Etablissement thermal de Vichy. Il acheta donc la propriété Brosson pour le compte de la future société Lebobe, Callou et Cⁱᵉ. Dans la suite, il spécula, personnellement, sur les terrains de Vichy. C'est lui qui acheta presque tous ceux du Pont-Tillard, derrière les hôtels des Princes et de la Paix, et dans lesquels il ouvrit plusieurs rues, pour revendre des emplacements. En 1859, associé à un M. Maurice-Charles Laurent, propriétaire à Paris, rue de Miromesnil, nº 20, il achetait encore, de Mᵐᵉ veuve Ramin-Prêtre, 91 ares 27 de terrain situés tant au *Pontillard* qu'aux *Communaux*, pour le prix principal de 75.000 francs.
(2) Aujourd'hui Bellerive-sur-Allier.

commerce, qui n'a point de crédit pour les solder et qui ne veut pas en demander au Corps législatif, cherche à temporiser encore. Mais, mis journellement en demeure, par son créancier, d'acquitter sa dette, il finit par écrire ce qui suit au préfet de l'Allier, le 31 mars 1853 : « La progression toujours croissante du nombre des malades qui se rendent, chaque année, à Vichy, rend insuffisante la quantité d'eau minérale disponible. Vous savez que le puits foré, il y a quelques années, par les sieurs Brosson, à proximité de l'Etablissement thermal, a produit des effets nuisibles à la source du *Puits Carré* qui alimente les bains, et que cette source éprouverait de nouveaux préjudices si le *Puits Brosson*, actuellement fermé, était rouvert ou si une pompe y était placée.

« Pour ces différents motifs, il importe que l'Etat devienne propriétaire du *Puits Brosson*. L'expropriation pour cause d'utilité publique est le moyen auquel le Gouvernement doit recourir en cette circonstance, et l'on reconnaîtra que jamais son emploi n'a été justifié par de plus sérieuses considérations.

« Mon intention est donc de faire déclarer d'utilité publique l'acquisition par l'Etat du *Puits Brosson* et de la portion de terrain nécessaire à son exploitation. »

Dès le lendemain de l'envoi de cette communication, des pourparlers, engagés depuis déjà quelque temps, avec MM. Lebobe et Callou, pour la concession de l'exploitation de l'Etablissement thermal deVichy, se précisent et deviennent, de part et d'autre, plus sérieux. On est sur le point de s'entendre ; aussi, le 2 avril, le préfet de l'Allier reçoit-il, de son ministre, le télégramme suivant : « Ajournez l'exécution des instructions contenues dans ma lettre du 31 mars, relative aux mesures à prendre pour parvenir à l'expropriation d'un puits foré dans le voisinage de l'Etablissement thermal de Vichy. »

Quelques jours après, la convention de 1853 qui donnait à bail, pour 33 ans, à Lebobe, Callou et Cie, l'Etablissement thermal de Vichy, était signée, et les preneurs apportaient à l'Etat, entre autres immeubles, « la *Source* dite *Brosson*, située à Vichy, avec le terrain nécessaire à sa bonne exploitation, tant pour y construire, au besoin, un réservoir, que pour en livrer l'usage au public comme eau à boire».

Par acte, du 20 août 1853, reçu Me Guérin et son collègue, Me Dupont, notaires à Paris, Philippe-Joseph-Gustave Bécourt vendait, moyennant 35.034 fr. 41, à « la Société connue sous la dénomination Lebobe,

Callou et Cie, une source artésienne d'eau minérale et thermale, dite *Source Brosson*, forée dans une propriété située à Vichy-les-Bains, entre la rue du Parc et la rue du Pont-Tillard, ensemble, toute la portion de la dite propriété comprise entre les dites rues, mais, seulement, sur une longueur de 15 mètres, en prenant pour centre l'axe de la source, le vendeur entendant se réserver tout le surplus de la propriété. Pour asseoir la délimitation de la portion de terrain avec la source, il est bien entendu qu'on mènera par l'axe de la dite source une ligne perpendiculaire à l'alignement définitif de la rue du Parc, puis, qu'on tracera deux lignes parallèles à la première, chacune à la distance de 7^{m}50 de l'axe de la source. » Cette vente comprenait encore la *Source des Dames*, à Cusset, et la *Source intermittente,* de Vesse.

Donc, la *Source Brosson* devient, en 1853, propriété de l'Etat. Examinons, maintenant, quelle était l'importance, et la valeur hydrominérale de cet apport des nouveaux fermiers des Thermes de Vichy.

Nous avons vu que, dans sa lettre publiée par la *Semaine de Cusset*, le 3 février 1844, François Brosson annonçait qu'il avait demandé à un des chimistes les plus distingués de France, l'analyse de l'eau obtenue, par lui, dans sa propriété du Pont-Tillard, au moyen d'un forage poussé jusqu'à 48 mètres de profondeur. Ce fut, en effet, Ossian Henry, membre de l'Académie royale de médecine, qui se chargea de ce travail. Il en publia les résultats suivants dans le *Journal de Pharmacie et de Chimie* du mois de janvier 1848 (1) :

Azote.................................... inapprécié
Acide carbonique libre.................... 0litre 272
Bicarbonate anhydre de soude.............. 4^{gr}840
— — de potasse .... indices
— — de chaux.............. 0.094
— — de magnésie........... 0.057
— — de strontiane.......... traces
— — de lithine.............. traces
Sulfate anhydre de soude.................. 0.410
— de potasse................. 0.004

(1) Ossian Henry commençait son article, page 5 du *Journal de Pharmacie*, par la phrase suivante : « Il y a deux et trois ans, j'ai eu l'occasion, sur la demande de plusieurs propriétaires, d'analyser les eaux d'un assez grand nombre de sources obtenues à l'aide de forages, opérés tant à *Vichy* qu'à *Cusset* et à *Hauterive*. » Il résulte de cette citation, que l'analyse ci-dessus date réellement de 1844, c'est-à-dire de l'année même des premiers jaillissements de la *Source Brosson*.

Chlorure de sodium	0.500
— de potassium	0.003
Iodure alcalin	sensible
Bromure alcalin	sensible
Silicate de soude	0.340
— d'alumine	0.233
Fer et manganèse	0.001
Matière organique azotée (avec conferves)	indices
Substances fixes	6^{gr}482

Batilliat étudia de très près le régime de la *Source Brosson*, du mois de septembre 1849 à la fin d'avril 1850 ; il y constata des débits fort variables et les intermittences indiquées dans le rapport de François du 26 août 1850. Ainsi, alors que, le 27 septembre 1849, elle donnait 77^{mc}760 par 24 heures, on obtenait, dans le même temps, le 29 décembre, à 3 heures du soir, 215^{mc}184. Le 15 janvier 1850, ce débit s'élevait même à 219^{mc}323 pour redescendre à 76^{mc}542, le 16 février suivant. La température de l'eau de cette source, aux mêmes époques, oscilla, aussi, comme les débits. Elle était : de 21°70, le 27 septembre 1849 ; de 23°, le 28 ; de 23°5, le 8 janvier 1850 ; de 22°, le 12 ; de 22°5, le 17 ; de 21°75, le 25 ; de 22°6, le 16 février ; de 23°1, le 23, et de 22°8, le 20 mars. Notons aussi que Petit, qui, pendant son séjour à Vichy, suivait, quotidiennement, les opérations de Batilliat, avait trouvé, le 26 septembre 1849, à cette *Source Brosson*, une température de 24°, et que Baudrimont, en 1850, la donne de 23°58. Ajoutons que ce chimiste classe cette source la cinquième d'après la proportion décroissante d'hydrogène sulfuré que les fontaines de Vichy dégagent à leurs griffons ; qu'il attribue à son eau 5^{gr}029 de résidus salins par litre, et une densité de 1.0056,58.

Le 12 novembre 1850, Ossian Henry lisait, à l'Académie de médecine, un rapport sur une demande en autorisation d'exploiter la *Source nouvelle de MM. Brosson* à Vichy. Il y disait : « MM. et Mlle Brosson sont propriétaires d'une source d'eau minérale qui existe à Vichy sur le côté de la grande promenade, et à quelques centaines de mètres du grand Etablissement thermal. Cette source, découverte il y a six ans environ par M. François Brosson père, donne une eau jaillissante très abondante et très gazeuse ; elle fut analysée par votre rapporteur, et son travail démontra qu'elle présentait la plus grande analogie de composition avec les eaux des sources voisines dites : de la *Grande-*

Grille, du *Puits Carré*, de la *Fontaine de l'Hôpital*, etc. Une demande
en autorisation pour exploiter cette source fut sollicitée par le propriétaire auprès du ministère ; mais, des contestations étant survenues
avec l'administration locale, l'autorisation fut ajournée, et la source
fut, à plusieurs reprises, fermée ; elle l'est même encore aujourd'hui.
Les propriétaires actuels ont, en conséquence, de nouveau, réclamé
cette autorisation et fait valoir leurs droits. C'est, par suite de cette
nouvelle demande, qu'une lettre ministérielle, en date du 14 mai dernier, a été adressée à l'Académie de médecine, avec invitation de faire
procéder, dans le laboratoire de cette Compagnie, à l'analyse des
échantillons envoyés, à cet effet, avec des certificats de puisement
très réguliers.

La lettre du ministre était ainsi conçue :

« Au point de vue de l'administration locale, l'avis du maire (1)
« est favorable à la demande d'autorisation formée par les sieurs et
« demoiselles Brosson pour l'exploitation de la source dont il s'agit.

« Je désire que l'Académie nationale de médecine veuille bien me
« faire connaître si, au point de vue de la thérapeutique, elle a quel-
« ques objections à présenter contre cette demande. »

« Pour répondre aux intentions de M. le Ministre, nous avons
fait, avec tout le soin possible, l'analyse qui était réclamée, et votre
rapporteur a pu recueillir, à Vichy même, beaucoup de documents
utiles à ce travail. »

Cette analyse avait donné à Ossian Henry les résulats qui suivent :

Azote...............................	indéterminé
Acide carbonique libre..................	0 litre 526
Acide sulfhydrique libre...............	sensible à la source
Bicarbonate anhydre de soude...........	4^{gr}770
— de potasse..........	0.006
— de chaux	0.110
— de magnésie.........	0.050
— de strontiane........	traces
— de lithine (2)........	sensible
— de fer et de manganèse.	0.002
Sulfate anhydre de soude.............. }	
— de potasse .... }	0.430

(1) Le Dr Prunelle, inspecteur des Eaux minérales de Vichy.
(2) Cette base est peut-être à l'état de silicate (note de Ossian Henry).

Chlorure de sodium.................... }	
— de potassium................. }	0.488
Bisilicates de soude....................	0.300
— d'alumine....................	0.150
Iodure alcalin........................	sensible
Bromure (?) alcalin...................	sensible
Phosphate...........................	indices
Nitrate (?)...........................	indices
Matière organique azotée..............	sens. indéterminée
— à odeur de pétrole.....	sens. indéterminée
Principe arsenical très sensible dans le dépôt de la source.................	sensible
TOTAL..............	6^{gr}306

Ossian Henry ajoutait : « Comme on peut le voir, l'eau de la source de MM. et de Mlle Brosson ne paraît pas avoir changé depuis l'époque de sa découverte (1) ; elle offre toujours la plus grande analogie avec celle de la *Grande-Grille*, et n'en diffère, surtout, que par une plus grande proportion d'acide carbonique libre et par une température beaucoup plus basse ; elle n'a que 19 à 20° centigrade, aujourd'hui ; l'autre marquait 37 à 40° centigrade. Toutefois, on est fondé à croire qu'en raison de son analogie de composition chimique, elle possède les mêmes vertus médicales.

« Si, maintenant, on considère qu'elle fournit par son écoulement *naturel* un volume d'eau considérable (près de 200.000 litres, assure-t-on, en 24 heures), on doit regretter de voir cette belle source rester sans utilité, lorsque les sources de l'Etablissement du Gouvernement sont tout à fait insuffisantes pour les besoins journaliers du service. »

Et, enfin, il concluait : « Tout nous porte à croire, en conséquence, qu'il y aurait, pour la thérapeutique et pour la localité, un avantage réel à utiliser une source aussi abondante et aussi riche en principes minéralisateurs, et en prenant les moyens capables de sauvegarder

(1) Le rapport lu par Ossian Henry, le 12 novembre 1850, et inséré dans le *Bulletin de l'Académie nationale de médecine*, t. xvi, p. 109, contient en regard des chiffres de cette analyse ceux de l'analyse faite en 1844 et publiée dans le *Journal de Pharmacie* de janvier 1848. Il convient même, à ce propos, de relever une erreur d'impression, sans doute, dans la publication de ce travail. On y indique comme date de la première analyse du *Puits Brosson 1837* ou *1838*. C'est 1847 ou 1848 qu'il faut lire, car la *Source Brosson* n'ayant jailli qu'en janvier 1844, son eau ne pouvait avoir été analysée en 1837 ou 1838.

les sources de l'Etat. Mais, en raison des graves intérêts, tant publics *La Source du*
que privés, qui pourraient se trouver engagés, et des contestations *Parc.*
qui sont survenues, nous vous proposons de déclarer à M. le Ministre
qu'une analyse *comparative*, faite sur les lieux et simultanément,
aurait mis la commission en mesure de se prononcer d'une manière
plus positive et plus rigoureuse. »

Dans son rapport du 28 novembre 1851, l'inspecteur général des
mines Dufrénoy s'exprimait ainsi sur le même sujet :

« M. Brosson a fait creuser, en janvier 1844, un puits artésien
dans un terrain contigu au Parc, et distant seulement de 200 mètres
de la source du *Puits Carré*. Arrivé à une profondeur de 48 mètres,
l'eau a jailli avec une grande abondance ; son énergie a commencé à
diminuer au bout de quelque temps ; puis, la source a présenté des
intermittences plus ou moins longues.

« Dès les premiers jours du jaillissement, on a remarqué que l'ouverture du *Puits Brosson* avait influé sur le produit de la source du
Puits Carré. Un travail très consciencieux de M. François (1) établit
plus tard, avec la plus grande certitude, la corrélation de ces deux
sources. Il suffit, à lui seul, pour décider les questions relatives au
Puits Brosson. Je vais en transcrire les principaux résultats.

« Ce travail comprend des expériences nombreuses faites dans
trois phases distinctes :

« 1º De 1844 à 1845, le *Puits Brosson* était, alternativement,
fermé ou ouvert au gré du propriétaire ;

« 2º De 1846 à 1849, époque pendant laquelle ce puits était sous
les scellés ;

« 3º En 1849, après la réouverture du *Puits Brosson*, en vertu du
jugement du 21 janvier 1849.

« Au commencement de la première période, en octobre et novembre 1843, M. François avait constaté, par une moyenne de plus de
120 expériences, que le débit du *Puits Carré* était, au robinet de
jauge, de 176^{mc}976, et à la bonde de fond, de 205^{mc}920 ; au mois de
mai, le *Puits Brosson* étant ouvert depuis quatre mois, la moyenne de
446 observations apprit que le débit était descendu, à ces deux points,
à 137^{mc}815 et 194^{mc}.

(1) Extrait du rapport à M. le Ministre de l'agriculture et du commerce sur les
résultats et sur les conséquences des observations faites sur le puits foré des héritiers
Brosson, en date du 8 octobre 1851.

« La perte, occasionnée par l'ouverture du *Puits Brosson*, était donc de $39^{mc}161$ ou 22 %, au robinet de jauge, et de $11^{mc}250$ ou 5 1/2 %, à la bonde de fond.

« Sauf quelques changements, dus aux ouvertures plus ou moins fréquentes du *Puits Brosson* ou à des intermittences inégales, les résultats, obtenus dans l'année 1845, ont été à peu près les mêmes.

« La fermeture du *Puits Brosson*, depuis le 7 juillet 1846 jusqu'en septembre 1849, avait ramené le débit du *Puits Carré* à son état primitif ; des expériences, de juin 1848 à juin 1849, constatent, en effet, que le débit, au robinet de jauge, était, à cette époque, de $176^{mc}422$, et à la bonde de fond, de $206^{mc}757$.

« Après la levée des scellés, les jaugeages des 25, 26, 27, 28 et 29 septembre 1849, montrent que le débit de la source était retombé à $140^{mc}640$ et $181^{mc}246$ ou, autrement dit, elle avait éprouvé, à la hauteur du robinet de jaugeage, une perte de 20 %, et à celle de la bonde de fond, de 12 1/3 %. Ces pertes correspondent, en moyenne, en combinant le service de jour et de nuit, à une diminution de 156 bains par jour, à raison de 200 litres d'eau minérale par bain.

« Enfin, des observations comparées sur le régime du *Puits Brosson* et du *Puits Carré*, au nombre de 898, exécutées, du 1er janvier au 15 avril 1850, par suite d'une mission spéciale de M. le Ministre de l'agriculture et du commerce, ont donné à M. François des résultats semblables.

« Il a trouvé, en effet, le *Puits Brosson* étant fermé, la moyenne du débit, aux deux niveaux, de $176^{mc}216$; le puits étant ouvert, de $149^{mc}250$; ce qui établit la perte à $29^{mc}966$ ou 16 2/3 %, nombre équivalent à 149 bains.

« La perte serait donc un peu diminuée depuis 1849, ce qui paraîtrait tenir aux incrustations qui se produisent et empêchent les eaux de communiquer, avec la même facilité, d'un puits à l'autre.

« Les jaugeages que j'ai faits, et qui sont rapportés dans une note précédente, constatent, comme ceux de M. François, l'influence du *Puits Brosson* sur le produit du *Puits Carré* ; la perte que j'ai trouvée est seulement un peu moindre, ce qui tient, sans doute, à ce que le *Puits Brosson* était resté fermé pendant longtemps.

« Une seconde question, également importante pour l'avenir de Vichy, consiste à déterminer si le produit du *Puits Brosson* est supérieur à la perte qu'il fait éprouver au *Puits Carré*. Les jaugeages

de M. François et ceux de M. Radoult, ingénieur des ponts et chaus- *La Source du*
sées, exécutés après mon départ, la résolvent d'une manière affirmative. *Parc.*
Le *Puits Brosson*, tout en portant atteinte au *Puits Carré*, a cependant augmenté la richesse en eau minérale du bassin de Vichy.

« Il n'est pas aussi facile de connaître quelle est cette augmentation. L'abondance plus ou moins grande du jet dont le volume est fort
irrégulier, ses intermittences plus ou moins prolongées, rendent le
jaugeage de cette source presque impossible ; on ne saisit, en effet,
aucune loi entre les temps d'écoulement et les temps morts ; le plus
ordinairement, il est vrai, ils sont dans la proportion de 45 à 55 ;
mais, cependant, à plusieurs reprises, la *Source Brosson* a coulé 20
à 25 jours sans s'arrêter, et plusieurs fois, aussi, elle a présenté des
périodes de repos aussi longues.

« M. François a admis dans ses calculs que les intermittences
étaient égales aux temps d'écoulement ; dans cette supposition, il a
trouvé, pour le produit du *Puits Brosson*, 44^{mc}480 par 24 heures (1);
la moyenne des expériences de M. Radoult (2) l'établirait, dans les
mêmes conditions, à 66^{mc}.

« On ne saurait, quant à présent, regarder ces chiffres que comme
des indications sommaires ; il faudrait des jaugeages prolongés
pendant un temps très long pour établir le produit réel. »

Le 14 mai 1852, le bureau d'essai de l'Ecole supérieure des Mines
de Paris analysait des échantillons de l'eau de la *Source Brosson*,
envoyés par Dufrénoy ; il trouvait :

Acide carbonique libre et des bicarbonates...	4^{gr}6020
— chlorhydrique	0.3440
— sulfurique	0.1770
— phosphorique	0.0760
— arsénique	traces
Silice	0.0550
Protoxyde de fer	traces
Chaux	0.2420
Magnésie	0.0680

(1) Extrait du rapport sur les résultats des observations faites sur le *Puits Brosson* ;
note additionnelle du 23 octobre 1851.
(2) 4 novembre, l'addition de six jaugeages a donné 1.584 litres en 1260 secondes
ou 108^{mc}984 en 24 heures ; 5 novembre, trois jaugeages réunis ont donné 792 litres en
389 secondes ou 155^{mc}65 par 24 heures.

Potasse...............................	0.1510
Soude................................	2.5090
TOTAL................	8^{gr}2150

Bouquet constatait, le 10 octobre 1853, au *Puits Brosson*, dont l'eau était, alors, utilisée pour le service des bains de l'Etablissement thermal, une température de 22°5, celle de l'air étant de 16°. Il notait, aussi, que les jaillissements de cette source, qui est intermittente, sont toujours accompagnés de violentes détonations ; elle émet, alors, un volume considérable de matières gazeuses, parmi lesquelles l'acide sulfhydrique est facilement reconnaissable à l'odorat.

A l'analyse, l'eau de ce *Puits Brosson* lui donna la composition suivante des matières salines qu'elle renfermait par litre :

Acide carbonique........................	5^{gr}071
— sulfurique..........................	0.177
— phosphorique	0.076
— arsénique..........................	0.001
— borique...........................	traces
— chlorhydrique......................	0.344
Silice.................................	0.055
Protoxyde de fer.......................	0.002
— de manganèse	traces
Chaux................................	0.239
Strontiane............................	0.003
Magnésie.............................	0.068
Potasse...............................	0.151
Soude................................	2.500
Matière bitumineuse....................	traces
TOTAL................	8^{gr}687
Poids des résidus fixes....................	5^{gr}280
Poids des sels neutres	5.283

D'où, par le calcul, il tirait, pour un litre d'eau, la composition hypothétique suivante :

Acide carbonique libre dissous..............	1^{gr}555
Bicarbonate de soude.....................	4.857
— de potasse....................	0.292
— de magnésie..................	0.213

Bicarbonate de strontiane .... 0.005   *La Source du*
— de chaux....................... 0.614   *Parc.*
— de protoxyde de fer 0.004
— de protoxyde de manganèse ...... traces
Sulfate de soude......................... 0.314
Phosphate de soude...................... 0.140
Arséniate de soude....................... 0.002
Borate de soude.......................... traces
Chlorure de sodium...................... 0.550
Silice.................................... 0.055
Matière organique bitumineuse.............. traces

TOTAL.................. 8^{gr}601

Le 22 juin 1857, François adressait au ministre de l'agriculture, du commerce et des travaux publics un rapport dans lequel il disait : « Lors des expériences de 1849-50, l'action d'une pompe aspirante sur le *Puits Brosson*, une variation dans le diamètre de son orifice d'écoulement, déterminaient des changements dans le régime des deux sources, à ce point que l'action prolongée de la pompe allait jusqu'à occasionner des intermittences au *Puits Carré* et y réduisait notablement le dégagement d'acide carbonique.

« Au début d'un écoulement, le *Puits Brosson* donnait, par minute, jusqu'à 152 litres d'eau et 231 litres d'acide carbonique libre ; vers la fin de l'écoulement, il ne débitait que 31 litres d'eau et 18 décilitres de gaz.

« L'analyse chimique a montré que l'eau de ce puits n'avait pas la même composition que celle du *Puits Carré* ; que cette composition, ainsi que la température, variait du commencement à la fin d'un écoulement.

« En commentant ces observations, on fut conduit à cette conclusion : que le *Puits Brosson* agissait sur le *Puits Carré* bien moins par détournement ou entraînement direct de l'eau que par le départ de l'acide carbonique dans la profondeur, départ dont l'effet immédiat était de rendre paresseuse l'ascension des émissaires naturels *(Puits Carré* et *Grande-Grille).*

« Quelle est, depuis les travaux de 1853-54, l'influence du *Puits Brosson* sur le *Puits Carré* et sur la *Grille ?* Des expériences sont à faire. Toutefois, il est probable que cette influence, si elle existe encore, doit être considérablement affaiblie.

« En effet, si l'on admet que les pertes décroissent, suivant une progression constante, à mesure que l'on déprime le niveau d'emploi, on conclut, des observations faites aux niveaux supérieurs, que le *Puits Carré*, dans son état présent (déprimé à la cote — 3.20), ne devrait perdre, par l'influence du *Puits Brosson*, que 1.5 à 3.3 %, c'est-à-dire 2.800 à 6.000 litres par 24 heures. Ces chiffres nous paraissent être des limites supérieures de la perte, si, réellement, il y a encore perte.

« En effet, on doit à une observation attentive d'avoir reconnu que, par suite de la dépression du niveau d'émergence du *Puits Carré* et de la *Grande-Grille*, le *Puits Brosson* a subi, depuis l'automne de 1854, une diminution progressive dans l'énergie et la continuité de son jaillissement. Les temps morts se sont multipliés et prolongés, le débit en eau et gaz s'est amoindri ; aussi, cette source qui accusait, en 1849-50, un débit moyen de $44^{mc}480$, déjà bien inférieur à celui de 1844 (68 à 72^{mc} et au delà, d'après les jaugeages du maître sondeur), n'a donné, à M. Pigeon et à moi, que 18^{mc} en 1856. D'après M. Pigeon, il serait, maintenant, très irrégulier et ne dépasserait pas 12 à 15^{mc}. »

Le 25 juillet 1857, la Compagnie Fermière était autorisée à amener dans le Parc, au moyen d'un tuyau ou d'une traînasse, les eaux de la *Source Brosson* qui, par suite des constructions nouvelles faites dans cet établissement, ne pouvaient plus être exploitées, comme autrefois, à l'émergence du puits.

Cette *Source Brosson* devient, dès lors, la *Source du Parc*. « Ce puits artésien coule d'une manière intermittente, mais peu régulière. Sur un des côtés du Parc — vis-à-vis de l'ancienne *Source Brosson* et à 22 mètres de la haie de ce Parc — un kiosque, de $2^{m}50$ de hauteur, protège les abords de la source ; l'eau qui s'échappe du tube est reçue dans une vasque octogone placée au centre du pavillon (1). »

En 1860, d'après le *Dictionnaire des Eaux minérales*, la température de l'eau de cette source était de 22°.

Elle fut déclarée d'intérêt public, avec les autres sources domaniales de Vichy, par décret impérial du 23 janvier 1861.

La Compagnie Fermière s'aperçut vite qu'avec ses intermittences

(1) F. Barthez, *Guide pratique des malades aux Eaux de Vichy*, 7ᵉ édition, J.-B. Baillière, 1865.

absolument indéterminées, il était impossible de laisser à la *Source du Parc* son écoulement naturel sans exposer les quelques malades, à qui on pouvait l'ordonner, à ne pas recevoir, à l'heure fixée, le verre d'eau auquel ils avaient droit. Aussi, presque aussitôt après son transfert dans le Parc, on remplaça sa vasque, en pierre de Volvic, par une pompe à bras qui amenait l'eau minérale dans un réservoir métallique, de forme sphérique, auquel était fixé un tuyau terminé par un robinet. Par ce dispositif ingénieux, on évitait les intermittences avec arrêt qui se produisaient naturellement dans le jet.

Le 27 juillet 1873, à 8 heures du matin, des Cloizeaux trouvait, à la *Source du Parc*, une température de 19°2 et une densité de 1.002, la température de l'air étant de 20°5 et la pression barométrique de 739 $^{m}/^{m}$.

Willm, en 1881, trouva, à la *Source du Parc*, une température de 16°3 seulement, et attribua, à un litre de son eau, la composition élémentaire suivante :

Acide carbonique total (CO^2)...............	5^{gr}2133
— (p. insoluble) (CO^2O)......	0.2947
Calcium................................	0.1668
Magnésium..............................	0.0178
Oxyde ferrique (avec traces de manganèse)...	0.0059
Silice.................................	0.0487
Acide sulfurique (SO^3O)..................	0.1783
Chlore................................	0.3455
Acide carbonique des alcalis (CO^2O)........	2.1032
— phosphorique (PO^4H)...............	traces
— arsénique (AsO^4H).................	0.00067
Sodium................................	1.8360
Potassium.............................	0.1227
Lithium................................	0.0035
Acide borique, iode, strontium, cœsium, rubidium...............................	traces
TOTAL des matières dosées...	5^{gr}12377
Arsenic libre en milligrammes...............	0^{mgr}36

d'où il tirait le groupement hypothétique ci-dessous :

Acide carbonique total....................	5^{gr}2133
— combiné (bicarbonates).....	3.5197
— libre (CO^2)..............	1.6936

Carbonate de calcium......................	0.4169
— de magnésium...................	0.0624
— ferreux (avec Mn)...............	0.0089
— de sodium..	3.5176
— de potassium...................	0.2171
— de lithium....................	0.0185
Sulfate de sodium........................	0.2638
Chlorure de sodium.......................	0.5693
Phosphate disodique......................	traces
Arséniate disodique......................	0.0009
Silice.	0.0487
Acide borique, iode, strontium, rubidium, matières organiques......................	traces
TOTAL par litre	5^{gr}1241
Poids du résidu observé...................	5^{gr}1220

Teneur en bicarbonates anhydres :

Bicarbonate de calcium....................	0^{gr}8883
— de magnésium................	0.0951
— ferreux	0.0118
— de sodium...................	4.9778
— de potassium................	0.2863
— de lithium...................	0.0295

Teneur en bicarbonates alcalins normaux ou hydratés :

Bicarbonate de sodium....................	5^{gr}5751
— de potassium	0.3146
— de lithium..................	0.0340

Dans leur travail de 1886, Peyraud et M. Gautrelet attribuaient à la *Source du Parc* une quantité de 7.2 dix millièmes d'acide sulfhydrique par litre, pour l'eau puisée à la buvette, et Roman et Colin trouvèrent, le 27 juillet 1891, à 11 h. 40 du matin, à l'eau de cette source, prise au robinet de la buvette et après 15 minutes de fonctionnement de la pompe, une température de 20°1, celle de l'air étant de 22°5 et la température réduite à 0° de 736.4.

Le 15 mars 1895, la *Source du Parc* contenait, par litre, d'après le bureau d'essais de l'Ecole nationale supérieure des Mines de Paris :

Résidu sec à 180°......................	5^{gr}1780
Chlorure de sodium....................	0.5691

L'un de nous lui attribuait, en 1896, un titre hydrocalimétrique de 6^{gr}20 par litre calculé en C^{2}O^4,NaO,HO.

Le 21 avril 1900, la Compagnie Fermière faisait placer, dans le tube ascensionnel de la *Source du Parc,* une colonne syphoïde ordinaire de 20 mètres de profondeur avec obturateur, à son sommet, de 0^{m}005. Cette simple modification, à son mode de jaillissement, permit de supprimer, dès lors, la pompe qui alimentait sa buvette, et lui assura, ainsi, un écoulement constant. Son débit, nécessairement, en fut quelque peu diminué, mais cela fut grandement compensé par les avantages de ne plus avoir à pomper, soit pour distribuer, en boisson, son eau au public, soit pour l'embouteiller, ou bien pour la recueillir à l'usage des réserves de l'Etablissement thermal.

Le 14 février 1901, M. Anglès d'Auriac trouvait, au tuyau d'écoulement libre de la *Source du Parc,* un débit moyen de 3 litres 39 par minute, soit de 4^{mc}8 par 24 heures et une température de 21°2.

Cette même année, Pouchet indiquait pour de l'eau *du Parc,* puisée le 8 janvier 1901, à 10 heures du matin, la composition suivante :

Résidu à 110°	5^{gr}240
Résidu après incinération...................	5.010
Silice en Si O²	0.047
Chaux en Ca O...........................	0.249
Magnésie en Mg O	0.031
Acide sulfurique en SO³...................	0.150
Chlore en Cl	0.346
Acide carbonique total en CO²..............	5.295
— sur le résidu fixe............	1.780
Degré alcalimétrique exprimé en carbonate de soude, CO³ Na²	4.314

Un jaugeage officiel, fait en février 1905, donna à la *Source du Parc* un débit de 3^{mc}870. Le 19 novembre 1907, M. Macaux trouvait ce débit de 2 litres 41 par minute, soit 3^{mc}470 par 24 heures. La température de l'eau était, ce jour-là, de 22°, à 6 heures du matin.

Analysée de nouveau par Pouchet en 1906, son eau, puisée, le 18 octobre, au griffon même, c'est-à-dire dans la cour du chalet de la Direction, avait une température de 22°2, et la composition par litre qui suit :

Résidu à 110°..............................	5^{gr}252
Résidu à 180°..............................	5.172
Résidu après incinération...................	5.102
Silice en Si O².............................	0.044
Chaux en Ca O.............................	0.247
Magnésie en Mg O	0.024
Acide sulfurique en SO³....................	0.148
Chlore en Cl..............................	0.358
Acide carbonique dégageable par l'action de la chaleur de 15 à 100° en poids ..	1.716
en volume.	943 c. c.
Acide carbonique dégageable après l'action de la chaleur par l'action des acides à chaud .... en poids...	3.296
en volume.	1.811 c. c.
Acide carbonique total......... en poids...	5.012
en volume.	2.754 c. c.
Alcalimétrie en carbonate de soude, CO³ Na²..	4.293

M. P. Carles a signalé dans l'eau *du Parc* 0^{gr}018 de fluorure par 1.000 grammes, et M. Bretet a indiqué que son titre hydrocalimétrique était, par litre, de 6^{gr}5 calculé en C²O⁴,NaO,HO, pour l'eau puisée au robinet de distribution, le 28 mai 1907, à 1 heure du soir.

Le 29 juillet 1907, à 8 heures du matin, la température de son eau, prise avec un thermomètre recuit de Baudin au robinet de distribution publique était de 20°8, la température de l'air étant de 23° et la pression barométrique, réduite à 0°, de 774 $^{m}/^{m}$.

Aujourd'hui, cette *Source du Parc* qui, lors de sa naissance, avait fait tant de bruit; qui, seule, ou à peu près, avait motivé la législation de 1848 et de 1856 sur la protection des sources minérales en France, n'a cependant jamais eu beaucoup d'importance et ne méritait pas le développement, un peu long, que nous avons cru devoir consacrer à son histoire. Sa buvette est, de beaucoup, la moins fréquentée de toutes celles de Vichy; quoique située en plein centre mondain, elle passe généralement inaperçue; on la compte à peine parmi les richesses hydrologiques de Vichy. Cependant, en 1907, la Compagnie Fermière l'a abritée sous un kiosque nouveau, plus en rapport que l'ancien avec l'architecture de l'ensemble actuel des édifices thermaux; cela ne fera pas, hélas! qu'on y boira davantage, ni que son eau sera plus connue dans la thérapeutique mondiale. Il est juste pourtant de reconnaître que la *Source du Parc* est certainement

Histoire des Eaux minérales de Vichy.

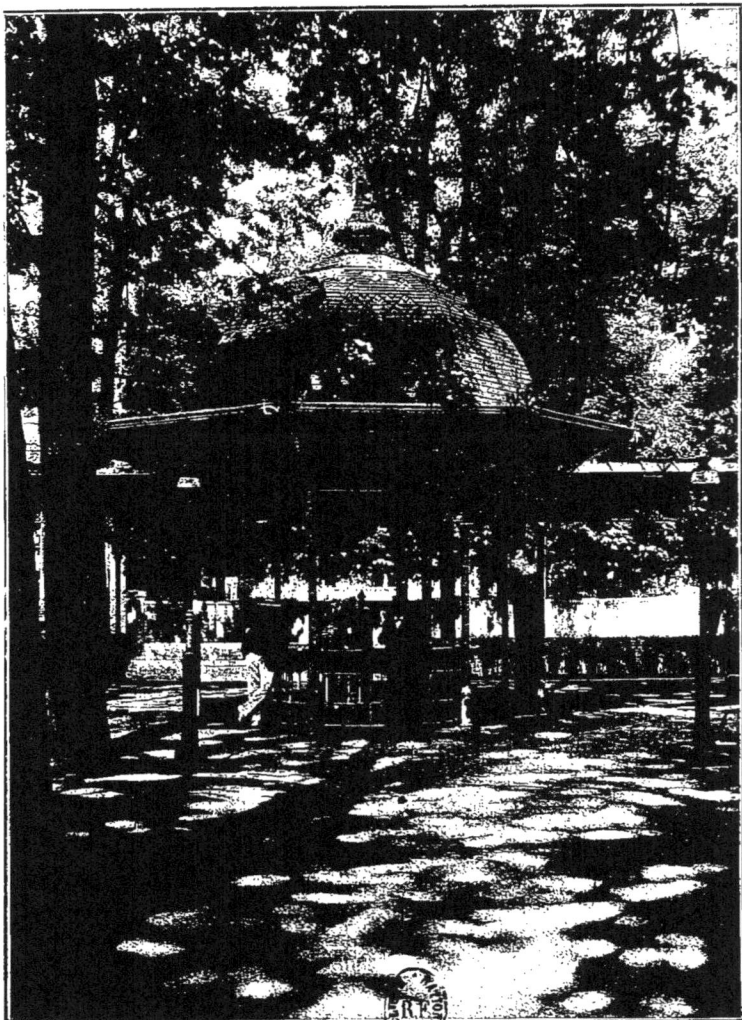

Source du Parc en 1907.

G. STEINHEIL, Éditeur.

avantageuse à quelques goutteux et graveleux, à tempérament sanguin, qui ne peuvent boire aux *Célestins* sans s'exposer à la fâcheuse congestion.

La Source du Parc.

RÉSUMÉ

Noms divers sous lesquels la Source du Parc *a été successivement désignée :* Puits Brosson, Source Brosson, Puits du Parc, Source du Parc.

Date du captage de la source : 9 janvier 1844.

Profondeur du puits : 47ᵐ01.

Altitude du jaillissement naturel actuel : 258ᵐ67.

Mode d'amenée de l'eau au robinet de distribution publique : Arrive naturellement sans être pompée.

Plus fort débit observé : 219ᵐᶜ323 par 24 heures, le 15 janvier 1850.

Plus faible débit observé : 3ᵐᶜ470 par 24 heures, le 19 novembre 1906.

Plus haute température observée : 24°, le 26 septembre 1849.

Plus basse température observée : 16°3, en 1881 (Willm).

Débit, le 19 novembre 1906 : 3ᵐᶜ470 par 24 heures.

Température au robinet de distribution publique, le 29 juillet 1907 : 20°8.

Titre alcalin d'un litre d'eau puisée le 28 mai 1907 : 6ᵍʳ50, *calculé en* C^2O^4,NaO,HO.

CHAPITRE VII

LA SOURCE LARDY

Nous avons déjà exposé, au cours de cette histoire des Eaux minérales de Vichy (1), que, depuis le 18 juin 1839, MM. Henry
Lardy, ancien avoué à Cusset, et son beau-frère, Pierre-Saint-Ange
Ménot, propriétaire à Hauterive, possédaient, indivisément, tout l'*enclos des Célestins*, tel, ou à peu près tel, qu'il avait été adjugé,
nationalement, le 17 août 1795.

Incités par le succès du sondage Brosson, MM. Lardy et
Ménot, sans tenir compte d'un arrêté municipal du 14 février 1844
qui, malgré l'arrêt du juge de paix de Cusset, en date du 14 janvier 1844, interdisait, d'une façon générale, de ne pratiquer aucun
sondage sur le territoire de la commune de Vichy sans l'autorisation
préalable du maire, « laquelle sera subordonnée à l'approbation du
préfet », firent creuser, à frais communs, un puits artésien près de
la route de Vichy à Nîmes, à 180 mètres des deux *Puits des Célestins*,
dans la partie sud-est de leur propriété. Le 20 décembre 1844, une
source d'eau minérale jaillit avec force, à travers le trou de recherche,
et s'éleva, dès ses premiers jets, jusqu'au sommet de la chèvre de
sondage. On s'empressa de la capter, d'une façon assez primitive
du reste. On descendit, en effet, jusqu'à une assez grande profondeur,
des tubes de fer de 0^m15 de diamètre, autour desquels on coula du
ciment à prise rapide qui forma corps avec eux et assura leur étanchéité en même temps qu'il s'opposait à toute perte de gaz par les
fissures terrestres situées aux alentours de la source.

Avant d'atteindre la nappe d'eau minérale qu'ils se décidèrent à

(1) Voir plus haut, page 181.

capter, MM. Lardy et Ménot en avaient rencontré deux autres qu'ils avaient négligées à cause de leur faible importance. Ils s'en tinrent à une troisième qui gisait à 148ᵐ50 de profondeur et qui put leur fournir, après son captage, jusqu'à 17ᵐᶜ d'eau minérale par 24 heures. Mais, dans la suite, la fougue de ce premier jaillissement se calma peu à peu, et la source en vint, d'elle-même et assez rapidement, à un débit journalier de 7ᵐᶜ, auquel elle se tint dès lors et qui fut, depuis, considéré, à juste titre, du reste, comme celui de son régime normal.

Ce *Puits de l'enclos des Célestins,* comme on l'appela, à Vichy, dès son apparition, n'eut pas, ainsi que son aînée, la *Source du Parc,* le périlleux honneur d'éveiller les justes susceptibilités de l'Etat, propriétaire des eaux de Vichy. Il était né, en effet, sans faire trop de bruit et, surtout, sans troubler, en aucune façon, les anciennes sources domaniales. Nous avons dit, dans le chapitre précédent, qu'il n'en avait pas été ainsi pour le *Puits Brosson.*

Le 16 juin 1845, Ossian Henry, membre de l'Académie royale de médecine, professeur agrégé à l'Ecole de pharmacie de Paris, écrivait et publiait (1) sur la *Nouvelle eau minérale découverte à Vichy dans l'enclos des Célestins* les lignes suivantes :

« Les sondages nombreux qui ont eu lieu à Vichy et dans ses environs, ont amené la découverte de plusieurs sources minérales (2) dont les eaux, provenant sans doute d'une nappe originelle commune, ont dû présenter alors, ainsi que l'analyse l'a démontré, une assez grande analogie.

« C'est encore par suite d'un sondage de ce genre, pratiqué à 148 mètres dans l'enclos des Célestins, à Vichy, que MM. Lardy et Ménot ont obtenu une source dont ils m'ont prié d'examiner avec soin l'eau minérale.

« Cette eau, puisée en présence des autorités locales, ainsi que l'a prouvé le procès-verbal ci-joint, m'a été expédiée de suite à Paris, et je l'ai soumise immédiatement à l'expérience :

« *Caractères physiques.* — Voici les caractères qu'elle m'a présentés :

« Elle était d'une assez grande limpidité, à part un très léger

(1) Voir *la Semaine de Cusset* du 28 juin 1845.

(2) Outre le *Puits Brosson* et la *Source Lardy*, il existait, déjà, en 1845, le *Puits foré d'Hauterive*, la *Source intermittente de Vesse*, et à Cusset, la *Source Mesdames*, la *Source Elisabeth*, la *Source Tracy* et la *Source Saint-Jean*.

dépôt argileux, que la moindre agitation mettait en suspension ; elle n'avait aucune odeur ; sa température au point d'émergence ne m'a pas été indiquée ; d'après la profondeur du sondage, elle doit être supérieure à celle de l'atmosphère, en temps ordinaire.

« La saveur que présente cette eau est alcalescente et saumâtre ; exposée à l'air, elle ne laisse dégager que des bulles assez rares de gaz carbonique ; mais, ce dégagement est plus sensible, quand on plonge dans le liquide un corps hérissé d'aspérités, ou lorsqu'on le soumet à l'ébullition.

« *Caractères chimiques.* — L'eau acidule au papier bleu de tournesol, se trouble progressivement quand on la chauffe, et il se précipite un dépôt d'un blanc jaunâtre au fond du vase évaporatoire. La liqueur filtrée, alors, fournit, après une nouvelle évaporation à siccité, un résidu très alcalin, attirant légèrement l'humidité de l'air, et d'une couleur grisâtre quand il a été desséché ou calciné fortement (cet effet est dû à ce qu'une portion de la substance organique de cette eau subit une décomposition ; l'odeur empyreumatique et ammoniacale des produits volatils en est une preuve).

« 1.000 grammes de l'eau qui nous occupe ont fourni : en sels restés solubles, calcinés, $3^{gr}390$, et en sels devenus insolubles, $0^{gr}370$; au total, $3^{gr}760$.

« L'analyse des substances minéralisantes a fait voir qu'elles sont composées de beaucoup de carbonate sodique, primitivement à l'état de bicarbonate, de sulfates sodique et calcaire, de chlorures de sodium et de potassium, de silicate alcalin, d'alumine, d'oxyde de fer, de lithine en traces peu importantes, de carbonates terreux, de traces non douteuses de bromure, d'iodure et d'une matière organique azotée.

« L'eau donne un peu d'oxygène et d'azote et une certaine quantité d'acide carbonique, dont une proportion est à l'état libre et le reste combiné en bicarbonate.

« Je n'entrerai pas dans le détail des procédés analytiques mis en usage pour isoler ou apprécier en poids les divers principes minéralisateurs de l'eau de Vichy de la *Nouvelle Source des Célestins*, et je me bornerai à établir, d'après les résultats trouvés, la composition de cette eau, pour un litre ou 1.000 grammes :

Air atmosphérique...............	très peu, inapprécié
Acide carbonique libre............	1/2 volume environ

Bicarbonate de soude anhydre...	$4^{gr}137$	crist.	$4^{gr}468$
— de potasse — ..	indices		indices
— de chaux — ..	0.277		0.277
— de magnésie — ..	0.210		0.210
— de strontiane........ ⎫			
— de lithine.......... ⎬	traces		traces
— de fer............. ⎭			
Sulfate de soude anhydre........	0.170	crist.	0.418
— de chaux —	0.020	id.	0.025
Silicate alcalin —	0.120	—	0.120
Chlorure de sodium anhydre.....	0.358	—	0.358
— de potassium —	0.022	—	0.022
Bromure alcalin anhydre (de soude, sans doute)................	traces très sensibles		
Iodure alcalin anhydre (de soude, sans doute)................	traces très sensibles		
Terre argileuse (en suspension),	inappréciée		
Matière organique azotée	0.020	—	0.010
Substances minéralisantes (anhydres)	5.314	crist.	5.898
Eau pure.....................	994.686		994.102
TOTAUX...........	$1.000^{gr}000$		$1.000^{gr}000$

« L'eau de la *Nouvelle Source des Célestins* est donc composée des mêmes éléments minéralisateurs que celle des autres sources découvertes à Vichy, à Cusset et à Hauterive, et dans des proportions assez voisines ; il n'y a pas lieu de se refuser, alors, à admettre qu'elle jouit des mêmes propriétés médicales. »

Le 16 octobre 1845, MM. Lardy et Ménot adressaient, par l'entremise du maire de Vichy, à M. le Ministre du commerce et de l'agriculture, une copie de l'analyse ci-dessus et une demande « afin qu'examen soit ordonné des eaux minérales qu'ils ont découvertes dans l'enclos des Célestins, et qu'ils soient autorisés à les livrer au public ». Mais l'Etat, qui était aux prises avec les difficultés que lui créait le captage de la *Source Brosson*, avait, alors, mieux à faire qu'à donner satisfaction immédiate aux audacieux qui voulaient « concurrencer » ses eaux naturelles avec de nouvelles sources artificielles. Le ministre de l'agriculture et du commerce, régulièrement saisi en vertu de l'ordonnance royale de 1823, laissa paisiblement dormir, pendant près de trois ans, la demande de MM. Lardy et Ménot sans plus s'en inquiéter que si elle n'existait pas. Il est vrai de dire que, de *La Source Lardy* leur côté, les propriétaires de la *Nouvelle Source des Célestins* en prenaient à leur aise avec la loi, et ne se gênaient nullement, devant le silence ministériel à leur égard, de livrer au public leur eau minérale non encore autorisée, et cela au vu et au su de l'inspecteur Prunelle, qui ne semblait pas s'en émouvoir outre mesure, mais qui, cependant, écrivait, le 7 octobre 1847, à M. le Ministre de l'agriculture et du commerce, la très intéressante lettre qui suit :

« M. Bru, pharmacien à Cusset, vient de louer, moyennant une rente annuelle de mille francs, la source minérale que M. Lardy a obtenue par un forage dans l'enclos des Célestins.

« Quoique cette source ne soit point autorisée, les malades s'y rendent en grand nombre : c'est, après la *Source de l'Hôpital,* celle qui est la plus fréquentée ; la raison en est bien simple : les *Sources des Célestins* et de la *Grande-Grille* ont perdu une portion notable de leur gaz acide carbonique, et, sans ce gaz, l'eau minérale, outre qu'elle est peu agréable à boire, est difficilement supportée.

« Les eaux de la *Source Lardy* le sont parfaitement et, cependant, ces eaux contiennent le tritoxyde de fer en quantité telle que l'estomac s'en accommoderait mal sans la présence d'une si grande quantité de gaz.

« Ce fer et ce gaz font de la *Source Lardy* un médicament précieux et qui manquait à Vichy pour la guérison de certaines obstructions rebelles des organes parenchymateux abdominaux, de l'aménorrhée, de la leucorrhée, etc., etc.

« Votre Excellence ne pourra donc pas se refuser à autoriser la source. On obtiendrait même de médecins ignorants ou peu consciencieux un avis contraire, que la confiance du public, plus puissante que l'opinion des médecins, casserait bien vite leur arrêt.

« Je n'examinerai pas si les eaux de la *Source Lardy,* ainsi que l'ont dit quelques chimistes, contiennent du brome et de l'iode ; je n'ai pas recherché suffisamment la première substance, et les essais que j'ai faits sur la source même ne m'ont point signalé d'iode.

« Mais la *Source Lardy,* de même que la source de Vaisse (1), sur la rive gauche de l'Allier, et la source de la promenade de Mesdames (2), n'en sont pas moins, comme sources martiales acidules,

(1) Plus communément appelé Vesse. Aujourd'hui, Bellerive-sur-Allier.
(2) La *Source Mesdames* jaillit sur le territoire de la commune de Cusset, à deux kilomètres de Vichy, entre la route nationale et le ruisseau le Sichon.

un précieux médicament que les forages nous ont donné en dédommagement du mal qu'ils nous ont fait d'autre part.

« La *Source Lardy* devrait donc être acquise par l'Etat ; les deux autres sources analogues ou semblables sont trop éloignées, et ne sont, d'ailleurs, point encore expérimentées.

« Ces eaux ne sont bonnes qu'à boire sur place ; les eaux martiales acidules ne se transportent pas sans laisser précipiter au fond du vase le fer qui, en fait, les caractérise.

« C'est un petit revenu que celui de la vente de l'eau minérale à boire sur place. Au maximum, les frais de la femme qui donne à boire payés, il ne reste pas 400 francs de libres.

« Que vient donc faire M. Bru en louant cette source sur laquelle il perdra 600 francs ? Le voici :

« M. Bru s'est mis à vendre des eaux de Vichy qu'il achète avec la remise de 12 °/₀ en gros, et revend au détail en se contentant de 6 à 7 °/₀ de remise. En 1847, il en a débité, de cette façon, environ 50.000 bouteilles.

« M. Bru est donc connu, déjà, comme marchand d'eau de Vichy ! Au lieu de payer des eaux à la régie, il vendra celles de la *Source Lardy* qui, en perdant un peu d'acide carbonique soit dès la mise en bouteilles, soit dans les bouteilles mêmes, deviennent des eaux de Vichy ordinaires.

« Et ce ne sera pas seulement la perte d'une vente de 50.000 bouteilles que fera l'Etat, il en perdra plus de 100.000, parce que ces eaux pourront être données à meilleur marché, puisque M. Bru n'aura pas à payer les bénéfices de l'expédition qui est de 3.000 francs environ par 100.000 bouteilles.

« Il n'y a qu'un seul moyen de prévenir cette perte, c'est d'acheter la *Source Lardy*, et, si vous l'achetez sans avoir de loi présentée contre les forages, vous encouragez des forages nouveaux.

« Le dépôt de la guerre commence à voir qu'il n'a acheté qu'une baraque, bonne à démolir, en achetant l'hôtel Cornil. Je crois que le génie serait fort disposé à transporter l'hôpital militaire dans l'enclos Lardy, avec lequel il s'entendrait au moyen d'un échange. Veuillez agréer, etc., etc. »

Cet appel pressant de l'inspecteur de l'Etablissement thermal de Vichy ne fut pas entendu du ministre auquel il s'adressait. L'Etat ne sut pas, alors, acquérir une propriété qui lui manqua souvent, quoi

qu'il en dise, et que ses fermiers désirèrent toujours, comme on va le *La Source Lar*
voir bientôt ; l'occasion était bonne à saisir ; ce fut un tort de la laisser
échapper.

En août 1847, Barthez trouvait, à cette *Source de l'enclos des
Célestins,* une température de 27°.

Ossian Henry publiait, dans le numéro de janvier 1848 du *Journal
de Pharmacie et de Chimie,* la composition suivante de la *Nouvelle
Source des Célestins (Lardy),* établie pour un poids de 1.000 grammes
de liquide.

Azote...............................	inapprécié
Acide carbonique libre.....................	o litre 501
Bicarbonate anhydre de soude..............	4^{gr}137
— — de potasse	indices
— — de chaux...............	0.277
— — de magnésie...........	0.210
— — de strontiane..........	traces
— — de lithine..............	traces
Sulfate anhydre de soude....................	0.170
— de potasse..................	0.020
Chlorure de sodium	0.358
— de potassium.....................	0.022
Iodure alcalin	sensible
Bromure alcalin	sensible
Phosphate...............................	?
Nitrate	?
Silicate de soude.........................	0.120
— d'alumine	inapprécié
Fer et manganèse.........................	0.001
Matière organique azotée (avec conferves)	indices
Substances fixes	5^{gr}315

Le 14 février 1848, M. le Ministre du commerce et de l'agriculture
se décidait, enfin, à adresser à l'Académie de médecine « douze
bouteilles de l'eau d'une source découverte à Vichy, au lieu dit l'enclos
des Célestins, et deux petits flacons contenant une portion des dépôts
qui se formaient, naturellement, dans le bassin et dans le parcours de
cette source », pour savoir s'il y avait lieu d'accorder l'autorisation
d'exploiter le *Puits Lardy.* Ossian Henry, qui avait, déjà, étudié et
analysé les eaux de cette nouvelle source, fut chargé de faire, sur elle,

le rapport motivé qui devait précéder le vote de l'Académie. Il tarda assez à le déposer, pour entendre, le 28 mars 1848, la lecture de la communication de Chevalier et Gobley sur la présence de l'arsenic dans les eaux de Vichy. Ses deux collègues y disaient, entre autres choses, que trois litres d'eau de la *Source de l'enclos des Célestins,* dite *Lardy,* leur avaient donné un résidu pesant 18^{gr}50, avec lequel ils avaient obtenu un anneau arsénical, et ils citaient, à ce sujet, la lettre suivante, adressée à Chevalier par Poggiale, professeur de chimie au Val-de-Grâce : « M. Barthez, médecin en chef de l'hôpital militaire du Gros-Caillou, détaché à Vichy, m'a chargé, il y a environ trois mois, d'examiner le résidu de l'évaporation de trente litres d'eau provenant d'une nouvelle source découverte à Vichy (enclos des Célestins). Ayant trouvé dans ce résidu une quantité notable d'arsenic, je me disposais à publier cette recherche intéressante, lorsque j'appris que vous aviez fait la même observation. Je dus, par conséquent, respecter la priorité qui vous appartenait et je ne fis aucune observation.

« Vous désirez, cependant, connaître les résultats que j'ai obtenus ; je m'empresse de vous les communiquer en quelques mots :

« Trente litres d'eau ont laissé 139^{gr}70 de résidu. J'ai constaté dans ce résidu, à l'aide de l'appareil de Marsh modifié par l'Institut, la présence de l'arsenic qui se trouve, je pense, dans les eaux de Vichy, à l'état d'arsénite de soude.

« J'ai cherché, en outre, à déterminer, par les moyens les plus délicats, la proportion d'arsenic que ces eaux renferment, et je ne crois pas être loin de la vérité en affirmant qu'elles n'en contiennent pas moins d'un milligramme d'acide arsénieux par litre. Il est donc probable que les eaux de Vichy doivent, en partie, leurs propriétés thérapeutiques à la présence de l'arsenic dont la proportion, du reste, n'est pas de nature à inspirer des craintes.

« Il est presque inutile d'ajouter, monsieur, que les réactifs que j'ai employés étaient purs, et que j'ai soumis l'anneau et les taches arsénicales à toutes les épreuves que les chimistes connaissent. »

Le 2 mai 1848, Ossian Henry lisait à l'Académie de médecine, au nom de la Commission des eaux minérales, son rapport « sur l'eau minérale d'une *Nouvelle Source de l'enclos des Célestins* à Vichy » ; et, il y disait :

« La source de M. Lardy a été découverte, il y a trois ou quatre ans, à l'aide d'un forage et d'un tubage appropriés : l'eau qu'elle fournit

en abondance est gazeuse, sans odeur, d'une limpidité parfaite; la *La Source Lardy*
température de cette eau est de 18°, m'a-t-on dit. Sa saveur acidule,
alcalescente et légèrement atramentaire, offre, aussi, quelque chose
d'aromatique qui rappelle les solutions iodurées ou bromurées. Exposée
à l'air, cette eau se couvre, peu à peu, d'une pellicule blanche, légère,
et elle dépose, dans le bassin de réception ou le long de son trajet, un
dépôt brun-verdâtre, qui devient rouge ocracé par son exposition à
l'air. Les réactifs et l'analyse qualitative accusent dans l'eau qui fait
le sujet de ce rapport les mêmes principes minéralisateurs que ceux des
autres sources de Vichy. Quant aux résultats définitifs, ils ont été
semblables à ceux que votre rapporteur avait obtenus il y a trois ans,
lors d'une analyse de cette eau, qu'il fit, à cette époque, sur la demande
de M. Lardy. Il n'y a à ajouter, aujourd'hui, que la présence du principe
arsénical, découvert, depuis, par notre confrère, M. Chevalier, dans les
sources de Vichy, et qui se trouve d'une manière très notable dans les
dépôts ocracés de l'eau de la *Nouvelle Source des Célestins*.

« Voici, pour 1.000 grammes ou un litre, la composition chimique
qu'on peut assigner à cette eau prise à son point d'émergence et
avant son évaporation, savoir :

Acide carbonique libre.....................	1/2 vol. environ
Bicarbonate de soude anhydre..............	$4^{gr}230$
— de potasse anhydre..............	indiqué
— de chaux......................	} 0.504
— de magnésie....................	
— de lithine....................	} indices
— de strontiane..................	
— de fer avec manganèse...........	0.018
Sulfate de chaux..........................	} 0.190
— de soude anhydre...................	
Chlorure de sodium et de potassium.........	0.350
Silicate de soude.........................	0.200
Bromure alcalin de soude (sans doute)........	} très sensibles
Iodure —	
Matière organique azotée.... } évaluées......	0.020
Terre argileuse en suspension	
Principe arsénical, fort sensible dans le dépôt }	Traces
ocracé recueilli au fond du bassin dela source.	infinitésimales
Principes minéralisateurs fixes...............	5.512
Eau pure...............................	994.488
TOTAL....................	$1.000^{gr}000$

« Cette eau minérale naturelle présente, comme on peut le voir, beaucoup d'analogie avec les autres sources de Vichy, de Cusset et d'Hauterive. Ce sont les mêmes substances qui les minéralisent toutes. Comme l'eau de l'ancienne *Source des Célestins,* la *Nouvelle Source* est froide, sensiblement ferrugineuse, et paraît même, sous ce point de vue, surpasser la première, ainsi que par son abondance.

« Mais, ajoutons, en même temps, qu'elle est moins riche en principes minéralisateurs, car dans l'eau de la *Nouvelle Source* la quantité des sels n'y est, pour 1.000 grammes de liquide, que de $5^{gr}512$ au lieu de $6^{gr}9$, et celle du bicarbonate alcalin de $4^{gr}23$ au lieu de $5^{gr}32$.

« L'eau qui fait l'objet de ce rapport n'en est pas moins encore très riche en substances minérales, et nous croyons qu'il y a lieu d'accorder, à son propriétaire, l'autorisation de l'exploiter. »

Conformément à ces conclusions, M. Lardy était autorisé, le 23 mai 1848, par Flocon, ministre de l'agriculture et du commerce, à livrer au public l'eau de la source qu'il possédait dans l'enclos des Célestins à Vichy, à la charge par lui de se conformer aux dispositions des lois et règlements sur la police des eaux minérales.

J. Lefort, alors pharmacien à Gannat, publiait, dans le numéro de juillet 1849 du *Journal de Pharmacie et de Chimie,* l'analyse suivante de l'eau minérale de l'*Enclos des Célestins* à Vichy, rapportée à un litre :

Azote.............................	0 c. c. 12
Oxygène	0 c. c. 025
Acide carbonique....................	0 litre 519
Bicarbonate anhydre de soude...........	$4^{gr}461$
— de potasse..........	traces
— de chaux...........	0.610
— de magnésie........	0.084
— de strontiane........	indices
— de lithine..........	indices
— de fer.............	0.031
— de manganèse........	indices
Sulfate anhydre de soude..............	0.173
— de chaux..............	0.078
Chlorure de sodium...................	0.667
— de potassium.................	sensible
Iodure alcalin......................	indices
Bromure alcalin.....................	indices

Silicate de soude......................	0.092	*La Source Lardy*
— d'alumine.....................	0.017	
Arsénite de chaux.....................	indices	
Crénate de fer.......................	peu	
Matière organique azotée et sulfurée......	sensible	
Substances minéralisantes.......	$6^{gr}213$	

Lefort faisait précéder cette analyse des considérations qui suivent : « L'eau de l'*Enclos des Célestins*, que j'ai pu examiner à la source même, est très limpide à son point d'émergence ; sa saveur, légèrement piquante et alcalescente, y démontre de suite la présence de l'acide carbonique libre et du bicarbonate de soude. Le gaz acide carbonique qui se dégage incessamment forme un courant ascensionnel au milieu d'un petit réservoir en pierre ; il est recueilli à l'aide d'une cloche en cristal placée au-dessus du jet de la source et se trouve utilisé pour la fabrication du bicarbonate de soude. Mise en bouteilles depuis quelque temps, cette eau se conserve très limpide, sauf quelques flocons rougeâtres suspendus dans la masse.

« Sa température a été trouvée de 25° centigrade, celle de l'air étant à 20° et la pression barométrique 0.740.

« Exposée à l'air, elle abandonne, dans son parcours sur le sol, une grande quantité de dépôt ocracé qui met hors de doute la présence du fer et la fait différencier, par cela même, des autres sources de Vichy ; elle doit donc être rangée parmi les eaux ferro-carbonatées acidules.

« Toutes les recherches, dans le but d'y découvrir le cuivre, ont été négatives. Sa densité est de 1.0008. »

En 1850, Chevalier et Barthez trouvaient dans 95 grammes du dépôt de la *Fontaine du Clos* à Vichy un anneau arsénical pesant $0^{gr}001$.

Cette même année, Baudrimont indiquait comme température du *Puits Lardy* 25°55, et classait cette source parmi celles de Vichy dans lesquelles il avait pu constater la présence de l'hydrogène sulfuré, à l'aide des réactifs.

L'Ecole des Mines de Paris établissait, le 14 mai 1852, la composition suivante d'un litre d'eau de l'*Enclos des Célestins*, sur échantillons remis par Dufrénoy :

Acide carbonique libre et des bicarbonates....	$5^{gr}3540$
— chlorhydrique......................	0.3340
— sulfurique	0.1770

Acide phosphorique	0.0440
— arsénique	traces
Silice	0.0650
Protoxyde de fer	0.0100
Chaux	0.2790
Magnésie	0.0760
Potasse	0.2730
Soude	2.4860
TOTAL	9^{gr}0980

En 1855, Bouquet s'exprimait ainsi dans son *Histoire chimique des Eaux minérales et thermales de Vichy, Cusset, etc.* : « Le *Puits foré de l'enclos des Célestins,* connu aussi sous la dénomination de *Source Lardy,* est situé dans l'ancien Couvent des Célestins, à une faible distance de la source naturelle de ce nom.

« Le forage de ce puits a été continué jusqu'à 150 mètres au-dessous du sol ; de cette grande profondeur, ses eaux ramènent, néanmoins, des quantités assez considérables de sable et de gravier, dont quelques fragments sont assez volumineux.

« L'eau de cette source présente la saveur caractéristique des sels de fer ; elle dépose abondamment, dans la vasque, en lave de Volvic, qui la reçoit à sa sortie du tube d'ascension, aussi bien que dans le conduit du trop-plein, des sédiments ocreux, indice incontestable de sa nature ferrugineuse.

« Le *Puits de l'enclos des Célestins* donnait, dans le principe, 17.000 litres d'eau par 24 heures ; ce débit a décru progressivement jusqu'à 10.000 et même 7.000 litres ; son rendement actuel est, d'après M. François, peu éloigné de ce dernier chiffre.

« Le 4 octobre 1853, la température ambiante étant de 7°9, nous avons trouvé celle de l'eau égale à 23°6.

« Ce puits appartient à MM. Lardy et Ménot ; il alimente une buvette et un service d'expédition assez actif. »

Un litre d'eau de ce *Puits de l'enclos des Célestins* contenait, d'après Bouquet, les principes ci-dessous :

Acide carbonique	5^{gr}499
— sulfurique	0.177
— phosphorique	0.044
— arsénique	0.002

Acide borique........................... traces   *La Source Lardy*
— chlorhydrique...................... 0.334
Silice.................................... 0.065
Protoxyde de fer.......................... 0.013
— de manganèse................... traces
Chaux.................................... 0.276
Strontiane............................... 0.003
Magnésie................................. 0.076
Potasse.................................. 0.273
Soude.................................... 2.486
Matière bitumineuse..................... traces

TOTAL..................... 9^{gr}248

Poids des résidus fixes.................... 5^{gr}456
Poids des sels neutres.................... 5.533

d'où, par le calcul, il tirait la composition hypothétique qui suit :

Acide carbonique libre dissous.............. 1^{gr}750
Bicarbonate de soude..................... 4.910
— de potasse.................... 0.527
— de magnésie................... 0.238
— de strontiane................. 0.005
— de chaux..................... 0.710
— de protoxyde de fer............. 0.028
— de protoxyde de manganèse...... traces
Sulfate de soude......................... 0.314
Phosphate de soude...................... 0.081
Arséniate de soude...................... 0.003
Borate de soude......................... traces
Chlorure de sodium..................... 0.534
Silice.................................. 0.065
Matière organique bitumineuse............. traces

TOTAL................... 9^{gr}165

Le dépôt ferrugineux de cette eau, recueilli dans la vasque et dans le canal d'écoulement du trop-plein, donna, à l'analyse complète de Bouquet, sur 5 grammes, les résultats suivants :

Perte par calcination..................... 1^{gr}680
Sable quartzeux et mica.................. 0.103

Silice gélatineuse............................	0.052
Sesquioxyde de fer.........................	2.370
Protoxyde de manganèse....................	traces
Chaux caustique	0.304
Magnésie.................................	0.146
Acide arsénique...........................	0.348
— phosphorique.........................	traces
TOTAL.....................	5^{gr}003

d'où la composition centésimale qui suit :

Carbonate de chaux.........................	10^{gr}85
— de magnésie.....................	6.03
— de manganèse...................	traces
Acide arsénique	6.96
— phosphorique......................	traces
Sesquioxyde de fer........................	47.40
Quartz et mica............................	2.06
Silice gélatineuse.........................	1.04
Eau et matière organique...................	25.72
TOTAL...................	100^{gr}06

Les propriétaires du *Puits foré de l'enclos des Célestins* l'exploitaient sous le nom de *Source Lardy des Célestins*. Le 20 janvier 1857, le sous-préfet de Lapalisse avisait le maire de Vichy que les concessionnaires des sources de l'Etat avaient appelé l'attention de M. le Ministre du commerce, de l'agriculture et des travaux publics sur la confusion qui résultait, au détriment de l'ancienne *Source des Célestins*, par suite de l'addition au nom de *Puits Lardy* d'un qualificatif connu, celui des *Célestins,* qui pouvait tromper le public et lui faire accepter, hors Vichy, une source pour l'autre et *vice versâ.* Il l'invitait, en conséquence, à faire défense « aux héritiers du sieur Lardy », de se servir, à l'avenir, d'une telle dénomination dans leurs étiquettes, prospectus, réclames et autres avis, s'ils voulaient éviter des poursuites judiciaires devant la juridiction compétente, en vertu de la jurisprudence sur la concurrence déloyale provenant de l'usurpation de noms et enseignes de commerce. Après quelques hésitations, et surtout après une visite à Rouher et une demande d'ajournement, en date du 6 juin 1857, pour avoir le temps nécessaire d'écouler la provision

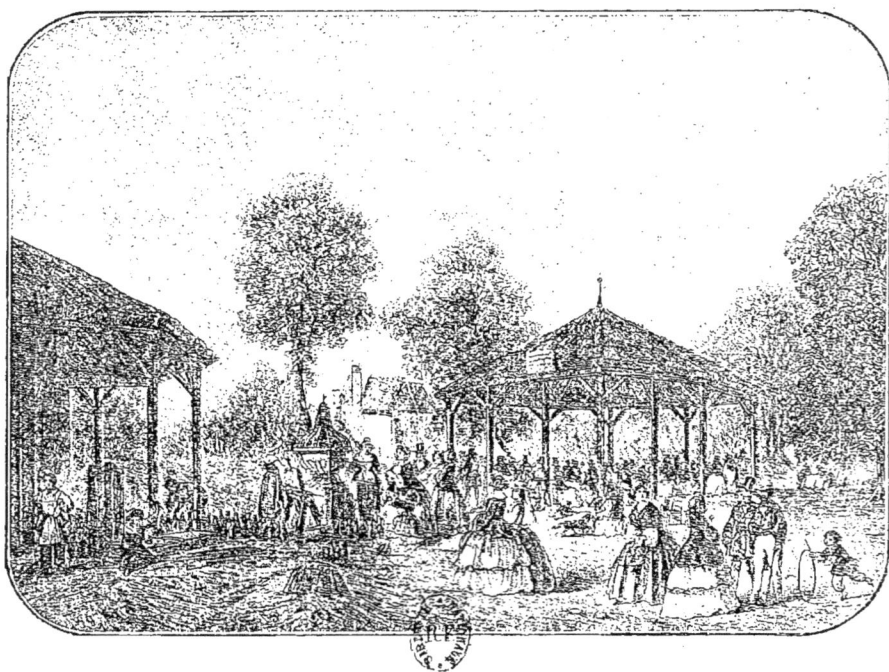

Le Puits Lardy en 1858.

G. STEINHEIL, Éditeur.

d'imprimés qu'ils avaient en magasin, enfin, après une réponse du
préfet, datée du 6 juillet 1857, refusant tout ajournement, mais
obligeant la Compagnie Fermière à payer, sur justification, les
étiquettes et les capsules à détruire, les héritiers Lardy et M. Ménot
s'inclinèrent devant la menace de leur retirer l'autorisation d'exploiter,
et supprimèrent, à tout jamais, de leurs étiquettes et prospectus, la
dénomination *des Célestins* qui, à juste titre, pouvait offusquer, de la
façon dont on l'employait, l'Etat ou son ayant-droit, propriétaire ou
fermier de la source qui, de temps immémorial, était connue sous ce
nom aussi bien à Vichy que dans le monde entier.

M. Henry Lardy était mort, à Paris, le 11 octobre 1854. Quatre
ans plus tard, Philippe-Joseph-Gustave Bécourt, dont nous avons déjà
rencontré le nom dans l'histoire de la *Source du Parc*, faisait demander,
par le curé d'Hauterive à M. Mosnier, si les héritiers de M. Lardy
entendaient vendre ce qu'ils possédaient de la propriété de l'enclos des
Célestins qui était restée indivise jusque-là. M. Mosnier répondit qu'il
ne voulait pas traiter au moyen d'intermédiaire, ce qui décida Bécourt
à lui écrire, le 19 juillet 1858, pour lui proposer d'acheter sa part et
celle de ses cohéritiers « dans la propriété de la source minérale, dite
Lardy ». Cette proposition n'ayant pas été agréée, le curé d'Hauterive
négocia alors avec M. Ménot, son paroissien, qui, lui, consentit, par
acte du 4 janvier 1859, à vendre à M. Guillaume Dénière, fabricant
de bronzes, rue Rougemont, 4, à Paris, pour le compte de la Société
concessionnaire de l'Etablissement thermal de Vichy, et moyennant le
prix principal de 210.000 francs, la moitié de la propriété, dite de
l'enclos des Célestins, appartenant à lui et à sa femme, indivise, pour
l'autre moitié, avec Mme veuve Lardy et ses enfants.

Aussitôt cette vente réalisée, les fermiers de l'Etat introduisirent,
devant le Tribunal civil de Cusset, une instance en licitation et en
nomination d'un agent, chargé de l'exploitation pendant le temps que
devrait durer cette procédure. Un jugement du 17 février 1859, nommait
M. Théodore Forissier, ancien notaire à Vichy, administrateur judiciaire
de tous les biens indivis entre la Compagnie Fermière des Eaux de
Vichy et les héritiers Lardy, et un second jugement du 10 août 1859,
désignait des experts pour estimer les immeubles à partager et dire de
quelle manière pourrait se faire ce partage.

D'un commun accord, il fut décidé, entre les deux parties en
cause, qu'il serait formé un premier lot composé de la *Source Lardy*

— qui, le 19 mars 1859, débitait, en moyenne, 5.760 litres par 24 heures, — et du terrain nécessaire à son exploitation, lequel terrain serait délimité par une ligne droite partant d'un point fixé à quarante mètres vers l'ouest de l'encoignure de la propriété sur la route de Nîmes et à pareille distance de l'extrémité du mur formant l'encoignure du rocher des *Célestins*, laquelle ligne serait poursuivie jusqu'à l'Allier. A partir de cette façade, il serait construit, à frais communs, et parallèlement à la ligne de clôture ci-dessus, une rue de huit mètres de largeur, dans toute la profondeur de la propriété. Cette rue serait établie sur une pente égale jusqu'au point de rencontre avec la ligne prolongée du quai des Célestins, conformément à l'avis et au plan à dresser par les experts.

Le premier lot, ainsi formé de la source et du terrain nécessaire à son exploitation, serait vendu, aux enchères publiques, devant le Tribunal civil de Cusset, sur la mise à prix fixée par le Tribunal lui-même d'après l'avis des experts, et l'adjudication, soit au profit d'un des cohériters, soit au profit d'un étranger, aurait lieu avant le partage en nature.

Cette adjudication prononcée, il serait immédiatement, et par le même jugement, procédé au partage, en deux lots, du surplus de la propriété, par voie de tirage au sort.

Ces deux lots seraient formés par une ligne de séparation tirée parallèlement à la rue ci-dessus, à cinquante-quatre mètres à l'ouest, dans toute la profondeur du terrain.

Le lot de l'est serait desservi par la rue nouvelle à établir à frais communs, et celui de l'ouest par la ruelle des Célestins.

La rue, ainsi faite, ne pourrait être supprimée, alors même que la source serait acquise par l'attribution du lot du milieu.

Le 15 janvier 1862, Mme veuve Lardy et M. et Mme Mosnier, son gendre et sa fille, se rendaient acquéreurs, à la barre du Tribunal de Cusset, moyennant le prix principal de 350.800 francs, de la *Source Lardy*, des terrains nécessaires à son exploitation et de son agencement, le tout compris dans le premier lot stipulé par les experts.

Le tirage au sort des deux lots de terrain eut lieu le même jour et attribua celui de l'ouest — desservi par la ruelle des Célestins — à la Société concessionnaire de l'Etablissement thermal de Vichy. L'autre lot, desservi par la nouvelle rue à créer, restait à Mme veuve Lardy et aux héritiers Lardy.

Mᵐᵉ veuve Lardy mourut à Cusset, le 4 mars 1869. Il fallut, de
nouveau, procéder à une licitation entre ses héritiers. Le 29 juillet 1870,
M. et Mᵐᵉ Mosnier étaient déclarés adjudicataires de l'Etablissement
de la *Source Lardy,* des bains, des douches, du terrain et de toutes les
dépendances, moyennant le prix de 489.100 francs.

M. Mosnier mourut à Cusset, le 14 décembre 1871, en laissant
sa femme comme seule et unique héritière. Mᵐᵉ Mosnier continua
l'exploitation de son établissement ainsi qu'elle l'avait vu faire par son
mari ; elle dut, cependant, en 1873, à la suite d'irrégularités assez
graves constatées dans le débit de la source, la faire nettoyer d'abord,
et, ensuite, tuber à nouveau avec des tuyaux de 0ᵐ10 de diamètre
jusqu'à la profondeur de soixante-huit mètres environ. Après ce travail,
des Cloizeaux lui trouvait, le 26 juillet 1873, à 7 heures du matin, un
goût piquant et ferrugineux, un peu styptique, et une température
de 21°, la température de l'air étant de 20°8 et le baromètre mar-
quant 736ᵐ/ᵐ5. Sa densité était, ce même jour, de 1.004,5.

Mais, la Compagnie Fermière de l'Etablissement thermal de Vichy,
qui avait déjà possédé indivisément cette *Source Lardy,* la convoitait
encore. Elle entra en pourparlers avec Mᵐᵉ Mosnier qui, le 17 juin 1876,
consentait à la lui vendre, moyennant le prix de 600.000 francs.

Aussitôt la saison de 1876 achevée, les fermiers de l'Etat s'em-
pressèrent de faire à leur nouvelle acquisition des réparations indispen-
sables. Nous passons, ici, la plume à M. l'ingénieur Voisin, qui a
assisté à ces travaux et qui les décrit, ainsi, dans son remarquable
Mémoire sur les Sources minérales de Vichy : « En octobre 1876, la
Source Lardy se troubla subitement, devint intermittente, et son débit
diminua considérablement. On attribua ce fait à l'obstruction du trou
de sonde, et l'on crut pouvoir y remédier en provoquant un jaillissement énergique, que l'on détermina en coupant le tube d'ascension à
2ᵐ70 en contre-bas du sol. Mais on fit tant que, le 10 novembre, le
débit tomba à 1 litre 1/2 par minute à ce niveau. Finalement, on fut
obligé de creuser le puits. Le tube, posé en 1873, fut arraché et remplacé par un autre qui descend jusqu'au fond du puits et dont le
diamètre intérieur diminue progressivement, de bas en haut, depuis
0ᵐ10 jusqu'à 0ᵐ03. Celui-ci est libre à l'intérieur de la colonne de
retenue en tôle ; le vide annulaire restant, à l'orifice de cette colonne,
est fermé par un tampon étanche.

« Pour obtenir un écoulement continu, on a dû placer, à l'orifice du tube d'ascension, un régulateur, c'est-à-dire une bague qui réduit le diamètre à 0ᵐ008 sur 0ᵐ02 de hauteur.

« Nous avons profité du moment, où ces travaux s'exécutaient, pour mesurer la température que possède l'eau minérale au fond du puits. Le 20 avril 1877, le trou de sonde n'étant encore revêtu que du tube de retenue en tôle qui descend jusqu'à 37 mètres de profondeur, un thermomètre à maxima (thermomètre à bulle d'air de Walferdin, emprisonné dans un tube de verre fermé à la lampe, pour être soustrait à l'influence de la pression qui fausserait ses indications), a été fixé sur la tige de sonde, non, toutefois, au contact du fer dont il était isolé par un support en bois, et descendu, ainsi, jusqu'à la profondeur de 146 mètres mesurée à partir du sol (le fond était à 148ᵐ50). Rapporté au jour, il indiquait une température maxima de 31°1. La température de l'eau minérale, à l'orifice du tube de retenue, soit à 4 mètres en contre-bas du sol, mesurée ensuite avec le même instrument, pendant que la source jaillissait (elle était alors intermittente), était de 23°1. Le 26 avril, le thermomètre, introduit à la profondeur de 147 mètres, indiqua une température de 30° ; la température de l'eau, à l'orifice du tube de retenue, était alors de 23°8.

« Les deux chiffres obtenus pour la température qui règne au fond du trou sont, comme on le voit, très peu différents ; et l'on peut tenir comme certain qu'elle est très voisine de 31°. Les deux observations faites à l'orifice du tube ne sont pas aussi concordantes : c'est que la température variait légèrement en ce point ; elle augmentait, naturellement, un peu du commencement à la fin de chaque période de jaillissement.

« D'après les renseignements que nous ont donnés les propriétaires de la *Source Lardy,* son débit était, après les travaux exécutés en 1877, de 8ᵐᶜ environ par 24 heures.

« Le sol d'où elle jaillit est à l'altitude de 262ᵐ77 et l'orifice du tube ascensionnel est à un mètre au-dessus du sol. »

L'acquisition de la *Source* et de l'*Etablissement Lardy* décidée, la Compagnie Fermière en avait avisé, dès le 10 juin 1876, le préfet de l'Allier, lui mentionnant qu'elle se tenait à la disposition de l'Etat pour examiner, de concert avec lui, les bases d'une convention ayant pour objet la réunion de cette propriété à son domaine. Avant de soumettre cette question aux délibérations du ministère, le préfet consulta le commissaire du Gouvernement près les Thermes de Vichy, le médecin-inspecteur de l'Etablissement thermal de Vichy et le directeur des *La Source Lardy* Domaines du département.

Le commissaire du Gouvernement émit l'avis que l'Etablissement Lardy, une fois acquis par la Compagnie Fermière, était devenu, *ipso facto*, la propriété de l'Etat.

Le médecin-inspecteur fit l'éloge de cette source et pensa que, au point de vue de la buvette, l'acquisition faite par la Compagnie Fermière était excellente.

Le directeur des Domaines conclut, contrairement au commissaire du Gouvernement Livet, que la *Source Lardy* ne devenait pas *ipso facto* propriété de l'Etat ; que la Compagnie Fermière n'avait pas le droit de l'exploiter, l'arrêté des consuls du 3 floréal an viii étant formel sur ce point ; qu'il fallait, en conséquence, proposer l'acquisition par l'Etat de l'Etablissement Lardy avec remboursement, à la Compagnie, du prix d'acquisition, à l'expiration de la ferme en 1904. La Compagnie l'exploiterait jusque-là sans augmentation de redevance.

L'affaire, ainsi préparée, fut envoyée à la *Commission chargée d'examiner les différentes questions relatives à l'Etablissement thermal de Vichy*. Elle fut discutée, sous la présidence du ministre de l'agriculture et du commerce, le 31 janvier 1877. M. Victor Lefranc, rapporteur, « ne pense pas que l'on puisse admettre l'opinion de M. Livet, d'après laquelle l'Etat serait devenu *ipso facto* propriétaire de l'Etablissement Lardy. Cette interprétation est contraire aux termes du rapport de M. de la Quistière ainsi qu'à l'esprit du traité de 1864 qui est identique, au fond, à celui de 1853, malgré la différence des textes.

Examinant, ensuite, si la Compagnie peut exploiter cet établissement sans autorisation, M. Victor Lefranc « déclare adhérer à l'opinion négative de M. le Directeur des Domaines. Indépendamment des arguments invoqués par ce fonctionnaire, il y en a un autre, non moins décisif, c'est le cahier des charges de 1853. Les concessionnaires possédaient, alors, en propre, un certain nombre de sources ; ils en firent l'abandon immédiat à l'Etat, parce qu'ils ne pouvaient cumuler la qualité de concessionnaire et celle de propriétaire. Le point de droit paraît donc certain. La Compagnie ne peut pas prétendre exploiter la *Source Lardy* sans l'autorisation du Gouvernement. Quant à la question de savoir s'il y a utilité à réunir cette source au domaine de l'Etat et à la concéder, ensuite, à la Compagnie, M. Victor Lefranc laisse à la commission le soin de résoudre ce point délicat.

M. Laussedat (1) ne croit pas « qu'il soit utile que l'Etat devienne propriétaire de la *Source Lardy* ; cette source ne peut faire concurrence aux Eaux de Vichy proprement dites. Si l'on entrait dans cette voie, il faudrait, par crainte de la concurrence, acheter toutes les sources nouvelles que l'on pourrait trouver à Vichy ».

M. Cornil (2) ajoute « qu'il importe de considérer que cette source étant comprise dans le périmètre de protection, il ne pourrait y être fait de nouveaux travaux sans l'autorisation du Gouvernement ; on n'a donc pas à craindre de concurrence de ce côté ».

Après cet échange d'explications, la commission émet, à l'unanimité, l'avis « qu'il n'y a pas lieu, pour l'Etat, d'accepter les offres de la Compagnie, de lui rétrocéder l'Etablissement Lardy ; en second lieu, que la Compagnie ne peut pas exploiter cet établissement sans autorisation, et que cette autorisation ne doit pas lui être accordée. En conséquence, la Compagnie sera mise en demeure de prendre les dispositions convenables pour faire cesser une situation contraire à la loi. »

Conformément à ces conclusions, le ministre de l'agriculture et du commerce informait, le 19 mars 1877, la Compagnie Fermière qu'elle ne pouvait exploiter la *Source Lardy* sans autorisation, et que cette autorisation devait lui être refusée. Le 5 décembre 1878, le ministre mettait en demeure la Compagnie de cesser l'exploitation de la *Source Lardy*, si elle ne voulait pas être poursuivie devant le conseil de Préfecture. Après un refus de M. Dénière (3), d'obtempérer à cette mise en demeure, le conseil de Préfecture fut saisi. Le 31 décembre 1879, il rendait, dans cette affaire, un arrêt condamnant la Compagnie Fermière de l'Etablissement thermal de Vichy à cesser immédiatement l'exploitation de la *Source Lardy*.

Ainsi, cette Compagnie allait, une fois encore, être dépossédée de la *Source Lardy* qu'elle sentait nécessaire à l'exploitation des Thermes de Vichy. Elle ne résista pas à la décision qui la frappait au détriment de l'Etat ; elle avisa le ministre qu'elle allait se débarrasser de son acquisition de 1876. En effet, le 23 mai 1881, elle vendait, à la Compagnie générale d'Eaux minérales et de Bains de mer (4), dont le siège

(1) Député de l'Allier.
(2) Député de l'Allier.
(3) Président du Conseil d'administration de la Compagnie Fermière de l'Etablissement thermal de Vichy.
(4) Constituée par acte, reçu Me Labouret et son collègue, notaires à Paris, les 22 et 23 novembre 1880.

social était à Paris, 24, rue Le Peletier, le tènement d'immeubles *La Source Lardy*
formant l'établissement de la *Source Lardy*, moyennant le prix principal de 684.000 francs.

Willm trouvait, dans ce même temps, à la *Source Lardy*, une température de 24º2 et la composition élémentaire qui suit, du résidu de un litre de son eau :

Acide carbonique total (CO^2)..............	$5^{gr}1898$
— (p. insoluble) (CO^2O)......	0.3298
Calcium...............................	0.1879
Magnésium............................	0.0160
Oxyde ferrique (avec traces de manganèse)...	0.0105
Silice.................................	0.0326
Acide sulfurique (SO^3O)..................	0.1815
Chlore.................................	0.3594
Acide carbonique des alcalis (CO^2O).........	2.1336
— phosphorique (PO^4H)................	0.0008
— arsénique (AsO^4H)....................	0.0005
Sodium...............................	1.8778
Potassium.............................	0.1300
Lithium................................	0.0035
Acide borique, iode, strontium, cœsium, rubidium................................	traces
TOTAL des matières dosées....	$5^{gr}2639$
Arsenic libre en milligrammes..............	$0^{mgr}28$

d'où il tirait le groupement hypothétique qui suit :

Acide carbonique total....................	$5^{gr}1898$
— combiné (bicarbonates).....	3.6323
— libre (CO^2)..............	1.5575
Carbonate de calcium....................	0.4698
— de magnésium................	0.0560
— ferreux (avec Mn)..............	0.0152
— de sodium..................	3.5902
— de potassium................	0.2300
— de lithium	0.0185
Sulfate de sodium.......................	0.2675
Chlorure de sodium.....................	0.5922
Phosphate disodique	0.0012

Arséniate disodique	0.0007
Silice	0.0326
Acide borique, iode, strontium, rubidium, matières organiques	traces
TOTAL par litre	5^{gr}2739
Poids du résidu observé	5^{gr}2780
Matières non dosées et pertes	0.0041

Teneur primitive en bicarbonates anhydres :

Bicarbonate de calcium	0^{gr}6765
— de magnésium	0.0853
— ferreux	0.0210
— de sodium	5.0605
— de potassium	0.3033
— de lithium	0.0295

Teneur en bicarbonates alcalins normaux ou hydratés :

Bicarbonate de sodium	5^{gr}6902
— de potassium	0.3333
— de lithium	0.0340

En 1882, l'un de nous attribuait, à un litre d'eau de la *Source Lardy*, une teneur en carbonate de lithine de 0^{gr}0074. En 1886, Peyraud et M. Gautrelet ne trouvèrent que des traces non dosables d'acide sulfhydrique par litre, dans l'eau de cette source qui, cette année-là, eut encore à subir non seulement un nettoyage complet de son gisement, mais, encore, l'arrachement de son tubage en fer, l'agrandissement, à la tarière, de sa colonne ascensionnelle afin de pouvoir y faire descendre une nouvelle colonne dans laquelle on fixa, comme précédemment, un tube syphoïde. Ainsi réparée, la source, qui avait perdu une grande partie de son débit, retrouva les 7 à 8 mètres cubes journaliers qu'elle fournissait normalement.

En 1891, Roman et Colin écrivaient : « Anciennement, la *Source Lardy* jaillissait dans une vasque ; mais, aujourd'hui, ce réservoir est absolument décoratif, et l'eau minérale sort par deux robinets installés sous la vasque, aux deux extrémités d'un même diamètre perpendiculaire à l'axe du tube d'ascension. Deux autres robinets, symétrique-

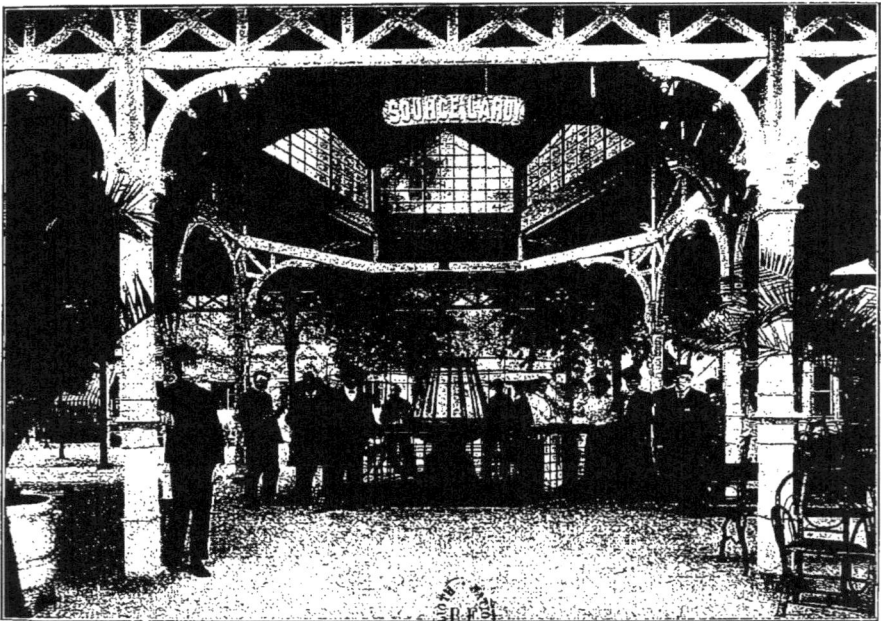

La Source Lardy en 1907.

G. STEINHEIL, Éditeur.

.

Le 29 juillet 1907, à 8 h. 35 du matin, la température de l'eau de la *Source Lardy,* prise à son robinet de distribution publique, était de 23°4, la température de l'air étant de 23°, et la pression barométrique réduite à 0° de 773 $^{m}/^{m}$.

La vasque, taillée et sculptée dans un bloc de Volvic, reçoit aujourd'hui, comme aux premières années de son captage, l'eau jaillissante de la *Source Lardy.* Cette vasque est surmontée d'une cloche en verre qui préserve l'eau — qu'on distribue en boisson par quatre robinets de cuivre — des atteintes septiques de l'air. Elle peut être, ainsi, consommée et embouteillée dans toute sa pureté native, et conserver, jusqu'à son emploi médical, soit directement à la source, soit à domicile, toutes ses qualités thérapeutiques.

On a vu que, depuis un demi-siècle, la Compagnie Fermière a constamment cherché à réaliser l'idée que Prunelle émettait dès 1847 dans sa lettre du 7 octobre lorsqu'il écrivait qu'il n'y avait qu'un seul moyen de prévenir les inconvénients qui pouvaient résulter, pour l'Etat, de l'existence de la *Source Lardy,* c'était de l'acheter. Dans l'intérêt des malades, et surtout des chloro-anémiques dyspeptiques, il serait à souhaiter que cette acquisition de toute la propriété Lardy se réalisât promptement, car, alors, il serait possible, au moyen de ce complément précieux, de donner à l'Etablissement des bains de l'Hôpital toute l'extension qu'il mérite.

RÉSUMÉ

Noms divers sous lesquels LA SOURCE LARDY *a été successivement désignée :* PUITS DE L'ENCLOS DES CÉLESTINS, NOUVELLE SOURCE DES CÉLESTINS, NOUVELLE SOURCE DES CÉLESTINS (LARDY), SOURCE DE L'ENCLOS DES CÉLESTINS DITE LARDY, NOUVELLE SOURCE DE L'ENCLOS DES CÉLESTINS, EAU DE L'ENCLOS DES CÉLESTINS, FONTAINE DU CLOS, PUITS FORÉ DE L'ENCLOS DES CÉLESTINS, SOURCE LARDY DES CÉLESTINS, PUITS LARDY, SOURCE LARDY, THÉ DE VICHY.

Date du captage de la source: 20 décembre 1844.

Profondeur du puits : 148^{m}50.

Altitude du jaillissement naturel actuel : 263^{m}77.

Mode d'amenée de l'eau au robinet de distribution publique : Arrive naturellement sans être pompée.

Plus fort débit observé: 17me par 24 heures, le 20 décembre 1844.

Plus faible débit observé : 2.160 litres par 24 heures, le 10 novembre 1876, à 2^{m}70 en contre-bas du sol.

Plus haute température observée : 25°55, en 1850.

Plus basse température observée : 19°2, en 1877.

Débit, le 29 juillet 1907 : 9^{me}360 par 24 heures.

Titre alcalin d'un litre d'eau puisée le 9 mai 1906: 6^{gr}55, *calculé en* C^2O^4,NaO,HO.

CHAPITRE VIII

LA SOURCE LARBAUD

L E 29 septembre 1853, MM. Charles-Amable Larbaud, dit Larbaud aîné, et Pierre-Alfred Mercier, son beau-frère, tous deux
confiseurs à Vichy, rue Montaret, n° 2, où ils exploitaient, entre autres
bonbons aux sels de Vichy, un *fameux* sucre d'orge et un chocolat
alcalin, achetaient, de Jean Bardiaux dit *Brelu*, propriétaire au
Vernet, une pièce de terre de 1.280 mètres carrés de superficie, située
sur la route de Nîmes, au lieu des Longues-Vignes, et presqu'à la
limite des communes de Vichy et d'Abrest. Le jour même de leur
prise de possession, ils commencèrent des travaux pour découvrir,
dans ce champ, une source d'eau minérale. Un arrêté préfectoral du
2 octobre 1853, pris en application du décret du Gouvernement provisoire du 8 mars 1848, vint interrompre ces travaux presqu'à leurs
débuts, alors que le forage atteignait à peine à la profondeur de
13 mètres.

Pourquoi ces nouveaux propriétaires du champ des Longues-
Vignes s'étaient-ils décidés à capter, dans la commune de Vichy, une
source d'eau minérale? Qui les avait incités à entreprendre un tel
ouvrage? Quel but poursuivaient-ils enfin?

Nous trouvons les réponses à toutes ces interrogations dans un rapport du 30 janvier 1861 adressé à M. le Préfet de l'Allier par MM. Larbaud aîné, Mercier et Cie : « Jusqu'en l'année 1853, y disaient-ils,
époque à laquelle l'Etat a affermé sa propriété de Vichy aux sieurs
Lebobe et Callou, nous avions toujours puisé de l'eau aux anciennes
sources du pays pour la fabrication de notre sucre d'orge, de nos
chocolats et de nos pastilles de Vichy, préparant ainsi, avec de l'eau
minérale de Vichy, ce que nos concurrents faisaient avec le bicarbonate

*La Source Lar-
baud.*

de soude de Saint-Gobain ou du Mans. Nous usions d'un droit que personne n'avait songé à contester aux habitants de la commune et à leurs hôtes, droit consacré par un arrêt du Grand-Conseil du 26 mars 1686, et très implicitement reconnu par le cahier des charges annexé à la loi de concession du 10 juin 1853. M. Leroy, qui ne nous avait point empêché de prendre de l'eau minérale pendant qu'il était régisseur, changea de disposition, à notre égard, le jour où il devint Commissaire du Gouvernement, comme si les intérêts qu'il représentait n'étaient plus les mêmes. Il vint, en personne, à la *Fontaine de la Grande-Grille,* nous empêcher de prendre de l'eau pour nos besoins. C'était nous mettre dans l'impossibilité de continuer de fabriquer nos produits, et nous exposer à perdre le fruit de nos découvertes que convoitait, déjà, la Société Fermière des sources de l'Etat. Il fallut nous résoudre à chercher à nous procurer une source d'eau de Vichy, et à affronter la cabale que nos concurrents étaient en voie d'organiser contre nous.

« Nous avions remarqué, depuis longtemps, sur la rive droite de l'Allier, à la hauteur de la croix Saint-Martin, quelques échappements de gaz et les suintements d'une eau qui paraissait minérale. Nous pensâmes qu'il serait possible de trouver une source dans ces parages, nous y fîmes l'acquisition d'un champ de terre, et, munis de tous les agrès nécessaires, nous commençâmes à sonder. Nous nous étions assurés, auparavant, que nous étions à la distance voulue par le décret du 8 mars 1848. Grand fut notre étonnement quand nous vîmes arriver M. le Maire de Vichy, accompagné de six gendarmes, du commissaire de police, du garde champêtre et du secrétaire de la mairie, qui nous sommèrent, au nom de la loi, de cesser immédiatement nos travaux en vertu d'un arrêté du préfet de l'Allier, motivé sur un rapport de M. Leroy qui nous avait dénoncés comme faisant un puits artésien à une distance prohibée. »

Cet arrêté, déféré au conseil d'Etat, était annulé pour excès de pouvoir, par décret impérial du 13 décembre 1855. « Au mépris de cette décision souveraine, ajoutent dans leur rapport MM. Larbaud aîné, Mercier et Cie, au moment où nous allions reprendre nos travaux, M. Leroy vint, lui-même, sur les lieux, nous défendre d'y toucher et nous menacer de nous faire arrêter. Pour cette fois, nous étions bien décidés à faire respecter la volonté de l'Empereur par ceux qui la méconnaissaient, visiblement, dans des intérêts privés, et à repousser la violence par la force. Nous en informâmes M. le Procureur impérial de Cusset, le priant de prendre des mesures s'il voulait éviter une collision dont la responsabilité ne pouvait retomber sur nous. Cet honorable magistrat fit ce que son devoir lui commandait, et il nous invita, si la force publique se présentait pour interrompre nos travaux, à lui montrer le décret impérial qui nous avait autorisés à les continuer, nous assurant qu'elle se retirerait aussitôt. Nous n'eûmes pas cette peine, car personne ne se présenta, ce qui prouve qu'on avait voulu nous intimider, ou qu'on comptait sur certaines complaisances.

« Vous avouerez, monsieur le Préfet, qu'il est regrettable que, dans un pays civilisé et sous le gouvernement de l'empereur Napoléon III, des faits de cette nature puissent se produire impunément. Après trois mois de pénibles efforts et de sacrifices excessifs, jaillissait, enfin, sur le territoire de la commune de Vichy, l'une des plus belles sources de cette localité. »

Repris, en effet, le 12 février 1856, les travaux de sondage atteignaient, le 8 mai suivant, une profondeur de 136 mètres d'où jaillit, avec force, une source minérale dont le débit, dans son impétuosité première, atteignit environ 30.000 litres par 24 heures. Pendant le forage, on avait observé, à 49^m19, un premier dégagement de gaz ; à 50^m47, une première source minérale qu'on avait négligée ; à 65^m70, un second dégagement de gaz très abondant ; à 65^m80, une deuxième source minérale qui avait eu le même sort que la première et, enfin, à 135^m76, une troisième source minérale débitant 2 litres 5 par minute, à la température de 16° centigrades. Cette source gisait à travers un banc de sable grossier, vert et blanc, de 1^m60 d'épaisseur, qu'on traversa au trépan et à la sonde. Pendant cette traversée, le débit de la source s'accrut beaucoup et atteignit le chiffre que nous avons indiqué ci-dessus. L'eau était alors fortement colorée en rouge.

Nous ne saurions mieux faire, ici, que de passer la plume à M. l'ingénieur des mines Voisin qui, dans son si intéressant *Mémoire* de 1879 *sur les Sources minérales de Vichy*, s'exprime ainsi, à propos de la *Source Larbaud* ou des *Longues-Vignes :*

« Chacune des deux sources de 50^m30 et de 65^m70 correspond à un lit de sable. Pendant les interruptions du forage, l'eau de ces deux sources s'élevait dans le trou de sonde et coulait faiblement à l'orifice du tube de retenue qui descendait jusqu'à 10 mètres de profondeur. D'après un rapport de M. Pigeon, cette eau était minérale, très gazeuse, et sa composition paraissait être la même que celle des autres sources de Vichy. Quant à la source principale, son jet, d'après M. Pigeon (lettre à M. Dufrénoy en date du 18 mai 1856), a été, de prime abord, très fort et mélangé de beaucoup de gaz ; puis, la source s'est réglée et est devenue intermittente. A la suite de chaque arrêt, on voyait l'eau monter dans le trou avec un bouillonnement de gaz, puis l'écoulement commençait et le débit, d'abord très faible, croissait, de plus en plus, jusqu'à un maximum à partir duquel il décroissait rapidement pour bientôt devenir nul. Le 16 mai 1856, la durée de l'écoulement était de 6 minutes 1/2 et celle de l'arrêt de 4 minutes 1/2. Pendant l'arrêt, l'eau ne descendait pas à plus d'un mètre en contre-bas du sol. Dans chaque période, la source donnait 47 litres, soit 6.153 litres par 24 heures.

« Le 30 mars 1857, le trou de sonde n'étant qu'incomplètement tubé, la source, jaillissant à l'extrémité d'un tube de cuivre de 0^m07 de diamètre qui s'élevait à 1^m20 au-dessus du sol, coulait d'abord faiblement pendant 23 minutes, puis abondamment et à gros bouillons pendant 5 minutes, puis elle s'arrêtait pendant 2 minutes. Dans ces conditions, le débit était de 180 litres par période, soit de 8.640 litres par 24 heures. Par suite des défectuosités du tubage, l'eau était trouble.

« En 1858, le puits fut tubé à nouveau avec des tuyaux en fonte de 0^m08 de diamètre intérieur qui descendent jusqu'à la profondeur de 104 mètres et autour desquels on a coulé du ciment. La source devint alors limpide.

« Voici quelle était son allure, en juillet 1859, d'après un rapport de M. de Gouvenain. Le jet, qui débutait par un simple bouillonnement, durait 15 à 17 minutes ; il s'élevait, peu à peu, jusqu'à 1 mètre de hauteur environ, puis décroissait et se terminait par quelques bouffées de gaz carbonique ; puis il y avait un temps d'arrêt d'une douzaine de minutes.

« Le tuyau de fonte de 0^m08 de diamètre intérieur, qui monte jusqu'à 1^m64 au-dessus du dallage du bâtiment où est renfermée la source, est surmonté d'un tube plus étroit qui, autrefois, s'élevait jusqu'au niveau de la route, soit à 4 mètres au-dessus du sol du même dallage, dont l'altitude est de 270^m02. Le jaillissement avait lieu à l'extrémité de ce tube, et l'eau retombait dans une vasque circulaire. »

Analysé, le 10 octobre 1857, par l'Ecole impériale des Mines de Paris, un litre d'eau de cette *Source des Longues-Vignes* contenait : *La Source Larbaud.*

Acide carbonique libre et des bicarbonates...	4^{gr}4800
— chlorhydrique.....................	0.3240
— sulfurique......................	0.0480
Silice................................	0.0400
Protoxyde de fer......................	0.0200
Chaux...............................	0.2000
Magnésie............................	0.0800
Potasse..............................	0.0760
Soude...............................	2.3840
TOTAL...............	7^{gr}6520
Résidu fixe par litre....................	4^{gr}6460

Le 10 novembre 1856, MM. Larbaud aîné, Mercier et Cie avaient sollicité, du Gouvernement, l'autorisation d'exploiter leur source. Ils ne l'obtinrent que le 23 janvier 1860, après avoir été, du reste, précédemment, mis dans l'obligation par un arrêté préfectoral du 9 septembre 1856 « de fermer la porte de leur fontaine aux nombreux visiteurs qui y venaient de tous côtés ». Cette interdiction leur paraissait, alors, « d'autant plus injuste que les sources de la ville de Cusset et la source de Vesse, qui n'étaient point autorisées non plus, n'en restaient pas moins ouvertes au public ».

Ce fut le 15 novembre 1859 seulement qu'Ossian Henry lut à l'Académie de médecine son rapport sur la demande en autorisation d'exploiter, qu'avaient sollicité les propriétaires de la *Source Larbaud :*

« L'eau sort du tube ascensionnel, y disait-il, avec une température moyenne de 15° ; elle est d'une limpidité parfaite ; mais, exposée quelque temps à l'air ou surtout à la chaleur, elle se trouble en blanc-jaunâtre ocracé.

« Elle est très riche en gaz carbonique, en fer et en bicarbonates alcalins. Elle accuse, d'ailleurs, à l'analyse qualitative tous les principes minéralisateurs qu'on reconnaît dans les sources de Vichy, de Cusset, de Saint-Yorre et d'Hauterive. Elle exhale une odeur sulfureuse prononcée, comme plusieurs sources de Vichy, mais d'une manière éphémère pourtant, car l'eau expédiée en bouteilles n'en recèle plus de traces. Une particularité que présente l'eau minérale qui nous occupe, c'est de fournir une grande quantité de gaz carbonique libre qui s'en échappe au sortir du robinet et qui, de 10 en 10 minutes à peu près, fait une sorte de pression sur la nappe aqueuse et la fait jaillir à plus de 6 mètres quelquefois et en une gerbe d'un très bel effet. L'eau de la *Source Larbaud aîné* se trouve ainsi saturée de gaz ; elle exhale, en même temps, une odeur un peu analogue à celle du pétrole.

« Le propriétaire de cette source a pensé qu'en raison de la minéralisation de l'eau et du débit qu'elle fournit assez abondamment (30.000 litres par 24 heures), cette eau pourrait offrir des avantages à la médecine. Il a, en conséquence, adressé à l'autorité une demande afin d'être autorisé à exploiter l'eau de la source comme eau minérale, se fondant, d'ailleurs, sur l'avis des ingénieurs du département qui indiquent, d'une façon précise, que le forage ne paraît pas pouvoir exercer une influence sensible sur les sources de l'Etablissement thermal de Vichy. La demande de M. Larbaud aîné a motivé la lettre ministérielle, en date du 29 juin dernier, dans laquelle l'Académie est invitée à donner son avis sur l'opportunité de la question, après analyse faite des échantillons de l'eau de la dite source expédiée en bonne forme et où l'avis de MM. les Ingénieurs est rappelé. Pour donner plus de confiance à l'analyse, le propriétaire a prié votre rapporteur de venir analyser en grande partie, sur place, l'eau de la source, objet de ce rapport, afin de puiser, lui-même, ou de préparer là tout ce qui pourrait servir au travail demandé. Voici les résultats que nous avons rapportés par le calcul à un poids de 1.000 grammes, température moyenne 15°, savoir :

Acide carbonique libre	$1^{gr}320$
Bicarbonate de soude	4.880
— de potasse	0.220
— de chaux	0.238
— de magnésie	0.130
— de lithine	sensible
— de protoxyde de fer	0.023
— de manganèse	traces légères
Sulfate de soude	}
— de chaux	} 0.100
Chlorure de sodium	}
— de calcium	} 0.300
Azotate	indices légers

Iodure et bromure........................	sensibles	*La Source Lar-*
Arséniate	sensible	*baud.*
Phosphate	sensible	
Matières organiques...................... ⎱	0.660	
Acide silicique et silicates................ ⎰		
TOTAL..................	7^{gr}263	

« L'eau de la *Source Larbaud aîné* est donc riche en principes minéralisateurs. Dans ces conditions, nous croyons qu'il y a lieu d'autoriser l'exploitation de la *Source Larbaud aîné* qui viendra apporter son contingent aux exigences du service général de Vichy où, chaque année, le nombre des buveurs et des baigneurs tend à s'accroître de plus en plus.

« Cette eau, en effet, répétons-le, est parfaitement minéralisée, elle est d'un débit abondant. Expédiée ou non, elle est riche en acide carbonique, en bicarbonate alcalin, en fer, et contient, comme les autres sources, des iodures bromurés, de l'arsenic ; enfin, l'existence de la source qui la fournit ne paraît, d'après l'avis des ingénieurs du département mentionné dans la lettre ministérielle, avoir aucune influence fâcheuse sur les sources de l'Etat.

« Nous croyons, en conséquence, messieurs, pouvoir répondre à M. le Ministre que rien ne s'oppose à l'autorisation. »

Le 14 janvier 1859, MM. Larbaud aîné et Mercier avaient acheté, de Jean Chabanne, un emplacement, situé à l'angle de la Porte-Verrier et du quai des Célestins, où ils firent immédiatement élever deux pavillons qui devinrent, dans la suite, une succursale de leur maison principale de la rue Montaret. Aussitôt qu'ils eurent reçu l'autorisation ministérielle d'exploiter,, ils demandèrent, à M. le Préfet, de faire placer des tubes dans l'ancien chemin d'Abrest, pour amener sur le quai des Célestins, là où ils avaient déjà des magasins, leur source des Longues-Vignes. « Elle leur servirait, ainsi, à alimenter, en eau minérale, un établissement thermal qu'ils se proposaient de construire, en même temps qu'elle permettrait aux malades de Vichy de se rendre à sa buvette avec plus de facilité, par suite de la diminution du trajet à parcourir. »

A la suite d'une protestation motivée de MM. Callou, Vallée et Cie, concessionnaires de l'Etablissement thermal de Vichy, un arrêté préfectoral du 27 octobre 1860 rejetait la demande de MM. Larbaud aîné, Mercier et Cⁱᵉ. Ces derniers répondirent alors qu'ils « ne considéraient pas cette question comme définitivement résolue et se proposaient de demander qu'il en soit fait un nouvel examen. C'était un devoir pour eux d'utiliser l'eau de leur source qui n'a été autorisée que pour cela, et quoi qu'il arrive, quels que soient les petits moyens employés pour les réduire au silence, ils ne failliront pas à l'accomplissement de ce devoir. »

MM. Larbaud aîné, Mercier et Cⁱᵉ n'exploitèrent, eux-mêmes, leur source que pendant l'année 1860. Le 4 mai 1861, ils l'affermaient, pour une durée de vingt ans, à une Société en nom collectif : Blondeau, Cazaux aîné, Chaminot et Cⁱᵉ, dont le siège social était à Paris, rue des Billettes, n° 9.

Par adjudication volontaire du 7 février 1863, cette Société passa, elle-même, la main à M. Ernest-Simon-Marie Vallée, propriétaire, demeurant à Paris, rue d'Amsterdam, n° 37. C'étaient, ainsi, les fermiers de l'Etat qui devenaient, indirectement, fermiers de cette *Source Larbaud*, car M. Vallée était encore à cette époque — il est bon de l'indiquer — un des gérants de la Société concessionnaire de l'Etablissement thermal de Vichy.

Il convient de noter aussi que MM. Larbaud aîné, Mercier et Cⁱᵉ exploitaient l'eau de leur source en ne mettant sur les capsules d'étain de leurs bouteilles que les seuls noms *Vichy* et *Eau naturelle*. Sur les plaintes des fermiers des sources domaniales de Vichy, il intervint, le 4 février 1862, un arrêté préfectoral leur enjoignant d'ajouter, sur leurs capsules, au mot *Vichy*, les mots *Source Larbaud et Mercier*. Déféré au Conseil d'Etat aux fins d'annulation, cet arrêté fut, par décret impérial du 26 décembre 1862, maintenu dans toute sa rigueur, et la requête de MM. Larbaud, Mercier et Cⁱᵉ, rejetée.

Le 1ᵉʳ août 1873, à 2 h. 45 du soir, des Cloizeaux trouvait à l'eau de la *Source Larbaud*, prise au robinet d'embouteillage et pendant un de ses jaillissements : 1° un goût salé sans piquant; 2° une température de 19°4, et 3° une densité de 1.035, la température de l'air étant de 29°6 et la pression barométrique de 737 $^{m}/_{m}$.

Le 17 février 1874, le bail du 4 mai 1861 fut résilié, d'un commun accord, entre M. Vallée et MM. Larbaud aîné, Mercier et Cⁱᵉ, qui reprirent leur source avec toutes les acquisitions et constructions existant autour d'elle, acquisitions et constructions faites depuis 1861 par leurs différents fermiers.

Aussitôt en nouvelle possession de l'exploitation de la *Source des Longues-Vignes,* MM. Larbaud aîné, Mercier et Cⁱᵉ en revinrent à leur projet de 1860 et tentèrent, une fois encore, d'amener cette eau minérale dans leur immeuble du boulevard National. Le 23 août 1876, ils demandaient donc, au maire de Vichy, l'autorisation « d'établir une canalisation en fonte sur les chemins vicinaux nᵒˢ 1 et 1 *bis* et sur les routes thermales nᵒˢ 1 et 3 pour conduire, dans une propriété leur appartenant, l'eau minérale d'un puits artésien, connu sous la dénomination de *Source Larbaud* et situé route Nationale nᵒ 106, sur la commune de Vichy ».

Le 8 octobre 1876, le conseil municipal de Vichy donnait un avis favorable à cette demande, en imposant cependant certaines charges, et, le 11 octobre de la même année, le maire de Vichy signait un arrêté qui autorisait MM. Larbaud aîné et Mercier-Larbaud à *canaliser* leur source comme ils le réclamaient, à la condition, toutefois, que : 1ᵒ ils donneraient gratuitement leur eau en boisson, tant aux malades étrangers qu'aux habitants de Vichy qui auront le libre accès à leur établissement pendant les mêmes heures que celles établies pour les sources de l'Etat ; 2ᵒ ils construiraient, dans un délai d'un an, un établissement thermal ayant au moins 30 baignoires.

Cet arrêté municipal fut annulé par le préfet de l'Allier. Les *routes thermales,* en effet, malgré le décret de 1861, n'ayant jamais été remises à la ville, dépendaient de la grande voirie et non de la voirie communale ; le maire n'avait pas, en conséquence, qualité pour autoriser des travaux quelconques sur ces voies de communication. Il fallut, dans ces conditions, que MM. Larbaud aîné et Mercier fissent encore deux nouvelles demandes au préfet de l'Allier, l'une afin de pouvoir faire à leur source des travaux de modification dans son mode de jaillissement, l'autre pour être autorisés à poser des conduites de fonte sous le sol des routes thermales. Par ses arrêtés des 7 mai 1878 et 1ᵉʳ mai 1879, le préfet de l'Allier leur donnait, enfin, pleine et entière satisfaction.

En possession de cette autorisation si longtemps attendue, les propriétaires de la *Source des Longues-Vignes* commencèrent immédiatement leurs travaux d'adduction ; ils en profitèrent pour faire à leur source quelques réparations nécessaires que M. Voisin décrit ainsi :

« En 1878, on a supprimé la vasque circulaire dans laquelle

retombait l'eau minérale après son jaillissement ; le tube ne s'élève plus qu'à 2^{m}20 au-dessus du sol ; il est surmonté d'un bout creux de 0^{m}30 de diamètre portant à la partie supérieure un ajutage dont le robinet reste constamment ouvert. Le robinet d'embouteillage implanté sur le tube ascensionnel en fonte, à 0^{m}62 au-dessus du sol, n'a pas été changé. Une conduite horizontale est branchée sur le petit tube à 2^{m}10 au-dessus du dallage, et permet d'envoyer l'eau de la source dans un réservoir en tôle, de 11^{mc} de capacité, en fermant le robinet d'embouteillage. Sur le tube en fonte, de 0^{m}15 au-dessous du sol, est branchée une autre conduite qui amène l'eau, pendant la saison, à l'établissement de bains de M. Larbaud aîné à Vichy.

« Le 24 janvier 1880, nous avons mesuré le débit de la source au robinet d'embouteillage par où elle s'écoulait librement depuis plusieurs semaines. Le jaillissement à l'orifice de ce robinet est régulièrement intermittent ; la période a une durée totale de 19 minutes ; l'écoulement dure 14 minutes et l'arrêt 5 minutes ; le débit augmente progressivement jusqu'à la fin de la douzième minute ; puis, il diminue rapidement. Le débit total, par période, est de 53 litres environ, ce qui correspond à peu près à 4.001 litres par 24 heures. La température de l'eau minérale s'élève à 20°5 vers la fin du jaillissement. Pendant ces observations, la pression barométrique était de 746^m/^{m}5. »

Le 28 février 1882, par acte reçu Me Monvoisin, notaire à Cusset, Charles-Amable Larbaud aîné, sa femme Marie-Henriette Labry, les héritiers de Pierre-Alfred Mercier qui était décédé à Vichy, le 2 novembre 1880, et sa femme Louise-Elisa Larbaud vendaient à la Compagnie générale d'Eaux minérales et Bains de mer « tous les immeubles dépendant de l'Etablissement de bains Larbaud et la source minérale dite *Source Larbaud* moyennant le prix de 600.000 francs, payable comptant ».

En 1886, Peyraud et M. Gautrelet indiquaient qu'un litre d'eau de la *Source des Longues-Vignes* contenait deux dix millièmes d'acide sulfhydrique.

La Compagnie générale d'Eaux minérales et Bains de mer crut, en 1888, pouvoir se dispenser de la charge de donner gratuitement à boire l'eau de la *Source Larbaud* à sa buvette du boulevard National. Le 6 mars, le maire de Vichy lui rappelait que cette buvette ne devait pas être fermée, que c'était là une condition *sine quâ non* de l'autorisation d'amener la source de son griffon dans le centre de la ville, et il l'invitait à donner immédiatement satisfaction aux justes réclamations du public. Le 12 avril, les propriétaires de la *Source Larbaud* répondaient qu'ils allaient rétablir aussitôt la buvette qu'ils avaient supprimée et qu'à l'avenir ils se conformeraient strictement aux obligations stipulées dans la délibération prise en 1876 par le conseil municipal de Vichy.

Pendant la saison de 1895, on s'aperçut que le débit de la *Source Larbaud* diminuait considérablement et qu'elle menaçait de ne plus pouvoir suffire aux besoins, même les plus réduits. La Société qui la possédait alors se décida donc à la faire réparer. Elle entreprit un travail de réfection complète qui devait lui donner le plus heureux résultat. La colonne ascensionnelle en fonte, de 75/90, descendue en 1858, fut entièrement arrachée. Le forage fut nettoyé jusqu'à la profondeur de 110 mètres, qu'on ne put dépasser. En janvier 1896, on descendit une colonne en fer de 80/90 dont le pied était à 109ᵐ66 de profondeur et qu'on arrêta à 5ᵐ70 au-dessous du sol de la route nationale n° 106, c'est-à-dire à 3ᵐ34 plus bas que le niveau de jaillissement antérieur qui, on s'en souvient, avait lieu à 1ᵐ64 au-dessus de l'altitude de 270ᵐ02.

Cette nouvelle colonne en fer, dont la base était *lanternée* sur 2 mètres de hauteur, portait une première perruque à 100ᵐ01 et une autre à 95ᵐ01. Au-dessus de celle-ci on coula du béton de ciment jusqu'en haut. Le 17 janvier 1896 on descendit dans ce captage en fer une colonne syphoïde tronconique de 24ᵐ44 de longueur qu'on termina, à sa partie supérieure, par un obturateur. Ainsi les intermittences de la *Source des Longues-Vignes* disparurent totalement et dès lors elle débita régulièrement 7 litres 61 par minute, soit 10ᵐᶜ944 par 24 heures. Sa température était alors de 16°5.

En 1896, l'un de nous attribuait à l'eau de la *Source Larbaud*, prise à la buvette, une température de 21°2, et par litre un titre hydrocalimétrique de 5ᵍʳ80 calculé en C²O⁴,NaO,HO. De son côté, M. Bretet indiquait, le 9 mai 1906, que ce degré hydrocalimétrique pour un litre n'était que de 5ᵍʳ52 calculé également en C²O⁴,NaO,HO.

Le 16 août 1900, la Compagnie générale d'Eaux minérales et Bains de mer vendait, en même temps que la source et l'établissement Lardy, et par un seul et même acte passé devant Mᵉ Petitchet, notaire à Lyon, à la Société générale d'Eaux minérales naturelles de Vichy et du Bassin de Vichy, cette *Source Larbaud* et l'Etablissement de bains qu'elle alimentait, moyennant le prix, pour les deux sources et les deux établissements, de 1.500.000 francs, payable partie comptant et partie à terme.

Aujourd'hui, cette *Source Larbaud* jaillit naturellement, comme en 1896, au fond d'un puits cimenté, à 5^{m}70 au-dessous du sol de la route nationale n° 106, et à 1^{m}70 plus bas que le dallage du bâtiment qui l'abrite. Son eau ne se répand pas dans le puits qui l'entoure et dans lequel on peut descendre, après une vigoureuse ventilation préalable, au moyen d'une échelle de fer. Elle est prise, à sa sortie de l'obturateur, par un tube de fer qui la conduit directement dans la canalisation qui alimente sa buvette publique et les bâches de réserve des établissements de bains Lardy et Larbaud. Cette buvette publique se trouve au n° 48 du boulevard National, dans la cour qui précède l'entrée de l'établissement des bains Larbaud. A cet endroit, la source jaillit dans une vasque en pierre de Volvic recouverte par une cloche en verre qui préserve son eau du contact de l'air. Elle est distribuée gratuitement en boisson par deux robinets de cuivre.

Le 29 juillet 1907, à neuf heures du matin, la température de cette eau, prise à l'un de ces robinets de cuivre, avec un thermomètre recuit de Baudin, était de 18°6, la température de l'air étant de 23° et la pression barométrique de 773 $^m/^m$.

Depuis 1882, la vie et le sort de cette *Source Larbaud* sont intimement liés à ceux du *Puits Lardy*. Il semble bien qu'il doive en être, maintenant, toujours ainsi. Comme nous l'avons dit pour cette *Source Lardy,* nous pensons, aussi, qu'il serait urgent, dans l'intérêt de tous, que l'Etat acquît cette *Source des Longues-Vignes,* non pas à cause de sa buvette qui est, en somme, fort peu suivie, mais parce qu'elle est susceptible de rendre de très grands services, le jour où l'on sera décidé à établir une séparation bien absolue entre les établissements balnéaires des pauvres et des gratuits et ceux des malades payants.

RÉSUMÉ

Noms divers sous lesquels la Source Larbaud *a été successivement désignée :* Source des Longues-Vignes, Source Larbaud aîné, Source Larbaud et Mercier, Source Larbaud.

Date du captage de la source : 8 mai 1856.

Profondeur du puits : 137^{m}86.

Altitude du jaillissement naturel actuel : 268^{m}32.

Mode d'amenée de l'eau au robinet de distribution publique : Arrive naturellement sans être pompée.

La Source Larbaud.

Plus fort débit observé : 30me par 24 heures, le 8 mai 1856.

Plus faible débit observé : 4mo par 24 heures, le 24 janvier 1880.

Plus haute température observée : 21°2, en 1896.

Plus basse température observée : 15°, en 1859.

Débit le 17 janvier 1896 : 10^{mc}944 par 24 heures.

Température au robinet de distribution publique, le 29 juillet 1907 : 18°6.

Titre alcalin d'un litre d'eau puisé le 9 mai 1906 : 5^{gr}52, *calculé en* C^2O^4,NaO,HO.

CHAPITRE IX

LA SOURCE PRUNELLE

DANS son *Mémoire sur les Sources minérales de Vichy et des environs,*
l'ingénieur des mines Voisin s'exprime, ainsi, à propos de
la *Source Prunelle* : « Les acquéreurs du jardin de l'hôtel Montaret,
« écrivait en 1847 le Dr Prunelle, en enlevant seulement quelques
« pelletées de terre, feraient jaillir la *Source Lucas* sur leur sol où
« elle se porte déjà dans certaines circonstances, de même que dans le
« jardin Guillermen. »

« En novembre 1873, peu de temps après la publication de ces
lignes, M. N. Larbaud fit creuser, dans le sous-sol d'une maison sise
dans l'emplacement du jardin Montaret, un puits de recherche d'eau
minérale qui fut poussé — malgré un arrêté préfectoral d'interdiction en
date du 6 décembre 1873 — jusqu'à la profondeur de 9ᵐ60 environ en
contre-bas du sol de la rue Montaret, sur un diamètre de 1ᵐ25.
D'après les renseignements donnés par M. Larbaud, ce puits aurait
traversé les assises suivantes :

Terre végétale et sable fin......................	5ᵐ20
Sable pur.................................	o 80
Sable gras, caillouteux, aquifère.................	o 80
Argile bleue................................	o 50
Calcaire argileux tendre.......................	1 40
Marne bleue ou noire	2 »
Calcaire jaunâtre, dont les bancs plongent vers la rue Montaret avec une pente de 0ᵐ30 par mètre.	o 90
Profondeur totale............	9ᵐ60

« Quelque temps après, le puits fut élargi et remplacé, jusqu'à la
profondeur de 7 mètres, par une large excavation quadrangulaire
ayant 6 mètres carrés de section et s'étendant jusque sous les murs de

la maison ; autour de cette fouille fut construite une enceinte en béton de ciment, qui supporte sur deux de ses faces les fondations du bâtiment. Dans le puits lui-même on établit une sorte de cheminée en béton ayant 8^m82 de diamètre dans œuvre et qui s'élève jusqu'à 1^m40 au-dessus de la fosse quadrangulaire. Cette cheminée est fermée par une dalle en pierre de Volvic, où s'emboîte un long tuyau vertical en fonte. L'eau minérale afflue dans le puits ainsi que dans la fosse. Telle est la source à laquelle M. Larbaud a donné le nom du Dr Prunelle.»

Nicolas Larbaud, dont le nom apparaît ici pour la première fois sous notre plume, occupera dans les chapitres que nous consacrerons, plus loin, aux Eaux minérales du Bassin de Vichy, une place prépondérante et justement méritée. Nous y étudierons, alors, sa personnalité scientifique, industrielle et commerciale avec toute l'ampleur qui lui convient. Ce n'est pas, en effet, dans ce qu'on a appelé « les incidents de la *Source Prunelle* », qu'il faut, pour la bien juger, surprendre cette intéressante figure. Nicolas Larbaud était, en 1873, un homme très connu, presque riche. Le cadre facile dans lequel il se mouvait à Vichy serait trop étroit pour que nous puissions y montrer telle qu'elle était encore, telle qu'elle avait été surtout, cette volonté opiniâtre avec qui, pendant plus de quarante ans, le gouvernement impérial d'abord et la République, ensuite, durent souvent compter.

Lorsqu'après une première adjudication, à son profit, du 23 avril 1873, qui fut frappée de la surenchère du sixième, Nicolas Larbaud devint, le 21 mai 1873, par une nouvelle adjudication publique devant le tribunal civil de Cusset et moyennant le prix de 14.650 francs, définitivement propriétaire du tènement d'immeubles n°s 1, 3, 5 et 7, sis rue Montaret, à Vichy, il était déjà et depuis longtemps pharmacien au 39 de cette même rue, près de l'entrée des bains de l'ancien établissement thermal de 1re classe, côté des dames. En même temps qu'il transportait sa *Pharmacie des Thermes* dans ses nouveaux magasins de l'autre extrémité de la rue, il y commençait, dans les sous-sols, pendant le mois de novembre 1873, les recherches, *à ciel ouvert*, de la source minérale qui devait jaillir chez lui, si Prunelle avait dit vrai dans son rapport du 25 novembre 1847.

Le 6 décembre 1873, la mairie de Vichy faisait signifier à Nicolas Larbaud un arrêté préfectoral daté du même jour, ordonnant la suspension d'urgence et sans délai des fouilles qu'il avait entreprises dans le voisinage des sources domaniales. Cette intervention tardive de l'administration n'était pas pour l'effrayer ni surtout pour l'arrêter dans l'œuvre qu'il avait déjà presque menée à bonne fin. Depuis la fin de novembre, en effet, la *Source Prunelle* était captée. Aussi, lorsqu'il reçut l'arrêté du 6 décembre, — qu'il déféra immédiatement, du reste, au Conseil d'Etat, — Nicolas Larbaud n'avait plus qu'à consolider le captage qu'en huit jours il avait opéré et à creuser auprès de lui un réservoir d'approvisionnement. *La Source Prunelle.*

Il n'accorda donc aucune attention à la mesure administrative qui voulait l'atteindre ; il continua comme devant, la nuit et le jour, malgré les procès-verbaux qu'on lui dressait, ses difficiles travaux qui ne se terminèrent seulement qu'en janvier 1874.

Cette nouvelle *Source* se trouvait exactement à 4^{m}70 de la *Source Lucas* sur le prolongement d'une droite joignant cette *Source Lucas* au puits de 10^{m}80 de profondeur creusé entre elle et l'ancienne *Source des Acacias*.

Sur la demande de Larbaud, des expériences furent faites, en mars 1874, par les ingénieurs des mines Pigeon et de Gouvenain, afin de savoir quelles relations pouvaient exister entre la *Source Lucas* et la *Source Prunelle*. Voisin les rapporte comme il suit :

« Le 23 mars 1874, tout épuisement ayant cessé depuis quelques temps à la *Source Prunelle*, le niveau de l'eau s'y tenait sans variation à la cote — 4^{m}23 (cette cote et toutes celles qui vont suivre sont rapportées à un plan horizontal situé au niveau du regard de la chambre du *Puits Lucas* et qui est lui-même à l'altitude de 259^{m}48) ; et le déversement du *Puits Lucas*, situé à la cote — 3,68, débitait spontanément 7^{mc}855 d'eau par 24 heures, à la température de 27°5. L'épuisement du réservoir Larbaud fut commencé à 3 h. 1/2 du soir, à l'aide d'une puissante pompe à bras.

« Au bout de trois quarts d'heure à peine, la *Source Lucas* cessa de couler à son déversoir. Après 3 heures environ, le niveau de l'eau, dans le *Puits Lucas*, s'était abaissé jusqu'à 0^{m}12 en contre-bas du déversoir ; après 5 h. 1/2, à 0^{m}18 et, enfin, après 7 h. 1/2, à 0^{m}20, soit à la cote — 3,88. A ce moment, le réservoir Larbaud, dont le fond est à la cote — 8,07, était à sec depuis un certain temps déjà, de même que le puits qui descend jusqu'à la cote — 9,78 et où l'on avait fait agir une deuxième pompe. Les deux pompes donnaient ensemble 2 à 3 litres par seconde environ, soit, par 24 heures, 173^{mc} d'eau à la température de 23°5. Une partie de l'eau affluente découlait visiblement des parois du réservoir qui, à cette époque, n'étaient pas absolument étanches, et provenait principalement de la nappe abondante d'eau douce qui existe à la base des sables superficiels vers la cote — 5 mètres.

« Ces faits établissent positivement que la *Source Prunelle* n'est pas indépendante de la *Source Lucas*. Toutes deux sont alimentées par une même nappe ou veine ascendante d'eau minérale, dont elles constituent deux bouches distinctes. La *Source Prunelle*, quand on y fait baisser, à l'aide de pompes, le niveau de l'eau au-dessous d'une certaine limite, absorbe, à elle seule, ce flux d'eau minérale ; et le *Puits Lucas*, où l'eau reste alors stagnante, n'est plus qu'un tube piézométrique branché sur le tronc commun de la conduite souterraine naturelle. S'il en est ainsi, dira-t-on, le *Puits Larbaud* jouait le même rôle avant l'expérience, quand l'eau minérale s'écoulait au jour, uniquement par le déversoir du *Puits Lucas* ; comment, alors, s'expliquer que le niveau (— 4^{m}23), auquel l'eau s'y maintenait, fût inférieur à celui de ce déversoir (— 3^{m}68), quand, au contraire, il aurait dû lui être supérieur d'une quantité en rapport avec la vitesse de l'eau du *Puits Lucas* ? Cela tient à ce que le réservoir Larbaud, n'étant pas étanche, ne pouvait, en réalité, jouer le rôle d'un tube piézométrique : l'eau minérale y affluait constamment, mais elle s'infiltrait, en même temps, à travers les parois perméables du bassin et se répandait dans les sables superficiels qui règnent, comme on l'a vu, jusqu'à la cote — 5 mètres ; dès que son niveau avait atteint la cote — 4^{m}23, il restait invariable, parce que les pertes compensaient exactement le débit de la source. Par contre, lorsque l'on mettait à sec le *Puits Larbaud*, un phénomène inverse se produisait : la nappe d'eau douce donnait lieu à des infiltrations qui alimentaient, en partie, les pompes. »

Dès le 2 avril 1874, Larbaud, prévoyant la lutte qu'il lui faudrait soutenir, se mit en instance auprès de l'administration afin d'obtenir l'autorisation d'exploiter la *Source Prunelle* et, le 24 juin suivant, il déposait au ministère du commerce, avec sa requête, un échantillon de l'eau minérale qu'il avait découverte dans sa propriété de Vichy, en même temps qu'il en adressait un second à l'Ecole nationale des Mines de Paris. Le 30 septembre 1874, le bureau des essais de cette Ecole lui faisait tenir les résultats de ses recherches. Ils se résumaient dans la composition suivante :

Acide carbonique libre	$0^{gr}9458$	
— — des bicarbonates	3.2223	
— chlorhydrique	0.3556	
— sulfurique	0.1476	
Silice	0.0420	
Protoxyde de fer	0.0120	
Chaux	0.1940	
Magnésie	0.0513	
Potasse	0.0673	
Soude	2.5505	
Matières organiques	0.0320	
TOTAL	$7^{gr}9204$	
Résidu fixe par litre	$5^{gr}1200$	

La Source Prunelle.

Avant même d'avoir saisi le ministre du commerce de sa demande officielle en autorisation d'exploiter sa nouvelle découverte, Nicolas Larbaud, avec son audace habituelle, fit placer sur son puits une petite pompe à bras et ouvrit au public, dès les premiers jours de mai 1874, la buvette de la *Source Prunelle* dont il faisait distribuer l'eau gratuitement à tous ceux que la curiosité, plutôt que le besoin, attirait vers son installation encore tout à fait primitive. Le 25 mai 1874, un nouvel arrêté préfectoral, pris en conformité de l'arrêté du 6 décembre 1873 et aussi de l'ordonnance royale de 1823, lui interdisait formellement « de livrer au public, soit gratuitement, soit à prix d'argent, l'eau minérale provenant des travaux des fouilles qu'il avait indûment exécutées à Vichy et qu'il exploitait sous le nom de *Source Prunelle* ».

Nicolas Larbaud ne s'émut pas plus de ce nouvel arrêté qu'il ne s'était inquiété de celui du 6 décembre 1873. Il le déféra, comme le premier, au Conseil d'Etat et se laissa dresser procès-verbaux sur procès-verbaux, sans se préoccuper de ce qu'il adviendrait, impassible même devant la saisie, par la gendarmerie, des verres à boire dans lesquels il distribuait son eau en boisson.

Poursuivi devant le juge de paix de Cusset, il se vit condamné 70 ou 80 fois pour inobservation des prescriptions de l'arrêté préfectoral du 25 mai 1874. Il en appela devant le Tribunal correctionnel qui confirma les sentences du premier juge. Il se pourvut alors en cassation ; mais la Cour, considérant que l'arrêté préfectoral du 25 mai 1874 ne visait pas seulement le précédent arrêté du 6 décembre 1873 mais aussi l'ordonnance royale de 1823, rejeta son pourvoi, assimilant « une eau minérale naturelle, non encore analysée et approuvée par l'Académie de médecine, à un véritable remède secret ».

Cependant, le Conseil d'Etat, par ses arrêts du 7 août 1874 et du 5 février 1875, annulait, pour excès de pouvoir, les arrêtés préfectoraux des 6 décembre 1873 et 25 mai 1874. La conséquence immédiate de ces décisions fut que la Cour de cassation cassait et annulait, sans renvoi, le 19 mars 1875, un arrêt de la Cour de Riom qui avait confirmé les jugements du Tribunal correctionnel de Cusset condamnant N. Larbaud à 500 francs d'amende et aux frais pour avoir contrevenu à l'arrêté préfectoral du 6 décembre 1873.

Le ministère du commerce qui était saisi, depuis le 24 juin 1874, de la demande en autorisation d'exploiter la *Source Prunelle*, ne se pressait pas, on le comprend de reste, de donner satisfaction à Nicolas Larbaud. Sa requête dormait paisiblement dans les cartons des bureaux, malgré l'annulation de l'arrêté préfectoral du 6 décembre 1873, lorsqu'il s'avisa de la rappeler par lettre recommandée d'abord et, ensuite, par actes extra-judiciaires, en date des 8 décembre 1874 et 17 février 1875.

Mis, ainsi, en demeure, le ministre du commerce exigea, avant d'agir, qu'on fît de nouvelles expériences sur les *Sources Prunelle* et *Lucas*. Il chargea le préfet de l'Allier de s'entendre pour cela avec Nicolas Larbaud qui accueillit avec empressement cette proposition, « car, dit-il, on me promettait très formellement, et j'avais lieu de le croire très sincèrement, de transmettre mes échantillons d'eau à l'Académie de médecine, si ces expériences prouvaient que ma source était bien captée, et qu'elle avait une existence propre, tout à fait indépendante de sa voisine ».

Voisin rend compte comme il suit de ces expériences :

« Elles furent faites du 11 au 16 janvier 1875.

« Le 11, à 7 heures du matin, on commença l'épuisement du *Puits Lucas* au moyen de pompes Letestu, manœuvrées par seize hommes. Au bout de vingt heures, le niveau, qui s'était abaissé lentement, restait stationnaire à la cote — 11^m16. Une deuxième pompe fut alors mise en action, et le 12, à minuit, soit après quarante et une heures de travail ininterrompu, le puits était à sec, ou du moins il n'y restait qu'une hauteur d'eau de 0^m35, strictement suffisante pour le jeu des pompes. Le niveau était ainsi maintenu à la cote — 12^m03.

Il le fut jusqu'au 16, à 1 h. 1/2 du soir, soit pendant plus de trois jours et demi.

« Dans ces conditions, les pompes débitaient ensemble, en moyenne : le 13, au matin, 1 litre 52 par seconde, soit 131^{mc} par 24 heures ; le 14, à 5 heures du soir, 1 litre 41 par seconde, soit 122^{mc} par 24 heures ; le 15, dans la journée, 1 litre 15 par seconde, soit 99^{mc} par 24 heures. Ce dernier chiffre se rapproche beaucoup de celui de 105 à 110^{mc} obtenu par M. François, après les travaux exécutés par lui en 1853-54.

« Le 11 janvier, à 10 heures du soir, le niveau de l'eau était déjà tombé : dans le réservoir Larbaud, à la cote — 5^{m}53, et dans le puits qui y débouche, à la cote — 6^{m}44.

« Le 13, à 11 heures du matin, il était descendu : dans le réservoir, à la cote — 6^{m}03, et dans le puits, à la cote — 6^{m}89.

« Enfin, le 14, à 1 heure du soir, il s'était abaissé : dans le réservoir, à la cote — 6^{m}33, et dans le puits, à la cote — 7^{m}04.

« La température de l'eau était d'ailleurs : dans le réservoir, de 21°5 et dans le puits, de 23°.

« Le 15, on obtint les mêmes chiffres que le 14. Après ces observations, le réservoir et le *Puits Larbaud* furent épuisés à fond (le *Puits Lucas* étant toujours maintenu à la cote — 12^{m}03), puis on les abandonna à eux-mêmes ; au bout de 17 heures, le niveau de l'eau s'était relevé : dans le réservoir, à la cote — 6^{m}56, et dans le puits, à la cote — 7^{m}19.

« En dernier lieu, on mesura la quantité d'eau obtenue en épuisant alternativement le réservoir et le *Puits Larbaud* (le *Puits Lucas* étant toujours maintenu à la cote — 12^{m}03). Une première opération faite sur le réservoir, dans la nuit du 15 au 16, donna 0 litre 125 par seconde, soit 11^{mc} par 24 heures. Une deuxième opération exécutée sur le même réservoir, dans la journée du 16, donna 0 litre 18 par seconde, soit 16^{mc} par 24 heures. La discordance de ces deux résultats provient vraisemblablement de l'imperfection du mode de jaugeage adopté.

« Quant au puits, il donna seulement 0 litre 035 par seconde, soit 3^{mc} par 24 heures.

« En résumé, ces nouvelles expériences démontrèrent, une fois de plus, la solidarité intime des deux *Sources Lucas* et *Prunelle*. Quand les choses sont disposées de telle sorte que l'eau minérale s'écoule uniquement par le *Puits Lucas*, maintenu à la cote — 12ᵐ03, le *Puits Larbaud* est réduit au rôle d'un tube piézométrique (les parois du réservoir avaient été, paraît-il, rendues étanches depuis la première série d'expériences, et le puits était complètement isolé de la nappe d'eau douce) où le niveau se fixe à la cote — 7ᵐ04, soit à 4ᵐ99 au-dessus de l'orifice d'écoulement, qui débite, alors, environ 99ᵐᶜ par jour. Quand, au contraire, l'écoulement a lieu uniquement par la *Source Prunelle*, maintenue à la cote — 9ᵐ58 environ (0ᵐ20 au-dessus du fond), c'est le *Puits Lucas* qui se transforme en un tube piézométrique où le niveau se fixe à la cote — 3ᵐ88, soit à 5ᵐ70 au dessus de l'orifice d'écoulement ; dans ce deuxième cas, le débit n'est pas connu, mais il est, en tout cas, inférieur au chiffre de 173ᵐᶜ, obtenu le 20 mars 1874, et qui comprend une notable quantité d'eau douce, provenant de la nappe située à la base des sables superficiels, vers la cote — 5 mètres.

« Nous ajouterons qu'ayant affaire, ici, à des eaux éminemment gazeuses, qui, dans les parties étroites de leurs conduits naturels, sont à l'état d'émulsion, d'une densité indéterminée, au lieu de constituer un véritable liquide, on ne saurait attribuer à ces chiffres la même signification que s'il s'agissait d'eau ordinaire. »

Le 8 mars 1875, le préfet de l'Allier réclamait de nouveaux échantillons de l'eau de la *Source Prunelle* pour remplacer ceux qui avaient été déposés le 24 juin 1874 et qui pouvaient alors être altérés ; puis ces échantillons, ainsi que la demande de Nicolas Larbaud, étaient, enfin, pour avis, adressés à l'Académie de médecine.

Tout semblait donc aller pour le mieux, et ce dernier pouvait espérer obtenir satisfaction pleine et entière, dans un délai assez court, lorsque survint un incident politique qui remit tout en cause. Nous laissons, ici, la parole à Nicolas Larbaud lui-même qui, dans une brochure, datée de 1885, décrit, comme il suit, les mauvaises heures qu'il vécut à cette époque :

« Au moment où j'attendais avec impatience le résultat de cette analyse et l'autorisation d'exploiter qui devait en être la conséquence, j'appris que le remplacement de M. Grivart (1) par M. le vicomte de Meaux (2) avait tout bouleversé au ministère du commerce : les rapports des ingénieurs sur les expériences faites du 11 au 17 janvier 1875,

---

(1) Ministre de l'agriculture et du commerce dans le cabinet de Cissey (23 mai 1874).
(2) Ministre de l'agriculture et du commerce dans le cabinet Buffet (11 mars 1875).

avaient été frauduleusement soustraits du dossier de la *Source Prunelle ;* les décisions du Conseil d'Etat des 14 août 1874 et 25 février 1875, et l'arrêt de la Cour de cassation du 19 mars 1875, étaient considérés comme nuls et non avenus, et les engagements pris par M. Grivart comme n'ayant jamais existé. Nous étions en plein ordre moral, et le sens moral avait disparu des bureaux du ministère du commerce et de la préfecture de l'Allier. On en jugera par l'acte extra-judiciaire que me fit signifier, le 3 juin 1875, en conformité des instructions qu'il avait reçues du ministère le 12 mai précédent, M. de Nervo (1) lui-même, en même temps qu'il me faisait signifier, également, son arrêté du 2 juin 1875, précurseur de la destruction de ma source.

« Il n'est question dans cette pièce extra-judiciaire que de travaux illégalement entrepris et poursuivis, comme si le Conseil d'Etat et la Cour de cassation n'avaient pas tout justement décidé le contraire ; d'expériences à faire, comme si ces expériences n'avaient pas été faites et comme si elles n'avaient pas été faites en présence de M. de Nervo en personne, au mois de janvier précédent, et comme si elles n'avaient pas démontré, de l'avis même du sieur de Nervo, des ingénieurs et de M. Grivart, que la *Source Prunelle* avait une existence indépendante de sa voisine ; et, ce qu'il y a de plus grave, il ne s'agissait rien moins que de la destruction de la *Source Prunelle.*

« Les instructions ministérielles du 12 mai portaient qu'au cas (facile à prévoir) où je m'opposerais au simulacre d'expériences qu'on voulait faire, l'administration s'en rapportant aux expériences du 14 mars 1874 (il n'était point question de celles autrement complètes exécutées du 11 au 17 janvier 1875, dont les rapports avaient disparu du dossier), je serais invité à détruire ma source dans la huitaine, sinon qu'il y serait procédé à mes frais par l'autorité !

« Je m'empressai de répondre au sieur de Nervo que j'opposais à ses allégations le plus formel démenti, avec preuves à l'appui ; que je lui faisais défense absolue, à lui et à tous agents placés sous ses ordres, de pénétrer dans ma maison, et que j'entendais faire respecter ma propriété et m'opposer, par tous les moyens en mon pouvoir, à la violation de mon domicile et à la destruction d'une source qui avait été très légalement découverte et captée.

« M. de Nervo, qui avait assisté à ces mêmes expériences du mois de janvier 1875 qu'on « feignait » d'ignorer à la direction du com-

(1) Préfet de l'Allier.

merce intérieur, M. de Nervo, qui avait transmis, le 8 mars 1875, l'ordre de puiser de nouveaux échantillons à la *Source Prunelle*, et qui m'avait annoncé quelques jours après que M. le Ministre les avait adressés à l'Académie de médecine avec invitation de procéder d'urgence à leur analyse, pour qu'il soit au plus tôt statué sur ma demande en autorisation d'exploiter du 24 juin 1874, M. de Nervo, dis-je, hésitait, et c'est sur l'ordre formel du ministre qu'il se décida à lui servir de complice.

« Il ne me restait plus qu'à organiser la résistance légale : Je m'empressai de dénoncer les faits à M. le Procureur général près la Cour de Riom ; j'appelai tout particulièrement son attention sur la sommation qui m'avait été faite le 3 juin 1875 par M. le Préfet au mépris des décisions du Conseil d'Etat et de la Cour de cassation, et je mettais mes droits et ma propriété sous la protection de la justice, « informant toutefois le chef du parquet du ressort qu'au cas « où, par impossible, cette protection viendrait à me manquer, je « serais dans la regrettable mais absolue nécessité d'y pourvoir moi- « même ».

« Pendant que M. le procureur général Roë en référait à M. le Ministre de la justice, M. le Préfet, en la personne d'un conseiller de préfecture par lui délégué, requérait « illégalement » l'assistance du commissaire de police et se présentait, le 15 juin 1875, devant la *Source Prunelle*, accompagné de l'ingénieur de Gouvenain et suivi de vingt à trente ouvriers de la Compagnie de Vichy munis de leur outillage de destruction.

« Ils allaient franchir le seuil de la buvette de la *Source Prunelle*, quand j'en ai rapidement fermé les portes devant eux.

« M. le Commissaire de police, revêtu de son écharpe, me fit, en vertu de je ne sais quel droit, sommation de rouvrir ces portes et de laisser ces Messieurs pénétrer dans ma maison : je m'y suis refusé nettement et j'ai réitéré, formellement, ma défense de passer outre, sinon que j'userais du droit de légitime défense.

« Après avoir délibéré quelques instants, on se décida à recharger les outils sur les voitures et à se retirer, en annonçant qu'on allait revenir avec la gendarmerie.

« Dans cette attente, je verrouillai mes portes et je les fis aussitôt barricader, et comme il fallait bien que les buveurs qui fréquentaient la *Source Prunelle* sachent pourquoi les portes étaient fermées, je fis placer à l'extérieur un placard ainsi conçu : « Fermeture momentanée « de la *Source Prunelle* pour cause de résistance légale aux abus de « pouvoirs de M. le Préfet de l'Allier. »

« Je fis imprimer et distribuer en même temps le *Mémoire explicatif* des abus en question dont j'avais remis une copie manuscrite à M. le procureur général Roë.

« La conséquence de cette attitude parfaitement résolue fut que la bande de malfaiteurs qui voulait pénétrer dans mon domicile en en brisant les portes, pour y détruire une source minérale qui était ma propriété légitime, fut forcée, par ordre de M. le Ministre de la justice, à qui M. Roë, pour couvrir sa responsabilité, en avait télégraphié, de renoncer à l'exécution de son criminel projet.

« Ceux qui avaient cru le moment favorable pour se débarrasser d'un concurrent qui les gênait de plus en plus, en furent pour leurs frais, et les fonctionnaires publics qui n'avaient pas craint de leur prêter le concours de leur autorité, ne songèrent plus qu'à se venger de l'échec qu'ils venaient d'essuyer et à chercher à donner le change à l'opinion publique ; d'agresseurs, et d'agresseurs violents qu'ils avaient été, ils voulurent se faire passer pour victimes et, comme toujours, le sieur de Nervo consentit à leur servir d'instrument, gratuitement ou non.

« Trois procès, un procès correctionnel et deux procès en Cour d'assises, me furent successivement intentés sur la plainte de ce triste personnage. Il m'accusa, d'abord, de l'avoir menacé de mort sous condition ; et comme la condition de pénétrer dans une maison habitée avec effraction ou escalade n'est pas précisément celle qu'a prévue et que punit le code pénal, le Tribunal de Cusset n'hésita pas à m'acquitter, malgré les réquisitions du substitut de M. le procureur général Roë.

« Aux yeux de M. le Procureur général, le placard mis au-dessus de la *Source Prunelle* le jour de la tentative de violation de domicile : « Fermeture momentanée de la *Source Prunelle* pour cause de « résistance légale aux abus de pouvoirs de M. le Préfet de l'Allier », contenait tous les caractères d'une diffamation envers un fonctionnaire public, à propos de l'exercice de ses fonctions. Je n'avais pas réfléchi que la violation du domicile d'un citoyen rentrait dans les attributions d'un préfet, même de l'ordre moral. Aussi, sans me prévaloir de ce moyen devant M. le Juge d'instruction, je me bornai à reconnaître le fait, et à demander à faire la preuve des faits diffamatoires. M. le Juge d'instruction de Cusset ne crut pas devoir s'arrêter à cette objection, et il me renvoya devant la chambre des mises en accusation de la Cour de Riom. Celle-ci parut comprendre la portée de ma demande et changea les termes de l'accusation ; ce qui avait été considéré comme diffamatoire, fut considéré comme injurieux. Je me pourvus devant la Cour de cassation pour fausse qualification du délit ; mais comme la jurisprudence admet, dans certains cas, la preuve en matière d'injure, le ministère public crut devoir, pour simplifier le débat, sans doute, requérir lui-même la cassation de l'arrêt de Riom pour fausse qualification du délit ; ce que ledit arrêt avait pris pour injurieux n'était autre chose qu'un outrage des mieux caractérisés, et la Cour suprême partagea cette opinion.

« Et c'est sur l'accusation d'avoir outragé M. de Nervo dans l'exercice de ses fonctions (on sait quelles fonctions !), que je fus traduit devant la Cour d'assises de l'Ain, le 25 octobre 1875.

« Malgré toutes les menées de l'ancien secrétaire-général de l'Allier devenu secrétaire-général de l'Ain, et les manœuvres de la dernière heure du sieur de Nervo lui-même, le jury, après quelques secondes de délibération, m'acquitta à l'unanimité.

« Cinq jours plus tard, le 30 octobre, je comparaissais devant la Cour d'assises de l'Allier, toujours sur la plainte de M. de Nervo, et sur la citation directe de M. le procureur général Roë, sous l'inculpation d'injures publiques envers M. le Préfet résultant de deux passages de mon *Mémoire explicatif* ainsi conçus :

« 1° Arrêté préfectoral qui commet M. de Gouvenain pour faire « les constatations dont M. le Préfet doit avoir besoin pour couvrir « ses projets de destruction et de vandalisme et qu'il réclame de la « complaisance de cet ingénieur ;

« 2° M. de Nervo n'a pas cru devoir tenir compte de mes défenses, « malgré les motifs péremptoires sur lesquels elles étaient basées ; « il a préféré se mettre en état de rébellion contre les décisions sou- « veraines du Conseil d'Etat ; ce qu'il avait prescrit par son arrêté « du 2 juin 1875 n'était donc qu'un simulacre de vérification destiné « à couvrir l'acte de spoliation et de vandalisme qu'il méditait. »

« Rien n'était plus vrai, les instructions ministérielles du 12 mai ne laissaient pas de doute à cet égard, et personne, pas même M. le Procureur général, n'a songé à le contester. Les soins mis à faire de ce qui était une véritable diffamation parfaitement licite, aux termes de l'article 20 de la loi du 26 mai 1819, un outrage, le prouveraient d'ailleurs suffisamment.

La Source Prunelle.

« Eh bien ! le jury de l'Allier, constitué d'après la loi Buffet, à l'époque où les maires étaient nommés par le préfet, et qui se trouvait précisément à cette session composé en majeure partie de maires ou d'adjoints nommés par M. de Nervo, se crut obligé de donner raison au préfet contre moi, et je fus bel et bien condamné à un mois de prison et 500 francs d'amende, non pour injures, qu'on remarque bien, mais pour outrage, car le président de la Cour avait posé comme résultant des débats la question d'outrage.

« Le jury, chose assez singulière, avait répondu « non » sur la question d'injure et « oui » sur la question d'outrage.

« Et, chose plus extraordinaire encore, le jury m'avait accordé, sans que je les aie demandées, des circonstances atténuantes.

« La Cour, c'est-à-dire le conseiller de la Cour de Riom, M. Bertrand, qui présidait, et les deux juges de Moulins qui l'assistaient, auraient pu me condamner à une peine de simple police ; sans l'admission des circonstances atténuantes ils pouvaient réduire la pénalité à quinze jours de prison et 100 francs d'amende, et ils m'ont condamné à un mois de prison et 500 francs d'amende !

« La Cour de cassation, devant laquelle je m'étais pourvu, n'a pas trouvé qu'il y ait contradiction entre les réponses du jury ; elle n'a pas pensé non plus qu'il fût sorti de ses attributions en se faisant juge de la qualification légale à donner aux faits qu'il avait mission de constater.

« Elle n'a pas pensé davantage que la Cour d'assises avait mal interprété la décision du jury et violé l'article 463 du code pénal en ne tenant aucun compte des circonstances atténuantes qu'il avait admises. Nous étions en plein ordre moral, il n'y avait qu'à s'incliner devant la force et attendre que le moment fût venu de demander au ministère du commerce réparation du préjudice et de tous les ennuis que m'ont causés les procédés frauduleux de ses agents ; je dis de ses agents, car ce sont les vrais coupables. Dans ce ministère, si longtemps dirigé par M. Rouher et qui est encore aujourd'hui peuplé de ses créatures, les ministres ont beau changer, les bureaux restent, et, je le répète, avec eux, tous les abus. Ce qui s'y est passé, en ce qui me concerne, en est la preuve manifeste. Il ne faut donc pas qu'on vienne dire, à propos de la conduite de M. de Nervo, comme dans la lettre à M. le Président du Conseil d'Etat qu'on a fait signer à l'honorable M. Tirard au moment où il était remplacé : « Ces procès, c'est « affaire entre M. le Préfet et M. Larbaud. »

Dans une autre brochure publiée en 1877 et intitulée « *la Source Prunelle à Vichy* », Nicolas Larbaud disait encore :

« J'ajouterai que, si l'arrêté préfectoral du 2 juin 1875 qui a servi de point de départ à ces persécutions odieuses a pu échapper à l'appréciation et à la censure du Conseil d'Etat, c'est parce qu'il a plu à cette assemblée de la considérer indépendamment de l'acte extra-judiciaire qui m'avait été signifié en même temps, et des instructions ministérielles qui l'accompagnaient, instructions que le *Mémoire* de M. Josseau, produit en réponse à mon pourvoi et que le ministère s'était approprié, chercha vainement à faire prévaloir. Le Conseil d'Etat les a formellement condamnées par sa décision du 10 novembre 1876, d'où il suit que le susdit arrêté, ainsi dépouillé du caractère essentiellement comminatoire qui avait motivé mon recours, a perdu toute son importance. Que m'importe, en effet, que M. le Préfet ordonne une mesure d'instruction en fait parfaitement inutile, parce qu'elle ne pourrait être que la répétition des expériences qu'à deux reprises différentes, en mars 1874 et en janvier 1875, j'ai bien voulu laisser faire sur la *Source Prunelle*, et en outre, parce que, en droit, ces expériences, quel qu'en soit le résultat, ne sauraient avoir aucune conséquence juridique, puisqu'il s'agit, d'une part, de travaux à ciel ouvert, entrepris et poursuivis légalement ainsi que le Conseil d'Etat et la Cour de cassation l'ont décidé, et que ces travaux ne sont point actuellement en cours d'exécution, mais ont été achevés en janvier 1874, c'est-à-dire depuis plus de 3 ans et 4 à 5 mois avant que les sources domaniales n'aient été pourvues d'un périmètre de protection.

« Dans cette situation, tout le monde comprendra que je n'ai pas à m'occuper de ce qu'aurait décidé telle ou telle commission, composée ou présidée par l'auteur ou l'inspirateur des arrêtés que le Conseil d'Etat ou la Cour de cassation ont successivement annulés pour excès de pouvoir, et qui n'aspire qu'à justifier sa conduite et à continuer de servir les intérêts de mes concurrents.

« Ces commissions, plus ou moins consultatives, ne m'ont demandé aucun renseignement, aucune communication de pièces, et n'ont connu de mon affaire que ce qu'il a plu à mes adversaires de leur en dire. Je ne puis donc voir dans le nouvel arrêté, qui m'est notifié à l'instant même (1), qu'un moyen dilatoire pour ajourner indéfiniment l'autorisation d'exploiter ma source et retarder, ainsi, systématiquement, la réalisation de mon projet de construction d'un vaste établissement de bains si nécessaire à Vichy, ce qui équivaut à une véritable confiscation de ma propriété au mépris de toute justice et dans l'intérêt privé des fermiers domaniaux. »

A ce nouvel arrêté préfectoral du 21 mars 1877 qui prescrivait encore d'autres expériences, Larbaud répondit par le télégramme suivant : « Nouvelles expériences complètement inutiles ; admettez, si bon vous semble, que ma source nuise à la vôtre qui n'est pas même isolée des eaux douces ambiantes, j'y souscris ; ma situation n'en restera pas moins parfaitement correcte et légale. »

La question, posée ainsi, était donc d'avance solutionnée ; les expériences n'eurent, en effet, pas lieu.

Le 9 novembre 1875, Chevalier avait lu à l'Académie de médecine, au nom de la commission des Eaux minérales, le rapport suivant :

« M. le Ministre de l'agriculture et du commerce a invité l'Académie à faire procéder, dans son laboratoire, à l'analyse chimique d'une source minérale, désignée sous le nom de *Source Prunelle* et appartenant à M. Larbaud, pharmacien à Vichy (Allier).

« La demande n'est accompagnée que d'un certificat de puisement, en date du 13 mars 1875. Ce certificat, signé de MM. Amable Dubois, médecin-inspecteur, et Dauvaux, commissaire de police à Vichy, attribue à la source la température de 19° C.

« L'eau parvenue à l'Académie est gazeuse ; dès qu'on la chauffe, elle dégage de nombreuses bulles d'acide carbonique. Les réactifs décèlent dans cette eau la présence de la chaux, de la magnésie, de l'acide sulfurique, de l'acide chlorhydrique, etc.

« Par l'évaporation, l'eau laisse un résidu blanc, très alcalin, se dissolvant avec une vive effervescence dans les acides.

« Soumise à l'analyse par M. Bouis, chef des travaux chimiques de l'Académie, l'eau de la *Source Prunelle* a donné les résultats suivants ; un litre d'eau laisse pour résidu 5^{gr}125, composé de :

Résidu insoluble	0^{gr}030
Soude	2.606
Potasse	0.063

(1) 25 mars 1877.

— 335 —

Chaux.................................	0.208
Magnésie.................................	0.025
Acide sulfurique.........................	0.157
— carbonique.........................	0.771
Chlore.................................	0.341
Acide borique.........................	traces
TOTAL.....................	5^{gr}201

« En retranchant de ce nombre 0,076, représentant l'oxygène combiné au sodium du chlorure de sodium, on retrouve 5,125, poids du résidu.

« L'eau étant chargée d'acide carbonique, les bases se trouvent en dissolution à l'état de bicarbonates, et on peut représenter la composition ainsi :

Résidu insoluble...........................	0^{gr}030
Bicarbonate de soude......................	5.295
— de potasse....................	0.121
— de chaux....................	0.532
— de magnésie..................	0.079
Sulfate de soude..........................	0.278
Chlorure de sodium......................	0.561
Acide borique, fer........................	traces
TOTAL..................	6^{gr}896

« Cette analyse est presque identique avec celle exécutée à l'Ecole des Mines en octobre 1874, elle montre que l'eau de la *Source Prunelle* a la composition des eaux du Bassin de Vichy et qu'elle est une des plus chargées en principes minéralisateurs ; elle peut donc rendre de grands services au point de vue médical. »

Ces conclusions avaient été adoptées à l'unanimité par l'Académie, mais malgré elles un arrêté ministériel du 17 avril 1877 rejetait, en vertu des dispositions de la loi du 14 juillet 1856, la demande que Nicolas Larbaud avait déposée le 24 juin 1874, et lui refusait, en conséquence, l'autorisation d'exploiter sa *Source Prunelle*. Cet arrêté ministériel, déféré au Conseil d'Etat par le requérant, était annulé par un décret du 6 décembre 1878, et le 26 décembre de cette même année 1878, l'exploitation de la *Source Prunelle* était enfin, et pour toujours, régulièrement autorisée.

Larbaud avait, quelque temps avant cette autorisation, fait aménager complètement la buvette de la *Source Prunelle* en même temps
qu'il construisait le pavillon qui l'abrite, et qu'il élevait d'un étage
tout l'immeuble qu'il avait acquis en 1873 et dans lequel il avait,
non seulement sa pharmacie qui l'occupait bien peu, mais aussi, mais
surtout les bureaux de son commerce, si important alors, d'eaux
minérales du Bassin de Vichy. Il essaya, en 1879, de transporter son eau
de la *Source Prunelle* hors Vichy, comme il le faisait pour ses eaux
de Saint-Yorre. Malgré de grands efforts et une assez puissante
réclame, il n'y réussit guère. C'est alors que, pour utiliser cette
Source Prunelle, il voulut mettre à exécution son grand projet de
construction d'un établissement de bains. Il avait acquis, entre l'avenue
Victoria et la rue de Paris, un immense terrain avec quelques mauvaises constructions qu'il s'était empressé de faire démolir, et c'est là
qu'il voulait réaliser, s'il trouvait des bailleurs de fonds, — car l'affaire
lui paraissait plutôt lourde pour lui seul, — l'idée qu'il avait toujours
caressée de concurrencer l'Etat en donnant, comme lui, des bains et
des douches.

Le 6 août 1882, il demandait au maire et au conseil municipal
de Vichy l'autorisation d'établir sous les rues Lucas et de Ballore et le
boulevard Victoria une canalisation qui lui permettrait d'amener l'eau
de la *Source Prunelle* à l'établissement de bains qu'il se proposait de
construire. Le 14 août, le conseil municipal émettait l'avis qu'il y
avait lieu d'accorder l'autorisation sollicitée par M. Nicolas Larbaud
sous les conditions expresses : 1° que la buvette de la *Source Prunelle*
serait gratuite ; 2° que le nombre des baignoires de l'Etablissement ne
pourrait être inférieur à trente. Enfin, le 26 septembre 1882, le préfet
de l'Allier autorisait, à son tour, la pose de la canalisation de la
Source Prunelle sous la chaussée de la route thermale n° 2 (avenue
Victoria).

Larbaud avait donc obtenu, là encore, pleine satisfaction, et cette
fois sans qu'il eût eu à lutter contre l'administration supérieure.
Il pensa alors qu'il lui serait plus facile de conduire son eau dans
son futur établissement par la rue de Paris (route nationale n° 106) ;
il demandait donc, le 29 septembre 1883, à la préfecture de l'Allier,
une nouvelle autorisation dans ce sens. Mais, alors, l'ère des difficultés
passées reparut. Après de longs retards, le préfet Genouille rejetait
sa demande, le 18 juin 1884, malgré un nouvel avis favorable du

conseil municipal de Vichy, dont l'arrêté préfectoral ne tenait aucun compte. Déféré au Conseil d'Etat, cet arrêté était annulé, le 26 novembre 1886, parce que le préfet ne pouvait statuer qu'après avoir pris l'avis du maire, et que cet avis n'était pas visé dans les considérants de la décision attaquée. Le 8 octobre 1887, un nouvel arrêté préfectoral autorisait Nicolas Larbaud à exécuter les travaux compris dans sa demande du 29 septembre 1883.

Cet arrêté reçut son exécution pendant l'hiver 1887-1888. « Ce travail important, écrivait en 1888 Nicolas Larbaud, consiste à construire une galerie souterraine avec regards sur la voie publique, où deux tuyaux de fonte, de diamètre différent, ont été placés l'un pour amener l'eau minérale de la *Source Prunelle* dans les réservoirs de l'Etablissement de la rue de Paris, et l'autre pour conduire à l'égout de la ville de la place des Quatre-Chemins les eaux de vidange, tant de l'établissement des bains minéraux que de l'établissement hydrothérapique qui y sera annexé. L'un aura sa façade sur la rue de Paris, et l'autre sur la rue Desbrest.

« Le propriétaire de la *Source Prunelle* a réservé la façade du boulevard Victoria pour y construire sa maison d'habitation dont il s'occupe en ce moment. Si son état de santé ne lui permettait de compléter lui-même son œuvre des bains Prunelle (1) si injustement interrompue le 18 juin 1884 par le fait de l'ex-préfet Genouille, il ne manquera pas de trouver des concessionnaires tout disposés à profiter des avantages de la situation exceptionnelle qu'il a pu acquérir malgré l'habileté de ses adversaires et la puissance de leurs protecteurs. »

Telle est l'histoire de la *Source Prunelle*. Elle est, on le voit, presque entièrement administrative, car le peu d'importance dont elle jouit, à Vichy, n'a pas incité beaucoup ceux qui s'occupent des eaux minérales de cette ville à l'étudier chimiquement ou cliniquement. Il convient, cependant, de dire qu'en 1891 MM. Roman et Colin écrivaient sur elle ce qui suit :

« Située place Lucas, à peu de distance de la source du même nom et en face de l'hôpital militaire. Le puits de recherche creusé en 1873, à 9^{m}60 de profondeur, fut remplacé, sur une longueur de 7 mètres, par une fosse quadrangulaire bétonnée, et, au fond du puits, on établit une cheminée en béton s'élevant à 1^{m}40 au-dessus

(1) Nicolas Larbaud mourut à Vichy, le 9 novembre 1889.

du niveau inférieur de la fosse. Cette cheminée, fermée par une dalle en pierre de Volvic, reçoit un tuyau en fonte dans lequel l'eau, dont le niveau se maintient à 4^{m}20 au-dessous du sol, est aspirée à l'aide d'une pompe.

« La distribution d'eau minérale se fait au robinet de la buvette, dans la maison même du propriétaire de la source.

« Le 29 juillet 1891, à 10 heures du matin, la température de l'eau du *Puits Prunelle*, prise au robinet de la buvette et après 15 minutes de fonctionnement de la pompe, était exactement de 22°8, la température de l'air étant de 20°5 et la hauteur barométrique réduite à 0° de 737^m/^{m}. »

Et, après avoir examiné, au point de vue bactériologique, l'eau de cette *Source Prunelle*, Roman et Colin concluaient que les résultats qu'ils obtenaient étaient peu différents de ceux que l'examen de la *Source Lucas* leur avait donnés. Ils ajoutaient « qu'il est probable, étant donné la très faible distance qui sépare ces deux sources, que la nappe servant à leur alimentation doit être la même, mais avec des griffons distincts ».

En 1896, l'un de nous trouvait à la *Source Prunelle* la même température que MM. Roman et Colin, et il indiquait que le titre alcalin d'un litre de cette eau calculé en C^2O^4,NaO,HO était de 6 grammes.

Le 9 mai 1906, M. Bretet donnait, à son tour, comme titre hydrocalimétrique calculé également en C^2O^4,NaO,HO le chiffre de 6^{gr}05 par 1.000 grammes d'eau de cette *Source Prunelle*.

Le 14 septembre 1907, à 8 h. 1/2 du matin, l'eau de la *Source Prunelle*, telle qu'on la donne au buveur à son robinet de distribution publique, avait une température de 21°, la température de l'air étant de 17° et la pression barométrique réduite à 0° de 772 ^{m}/^{m}.

Aujourd'hui, la *Source Prunelle* est dans le même état que l'ont si bien décrite, en 1891, MM. Roman et Colin. Elle n'a, maintenant, pas davantage de clientèle qu'elle n'en avait lorsqu'elle naquit en 1873. Prunelle avait dit vrai : l'eau qu'on pouvait faire jaillir dans le jardin Montaret, de même que les nombreuses sources qui étaient apparues dans les temps précédents sur la place des Acacias ou dans ses alentours, n'étaient, en somme, que des déviations du griffon principal qui avait alimenté, jadis, d'abord les *Bouillettes,* puis les *Sources Gargniez* et le *Petit Boulet ;* c'était toujours la même eau minérale qui coulait au temps des *Aquis Calidis* dans l'ancienne piscine romaine ; c'était cette eau, moins chaude peut-être, qui disparaissait là, pour apparaître ici, suivant les circonstances et la situation momentanée du sous-sol, souvent modifié, en ces lieux. Quoi qu'en ait dit Nicolas Larbaud pour les besoins de sa cause, et sans grande conviction, la *Source Prunelle* est bien la sœur cadette de la *Source Lucas*, dont elle a, du reste, la même composition chimique.

Nous répéterons à son sujet ce que nous avons dit à propos des *Sources Lardy* et *Larbaud* ; il faudrait que l'Etat s'en rendît maître soit en traitant de gré à gré avec le propriétaire, soit par voie d'expropriation pour cause d'utilité publique. On pourrait, alors, utiliser avantageusement cette *Source Prunelle* dans le traitement des dermatoses, en construisant un établissement spécial à proximité de tous les griffons qui sourdent dans le sous-sol de la place Lucas, ou en réservant dans l'Etablissement thermal actuel une douzaine de baignoires où l'on n'emploierait que de l'eau de *Lucas* et de *Prunelle*. Cette acquisition aurait encore cet autre avantage, de permettre à l'hôpital militaire de s'approvisionner plus copieusement d'eau minérale, car les 24^{mc} dont il dispose quotidiennement, aujourd'hui, seront bientôt insuffisants devant l'accroissement continu et nécessaire de notre armée coloniale.

RÉSUMÉ

Noms divers sous lesquels LA SOURCE PRUNELLE *a été successivement désignée :* PUITS LARBAUD, PUITS PRUNELLE, SOURCE PRUNELLE.

Date du captage de la source : 30 novembre 1873.

Profondeur du puits : 9^{m}60.

Altitude du jaillissement naturel actuel : 255^{m}25.

Mode d'amenée de l'eau au robinet de distribution publique : Par une pompe à bras.

Débit observé le 23 mars 1874 : 173^{mc} par 24 heures.

Plus haute température observée : 23°5, le 23 mars 1874.

Plus basse température observée : 19°, le 13 mars 1875.

Température au robinet de distribution publique, le 14 septembre 1907 : 21°.

Titre alcalin d'un litre d'eau puisée le 9 mai 1906 : 6^{gr}05, *calculé en* C^2O^4,NaO,HO.

LA SOURCE DUBOIS

L A *Source Dubois* est captée au fond d'un puits creusé dans un
terrain dont l'altitude est de 261^m03 et qui n'est séparé de
l'ancien enclos des Célestins que par la largeur de la route Nationale
n° 106, de Vichy à Thiers. M. Décoret, dans le second volume de son
Histoire des hospices et de leurs fondateurs (1), raconte qu'il y avait,
sous le second Empire, au n° 126 de la rue de Nîmes, une salle de bals,
de concerts ou de réunions artistiques, construite très sommairement
et qui, depuis la guerre, était inutilisée, partant improductive.
M. Pierre Dubois (2), ancien huissier à Cusset, et homme d'affaires
à Vichy, qui l'avait fait édifier vers 1867, la fit démolir dans
les premiers mois de 1873. « En enlevant les pieux, on s'aperçut
que la partie restée en terre pendant cinq ou six ans était beaucoup
mieux conservée que le reste ; en y regardant de plus près, on vit que
cette partie était imprégnée d'eau grasse ayant une odeur de soufre et
de naphte ; au fond des creux cette odeur était encore plus accentuée ;
comme le périmètre de protection, à l'étude, n'était pas définitivement
arrêté, l'idée vint au propriétaire de creuser plus bas ; la même odeur
persistait, et l'on finit par découvrir, à une vingtaine de mètres, la
nappe d'eau qui produisait cette évaporation (3). »

Nous avons tenu à citer textuellement les lignes qui précèdent afin
de leur conserver le cachet de naïveté scientifique qui les caractérise,
car l'auteur a fidèlement reproduit, dans ce passage, l'opinion moyenne,
qu'on se faisait alors à Vichy, du phénomène mystérieux (!) qui incita

(1) G. Décoret, *Une page sur Vichy et ses environs*, t. II. Vichy, 1890.
(2) Né à Thiers, le 31 mai 1811. Mort à Vichy, le 14 mars 1885.
(3) G. Décoret, *loc. cit.*, t. II, page 461.

M. Pierre Dubois à rechercher une source minérale dans le sous-sol de sa propriété.

Le 21 novembre 1873, un seul et même arrêté du préfet de l'Allier suspendait les fouilles entreprises par MM. Millet (1) et Dubois « dans le voisinage des sources domaniales de Vichy ». Déféré au Conseil d'Etat par M. Millet, seul, cet arrêté fut annulé, le 26 juin 1874, pour excès de pouvoir.

(1) M. Léon Millet, avoué à Cusset, était propriétaire — comme héritier, par Mme Léon Millet, née Lardy, de M. et Mme Henry Lardy — d'une partie de l'ancien enclos des Célestins, contiguë au parc de ce nom et faisant l'angle de la rue Lardy et du boulevard National. C'est dans ce terrain, qui lui appartient maintenant, que la Compagnie Fermière de Vichy a créé, dans ces dernières années, un merveilleux jardin anglais au milieu duquel apparaît la crête du roc d'aragonite qui, en cet endroit, est fort apparent, et a construit une superbe orangerie et une terrasse qui font l'admiration de tous ceux qui les visitent.

En 1873, M. Millet entreprit, près du rocher qu'il possédait alors, la recherche, à ciel ouvert, d'une source minérale qu'il découvrit assez facilement et qu'il appela *Source Saint-Louis*. Il allait la capter, lorsqu'on lui signifia l'arrêté préfectoral du 21 novembre 1873, arrêté qui fut annulé pour excès de pouvoir, par décision du Conseil d'Etat du 26 juin 1874. Mais, dès qu'il voulut reprendre ses travaux, on lui signifia un nouvel arrêté préfectoral du 16 juillet 1874 qu'il déféra, comme il l'avait fait pour le premier, au Conseil d'Etat et dont il ne tint, tout d'abord, aucun compte. Poursuivi devant le Tribunal correctionnel de Cusset pour infraction à cet arrêté préfectoral du 16 juillet 1874, il était, le 21 août 1874, condamné à 25 francs d'amende et aux dépens. Juriste très scrupuleux, il ne voulut pas aller plus loin dans la rébellion ; il n'imita, malheureusement pour lui, ni Larbaud, ni M. Pierre Dubois qui, à la même époque, étaient en butte aux mêmes tracasseries administratives. M. Millet cessa donc encore une fois ses travaux de recherches d'eaux minérales et attendit patiemment le résultat de son second pourvoi. Le 7 janvier 1876, l'arrêté du 16 juillet 1874 était, lui aussi, annulé pour excès de pouvoir. M. Millet fit donc, le 16 mai 1876, à la préfecture de l'Allier, conformément au paragraphe 2 de l'article 3 de la loi du 14 juillet 1856, la déclaration « qu'il était dans l'intention de continuer les fouilles à ciel ouvert, qu'il avait entreprises dans sa propriété des Célestins ». Par arrêté du 6 juin 1876, le préfet de l'Allier annulait et considérait comme non avenue cette déclaration, parce que, disait-il, les travaux en question étaient, de l'avis des ingénieurs, de véritables travaux souterrains entrepris dans l'intérieur du périmètre de protection, et pour lesquels une autorisation régulière était nécessaire. M. Millet déféra, encore, cet arrêté au Conseil d'Etat. Son pourvoi fut rejeté par arrêt du 19 juillet 1878. M. Millet abandonna alors la partie. La *Source Saint-Louis* ne fut pas achevée ; elle mourut, pour ainsi dire, aussitôt après son baptême et l'on ne connut jamais ni son eau, ni son régime, ni sa valeur thérapeutique.

M. et Mme Léon Millet vendirent, dans la suite, à la Compagnie générale d'Eaux minérales et Bains de mer, par acte reçu Me Monvoisin, notaire à Cusset, le 25 octobre 1881, moyennant le prix de 125.000 francs payé comptant, la *Source Saint-Louis* et tout ce qui leur restait encore de l'enclos des Célestins. Cette Compagnie revendit, elle-même, cette propriété à sa voisine, la Compagnie Fermière de Vichy, par acte reçu Me Nigay, notaire à Cusset, le 5 novembre 1898, moyennant le prix de 160.000 francs.

M. Pierre Dubois, qui ne s'était pas pourvu en même temps que M. Millet contre l'arrêté du 21 novembre 1873 et qui, par conséquent, ne pouvait se prévaloir de son annulation, n'en reprit pas moins, en avril 1874, avec plus d'activité encore qu'auparavant, les recherches qu'il avait quelque peu interrompues à la fin de l'année 1873. *La Source Dubois*

Le 19 mai 1874, le préfet de l'Allier lui adressait copie du décret présidentiel de l'avant-veille qui fixait le périmètre de protection des sources de Vichy et l'informait que, par suite de ce décret, l'arrêté préfectoral du 21 novembre 1873, suspendant provisoirement les travaux qu'il avait entrepris dans sa propriété de la rue de Nîmes, était devenu définitif. Deux mois plus tard, M. Pierre Dubois réclamait au Conseil d'Etat l'annulation de cette nouvelle décision préfectorale qui l'atteignait dans ses intérêts : mais le 12 mars 1875, son pourvoi était rejeté, car la lettre du préfet de l'Allier « ne constituait pas une décision susceptible d'un recours quelconque, et même en admettant que ce pourvoi pût être considéré comme étant dirigé contre l'arrêté préfectoral du 21 novembre 1873 notifié le lendemain au requérant, ce pourvoi n'ayant été enregistré que le 18 juillet 1874 au secrétariat du contentieux du Conseil d'Etat, c'est-à-dire après l'expiration du délai de trois mois fixé par le décret du 22 juillet 1806, n'était dès lors plus recevable ».

Entre temps, un nouvel arrêté préfectoral du 12 octobre 1874 avait fait défense à M. Pierre Dubois de continuer ses recherches. Il en appela, de cet arrêté préfectoral, au ministre lui-même à qui il demanda, du même coup, toutes les autorisations nécessaires prévues par la loi du 14 juillet 1856. Un arrêté ministériel du 7 décembre 1875 les lui refusa et lui interdit formellement toute continuation des travaux précédemment entrepris et non encore interrompus. M. Pierre Dubois se pourvut encore contre cet arrêté. Le 15 décembre 1876, le Conseil d'Etat déclarait qu'il n'y avait pas dans la décision ministérielle d'abus de pouvoir et rejetait, en conséquence, le pourvoi qui lui était soumis.

Traduit devant le Tribunal correctionnel de Cusset pour infraction à cet arrêté préfectoral du 7 décembre 1875, il fut condamné le 25 août 1878 à 50 francs d'amende et aux dépens. La Cour de Riom, — devant laquelle M. Pierre Dubois en avait appelé, — après avoir, le 9 décembre 1878, prescrit une enquête, le relaxait des poursuites par arrêt du 19 août 1879. Le Procureur général se pourvut contre cet acquittement et, le 12 mars 1880, la Chambre criminelle de la Cour de cassation cassait, dans l'intérêt de la loi, la décision des conseillers de Riom.

Mais le *Puits Dubois*, malgré toutes ces procédures judiciaires et administratives, n'en avait pas moins été achevé, et la *Source Dubois* était, depuis 1874, plus ou moins bien captée.

Lorsqu'en 1873, M. Pierre Dubois se mit en tête de trouver, chez lui, une source d'eau minérale, il n'était déjà pas riche. Les travaux qu'il exécuta en 1874 et 1875, les procès qu'il soutint contre un adversaire aussi puissant que l'Etat n'améliorèrent certes pas sa situation financière. Aussi, tous les immeubles qu'il possédait à Vichy furent-ils, le 11 décembre 1875, saisis à la requête de ses créanciers et vendus à la barre du Tribunal de Cusset, le 6 février 1877. Son frère, M. Jean-Baptiste Dubois-Nardeau (1), propriétaire à Thiers, s'en rendait, ce jour-là, adjudicataire, moyennant le prix de 51.960 francs, outre les charges et l'enchère.

A cette époque, la *Source Dubois*, qui avait été captée comme nous l'exposerons plus loin, était absolument improductive puisqu'elle n'était pas exploitée. La difficulté, pour en tirer un profit quelconque, était donc d'obtenir du Gouvernement l'autorisation nécessaire afin que cette exploitation fût licite, et qu'on pût distribuer gratuitement son eau, en boisson, aux malades de Vichy, pendant la saison thermale et, ainsi, lui créer une clientèle qui, à domicile, l'utiliserait en bouteille.

M. Pierre Dubois avait bien, dès 1874, adressé au ministère une requête pour obtenir cette autorisation ; mais sa démarche n'avait pas été couronnée de succès parce que sa source ne se trouvait pas, alors, dans des conditions d'installation convenables. Après l'arrêt de la Cour de Riom qui le relaxait des peines prononcées contre lui par le Tribunal correctionnel de Cusset, il avait renouvelé cette demande. Le préfet de l'Allier informait, le 11 novembre 1879, son ayant-droit, M. Jean-Baptiste Dubois-Nardeau, que MM. les ingénieurs avaient émis l'avis que le captage de la *Source Dubois* était toujours insuffisant, que l'eau minérale était mélangée d'une notable proportion d'eau douce, et que, dans ces conditions, le Ministre de l'agriculture et du com-

_____

(1) Né à Thiers, le 24 août 1812 ; mort à Thiers, le 15 novembre 1891. Il était veuf de Mme Dubois, née Claudine Nardeau.

merce ne pouvait point ordonner, en ce moment, le puisement légal *La Source Dubois*
de cette nouvelle eau minérale pour la soumettre, dans le laboratoire
de l'Académie de médecine, à l'analyse officielle qui constaterait sa
composition et ses vertus au point de vue médical. Il ajoutait que
l'examen de la demande de M. Pierre Dubois ne pourrait être repris
que lorsqu'il serait constaté, par le service des Mines, que la source
était convenablement captée et se trouvait, ainsi, à l'abri des infiltrations. M. Jean-Baptiste Dubois-Nardeau s'éleva contre cette opinion
et exigea qu'il fût statué, d'une façon ou d'une autre, sur la requête
présentée par M. Pierre Dubois. Après une information qui dura
près de cinq ans, il intervint, le 23 octobre 1884, un arrêté ministériel
rejetant, — sur le rapport du conseiller d'Etat, directeur du commerce
intérieur, — « la demande formée par M. Pierre Dubois en vue d'être
autorisé à exploiter une source d'eau minérale qu'il aurait découverte
sur la commune de Vichy (Allier) ».

Toutes ces difficultés que M. Jean-Baptiste Dubois-Nardeau rencontrait sur sa route lui firent rechercher un collaborateur qui pût,
par ses connaissances techniques, par ses relations commerciales, et
aussi par son action politique, en arriver à la mise en valeur de la *Source
Dubois*, et pour cela obtenir, préalablement, l'autorisation d'exploiter
qui avait été sollicitée, sans résultat, depuis si longtemps déjà.

Le 19 septembre 1884, après d'assez longs pourparlers, il intervenait entre M. Jean-Baptiste Dubois-Nardeau et M. Pierre-Ferdinand-
Melchior Desbrest, pharmacien à Vichy, un traité sous signatures privées
par lequel ce dernier s'engageait à faire, à ses frais, les démarches
nécessaires pour obtenir l'autorisation d'exploiter la source d'eau
minérale connue sous le nom de *Puits Dubois* et, dès que cette
autorisation serait obtenue, à installer, au puits, une buvette convenable,
ainsi que tout l'agencement nécessaire pour la vente et l'expédition de
l'eau minérale en bouteilles ; enfin, à donner à la source en exploitation,
soit par ses relations, soit par la publicité qu'il jugerait convenable de
faire, toute l'importance qu'elle comportait. De son côté, M. Dubois
promettait : 1° de ne pas vendre la source et ses dépendances avant
que M. Desbrest ne lui eût fait atteindre sa véritable valeur, avec
cette réserve, toutefois, que la vente ne pourrait avoir lieu avant le
1er septembre 1885 si l'autorisation d'exploiter était accordée avant le
15 mai 1885 ; 2° de mettre, alors, en vente la *Source Dubois* et d'en
partager le prix avec M. Desbrest quel qu'en fût le chiffre, mais

seulement au-dessus de 250.000 francs, ce dernier prix demeurant acquis à M. Dubois seul, sans aucun partage avec M. Desbrest ; 3° de laisser M. Desbrest exploiter la *Source Dubois* et de partager les bénéfices à provenir de cette exploitation, à compter du jour de l'autorisation jusqu'au jour de la vente ; 4° en cas de vente, de donner la préférence à M. Desbrest pour le cas où il voudrait devenir acquéreur de la source, mais au plus haut prix offert par quelque acquéreur que ce soit. Si l'autorisation d'exploiter n'était pas obtenue en septembre 1886, ces conventions devaient être considérées comme nulles et non avenues et ne pourraient être prorogées que par un nouveau traité écrit.

Ainsi qu'il avait été convenu, M. Desbrest, prit possession du *Puits Dubois* et des immeubles qui en dépendaient, le 20 septembre 1884. Son premier acte d'administration fut de recevoir la notification de l'arrêté ministériel du 23 octobre 1884 qui refusait, à M. Pierre Dubois, l'autorisation d'exploiter ; son second fut de se pourvoir contre cette décision devant le Conseil d'Etat.

Comptant, un peu trop, peut-être, sur des appuis puissants qu'il possédait alors, il demanda, en son nom, dans les premiers mois de l'année 1885, l'autorisation d'exploiter la *Source Dubois.* Le 14 avril 1885, il faisait pratiquer par le maire de Vichy un puisement légal de l'eau de cette source qu'il adressa, sans plus tarder, au Ministère de l'agriculture et du commerce pour qu'elle fût analysée dans le laboratoire de l'Académie de médecine. Le 13 mai 1885, le préfet de l'Allier informait M. Ferdinand Desbrest que le ministre du commerce avait bien reçu les échantillons d'eau minérale d'une source désignée sous le nom de *Source du Puits Dubois,* située à Vichy, mais que, comme cette source était identique à celle qui avait fait l'objet d'un refus d'autorisation le 23 octobre 1884, il n'y avait pas lieu d'accueillir la nouvelle demande, quoiqu'elle fût formulée par M. Desbrest, c'est-à-dire par un autre que l'ancien pétitionnaire, M. Pierre Dubois.

Devant cette fin de non-recevoir sans réplique, il n'y avait qu'à plaider la nullité de cet arrêté du 23 octobre 1884 et à attendre sur ce point la décision du Conseil d'Etat.

Cette position de la question fit que M. Jean-Baptiste Dubois-Nardeau et M. Ferdinand Desbrest prorogèrent, par un échange de correspondances, la durée de la convention du 19 septembre 1884 qui se trouva, ainsi, prolongée sans aucune date précise.

Le 16 juillet 1886, le Conseil d'Etat, statuant au contentieux,

annulait l'arrêté ministériel du 23 octobre 1884, et le 25 août suivant, *La Source Dubois*
M. Ferdinand Desbrest, était, comme conséquence de cette annulation, invité à renouveler sa demande d'exploitation de la *Source Dubois* et à fournir un nouveau prélèvement légal de son eau minérale aux fins d'analyse.

Le 30 août 1886, M. Desbrest adressait donc cette nouvelle demande, au sous-préfet de Lapalisse, à qui il la rappelait le 18 novembre de la même année ; et le 8 mars 1887, avait lieu, enfin, en présence de toute la municipalité de Vichy, le puisement officiel de quinze bouteilles d'eau de la *Source Dubois* qui furent aussitôt expédiées au Ministre du commerce.

Dans sa séance du 19 juillet 1887, l'Académie de médecine approuvait, à l'unanimité, le rapport suivant, lu par M. Proust au nom de M. Planchon et de la Commission des Eaux minérales :

« M. Desbrest, pharmacien à Vichy, sollicite l'autorisation d'exploiter l'eau minérale d'une source, dite *Puits Dubois,* située dans la commune de Vichy (Allier). Le *Puits Dubois* est situé dans la ville de Vichy, au bord de la route de Nîmes, à peu de distance de la *Source Lardy* et de la *Source des Célestins.* Il est rond, son diamètre moyen est de 1^{m}70 et sa profondeur de 27 mètres. Il traverse, sur 6 mètres environ, la couche tertiaire de sable avec cailloux roulés qui forme le sous-sol de Vichy. Un solide revêtement en béton le préserve des infiltrations d'eau douce, puis il entre dans le calcaire argileux sous-jacent, dont les couches sont sensiblement horizontales. Ce calcaire constitue le gisement de certaines nappes jaillissantes d'eau minérale. Du fond du puits part une galerie à large section, d'une longueur de 7 à 8 mètres. Trois naissants d'eau minérale se trouvent captés sur le sol de cette galerie, à l'aide de cloches en fonte adaptées au rocher et revêtues de solides massifs en ciment. Ces cloches communiquent ensemble.

« La source, dont le pouvoir ascensionnel est considérable, mais insuffisant toutefois pour l'amener à la surface, se tient à 15 ou 20 mètres, dans le tube, au-dessus du fond. Là, une pompe l'amène à la surface du sol. Le débit de la source est de 15.000 litres en 24 heures, sa température est de 11°. Elle est bien captée. Elle a donné à l'analyse, pour un litre :

Acide carbonique libre .... abondant
Carbonate de chaux........................ 0^{gr}110
    —   de magnésie..................... 0.024

Carbonate de potasse......................	0.061
— de soude........................	2.860
Chlorure de sodium	0.200
Sulfate de chaux..........................	0.167
Peroxyde de fer..........................	0.007
Acide arsénique	0.0008
Silice...................................	0.052
TOTAL.....................	3^{gr}4818

« Nous proposons à l'Académie d'émettre un avis favorable pour que la source, dite *Puits Dubois*, soit autorisée. »

Par arrêté ministériel du 3 août 1887, l'exploitation et la vente de l'eau minérale de la source, dite du *Puits Dubois*, était autorisée, et cela sur la requête formée par M. Ferdinand Desbrest, pharmacien à Vichy.

Il restait, maintenant, à mettre en valeur commerciale cette affaire. M. Desbrest se trouva, là, aux prises avec des difficultés qu'il n'avait certainement pas prévues. L'installation complète de la buvette publique d'abord, des magasins d'embouteillage et d'emballage ensuite, exigeait des frais considérables devant lesquels M. Desbrest eut raison d'hésiter, d'autant plus qu'il sentait en M. Jean-Baptiste Dubois-Nardeau, son associé, un mauvais vouloir indiscutable et le désir bien arrêté de se servir des conditions léonines de la convention qui les liait tous les deux, pour s'approprier, seul, les bénéfices provenant de la plus-value qui avait été donnée à cette propriété. Le 1er avril 1888, M. Dubois, pour répondre à l'une des obligations que lui imposait son traité du 19 septembre 1884, mettait en vente par adjudication publique, devant Mᵉ Fritisse, notaire à Thiers, et sur la mise à prix de 200.000 francs, la *Source Dubois* et ses dépendances. Il n'y eut pas d'enchère. Un an plus tard, il assignait M. Desbrest en résiliation des conventions de 1884, et, le 19 juin 1890, le Tribunal de Cusset déclarait ces conventions verbales résiliées, en fait, depuis quelque temps déjà, et condamnait, en conséquence, M. Desbrest aux frais de l'instance et à vider et rendre libres, dans les 24 heures, les lieux par lui occupés dans l'immeuble sis rue de Nîmes, appartenant à M. Dubois, « faute de quoi ce dernier serait autorisé de s'en mettre lui-même en possession, au besoin avec l'assistance de la force publique, et à jeter à la rue

les objets qui auraient été déposés par Desbrest ». Le jugement ordonnait, de ce chef, l'exécution provisoire, nonobstant opposition ou
appel et sans caution.

Ce jugement fut immédiatement exécuté dans toute sa rigueur.
M. Ferdinand Desbrest n'en rappela pas moins devant la Cour de
Riom qui, par arrêt du 2 février 1891, confirma, par de nouveaux
motifs, en adoptant, pour le surplus, ceux des premiers juges, la
sentence du Tribunal de Cusset.

M. Jean-Baptiste Dubois-Nardeau avait un neveu, M. Jean-Baptiste Ruffier, employé dans la maison de commerce Plagniol de James,
une des plus importantes de la ville de Marseille pour l'exportation
des huiles d'olive. M. Ruffier entretint, au commencement de l'année
1890, l'un de ses patrons, M. Alfred Gounelle (1), des intérêts de son
oncle, de la *Source Dubois*, de la valeur qu'elle aurait si elle était entre
des mains capables de la faire valoir, et des avantages qu'on pouvait
tirer d'une source d'eau minérale, jaillissant à Vichy même, et dans
l'intérieur du périmètre de protection. M. Gounelle promit d'examiner
cette affaire de près, et comme chaque année il faisait, avec ses équi-
pages, un déplacement dans une ville d'eaux, il arriva, vers la fin de
mai 1890, à Vichy où il n'était jamais venu encore. Il y étudia à fond,
pendant son séjour, l'affaire dont son employé, M. Ruffier, l'avait
entretenu. Le 11 juin, il faisait pratiquer par le maire de Vichy un
puisement légal de 100 litres de cette eau du *Puits Dubois* qu'il
adressait, le même jour, au laboratoire de la station agronomique du
Centre à Clermont-Ferrand. Le 7 juillet, le professeur Parmentier,
directeur de cette station, lui communiquait l'analyse suivante :

Résidu minéral par litre.....................	3gr562
Température prise le 26 juin 1890...........	11°

On a dosé par litre :

Acide carbonique total.....................	4gr017
— chlorhydrique.......................	0.078
— sulfurique.........................	0.070
— arsénique.........................	0.0008
Silice................................	0.034

(1) Mme Alfred Gounelle, qui était déjà décédée à cette époque, était née Plagniol
de James.

Protoxyde de fer	0.026
Chaux	0.129
Magnésie	0.030
Potasse	0.056
Soude	1.785
Lithine	0.0027
Alumine	0.015
Cœsium et rubidium	quantités sens.
Total	$6^{gr}2335$

Groupement hypothétique des éléments :

Acide carbonique libre	$1^{gr}303$
Silice	0.034
Bicarbonate de chaux	0.373
— de magnésie	0.109
— de protoxyde de fer	0.069
— de potasse	0.119
— de soude	4.507
Chlorure de sodium	0.125
Bicarbonate de lithium	0.012
Sulfate de soude	0.124
Arséniate de soude	0.0014
Alumine	0.015
Chlorure de cœsium et de rubidium	quantités sens.
Total	$6^{gr}7914$ (1)
Sans l'acide carbonique libre	$5^{gr}4884$

(1) Comme nous l'avons dit, déjà, à propos des températures et des débits des sources minérales, il convient, aussi, de se montrer fort réservé dans les comparaisons que l'on peut vouloir établir entre les analyses quantitatives de l'eau d'une même source, publiées à des époques éloignées les unes des autres, ou même à des époques relativement rapprochées. Les deux analyses de l'eau de la *Source Dubois*, faites à trois ans seulement de distance, en sont un exemple frappant. Il suffit de constater, là, les différences assez considérables qui existent dans les chiffres des mêmes matières dosées pour se convaincre du peu de fond qu'il y a à faire sur la connaissance absolue, à l'heure actuelle, de la composition saline d'un litre d'eau de cette source.

Et, ce que nous disons de la *Source Dubois* peut se dire de toutes les autres sources de Vichy. Les diverses analyses que nous avons reproduites pour chacune d'elles varient, selon l'époque où elles ont été pratiquées, et, dans le même temps, selon les procédés employés, selon les groupements hypothétiques admis, et aussi et surtout, selon la valeur morale et scientifique des expérimentateurs qui les ont faites.

Certes, on ne saurait prétendre que la composition saline d'une eau minérale naturelle quelconque qui, en somme, dépend d'un assez grand nombre de facteurs,

M. Gounelle, muni de tous ces renseignements et de devis très étudiés, repartit donc pour Marseille fort documenté. Avant de prendre une décision ferme et définitive, il revint l'année suivante pour voir encore et s'informer sur place de ce qu'on pouvait espérer de l'exploitation de cette eau minérale.

La Source Dubois

souvent indépendants les uns des autres, est immuable et ne doit, ni ne peut jamais changer. Nous croyons, au contraire, que cette composition, dans ses petits détails tout au moins, dans ses *milligrammes* si l'on peut s'exprimer ainsi, n'est pas une entité qui peut, à un moment donné, se définir pour toujours ; elle est, au contraire, souvent variable. Mais elle l'est moins, on peut l'affirmer sans crainte, que ne l'ont faite les méthodes d'analyses, souvent différentes, employées par les chimistes hydrologistes, leur façon arbitraire d'interpréter les résultats qu'ils obtiennent, et aussi leurs erreurs, avec lesquelles il faut quelquefois compter.

De plus, à mesure que la science progresse — et à notre époque elle marche à grands pas vers cette connaissance de l'absolu qu'elle parviendra, peut-être, à acquérir un jour, — elle découvre de nouveaux corps simples dans les eaux minérales et elle les dose. En 1904, c'étaient MM. Curie et Laborde qui publiaient leur fameuse *Note sur la radio-activité des gaz qui se dégagent de l'eau des Sources thermales.* En 1906, c'était le professeur Ch. Moureu qui nous écrivait, le 7 mai, qu'il avait rencontré des traces d'argon et d'hélium dans six sources de Vichy. Le 16 octobre de cette même année 1906, il insérait dans le *Journal de Pharmacie et de Chimie* le résultat de ses si intéressantes recherches qui, pour Vichy, comprenait la composition centésimale, en volumes, des mélanges gazeux qui se dégagent aux griffons des sources. Ainsi, aux *Célestins* il avait trouvé 98,85 de CO^2 ; 1,135 d'O et d'Az et 0,015 de gaz rares en bloc, c'est-à-dire d'hélium, d'argon et peut-être de néon, de crypton et de xénon. A la *Grande-Grille*, les résultats furent les suivants : 85,70 de CO^2 ; 14,192 d'O et d'Az et 0,108 de gaz rares en bloc. A l'*Hôpital*, il dosa 88,30 de CO^2 ; 11,61 d'O et d'Az et 0,09 de gaz rares en bloc ; à *Chomel*, 86,15 de CO^2, 13,726 d'O et d'Az et 0,124 de gaz rares en bloc ; à *Lucas*, 98,9 de CO^2, 1,0874 d'O et d'Az et 0,0126 de gaz rares en bloc ; enfin à *Boussange (Source du Pont de Champ de Cornes)*, 96,18 de CO^2, 3,777 d'O et d'Az et 0,0428 de gaz rares en bloc.

Cette étude des gaz rares des eaux minérales et de leur radio-activité est loin d'être terminée. Parmi eux, il en est, comme le néon, le crypton, le xénon, dont la recherche, dans les gaz de nos eaux, est encore fort incomplète, quoiqu'elle ait déjà donné quelques résultats. Bref, il est indiscutable que la composition chimique d'une eau minérale en général, et celle des eaux de Vichy en particulier, n'est pas encore absolument définie. Le sera-t-elle un jour ? Peut-être ; mais pour l'instant, nous le répétons, on s'exposerait à de graves mécomptes en adoptant une des compositions quelconques, parmi toutes celles que nous avons citées dans les pages qui précèdent, pour baser, sur elle, soit une théorie scientifique, soit une spécialisation thérapeutique, soit enfin une individualité thermale quelconque. Il faut donc s'en tenir, à l'heure présente, pour les eaux minérales, aux données générales qui ont permis leur classement suivant la nature des principes qui dominent dans leur composition ; il faut retenir, seulement, les gros chiffres de cette composition, sans pousser trop loin la lecture des décimales et surtout sans trop s'appesantir sur une foule de curiosités chimiques dont l'importance échappe encore. Il faut, somme toute, admettre l'action curative de ces eaux et attendre que la clinique ait consacré, par l'observation rigoureuse des faits, ce que les travaux de laboratoire ont révélé par l'analyse.

En 1891, MM. Roman et Colin écrivaient que la *Source Dubois* « est située rue de Nîmes, à l'est de la *Source des Célestins*. Un puits, de 27 mètres de profondeur, communique avec une galerie où sont captés, à l'aide de cloches en fonte, plusieurs naissants d'eau minérale.

« L'eau, aspirée par une pompe, arrive à une petite buvette ménagée sur l'une des faces du magasin d'embouteillage.

« Le 1er août 1891, à 10 h. 15 du matin, l'eau de la buvette, après dix minutes de fonctionnement de la pompe, donnait, au thermomètre, une température constante de 15°3, la température de l'air étant de 16°5 et la hauteur barométrique réduite à 0° de 741.6. »

Le 15 novembre 1891, M. Jean-Baptiste Dubois-Nardeau mourait à Thiers, laissant un testament par lequel il instituait, pour son légataire universel, M. Jean-Baptiste Ruffier, son neveu. Par acte sous signatures privées, daté de Marseille le 4 décembre 1891, ce dernier cédait à M. Alfred Gounelle, moyennant le prix forfaitaire de 135.000 francs, dans lequel la *Source Dubois* et ses dépendances devaient entrer pour 120.000 francs environ, tous les droits mobiliers et immobiliers lui revenant dans la succession de son oncle.

Lorsqu'il fut en possession du *Puits Dubois*, M. Gounelle fit, immédiatement et avant tout, des travaux en ciment assez importants afin d'assurer l'étanchéité de ses parois et éviter toute venue possible de ces eaux douces que les ingénieurs des mines avaient, à juste titre, incriminées quelquefois. Puis on consolida les captages du fond et on installa, à 20 mètres plus bas que le sol, une pompe à fourreau qui, mue par un moteur, monte encore l'eau pour la buvette publique d'une part, et pour l'embouteillage de l'autre. Dans le même temps, on faisait presque table rase des vieilles constructions qui couvraient une partie du terrain ; on édifiait de magnifiques magasins d'emballage s'ouvrant sur la rue du Château-d'Eau et, devant la source, on créait un jardin anglais éclairé, le soir, à la lumière électrique et séparé de la rue de Nîmes par une grille en fer d'aspect assez monumental.

En 1896, l'un de nous indiquait comme température de l'eau de la *Source Dubois* le même chiffre que MM. Roman et Colin, c'est-à-dire 15°3, et un degré hydrocalimétrique de 3gr70 par litre calculé en C^2O^4,NaO,HO. M. Bretet a donné pour de l'eau de la même source puisée le 27 mai 1907, à 5 heures du soir, un titre hydrocalimétrique de 4gr35 par litre, calculé également en C^2O^4,NaO,HO. Enfin, le 14 sep-

tembre 1907, à 9 heures du matin, la température de l'eau prise avec   *La Source Dubois*
un thermomètre recuit de Baudin, à la buvette publique, était de 16°,
la température de l'air ambiant étant de 17° et la pression barométrique réduite à 0° de 774 $^m/^m$.

Le 11 avril 1904, M. Alfred Gounelle mourait à Marseille. Depuis
son décès, la *Source Dubois* appartient, indivisément, à sa sœur
Mme Baudoin, à ses deux frères MM. Charles et Léon Gounelle, et à
ses deux neveux MM. les barons de Forest. Elle est, comme auparavant, exploitée, maintenant, sous la raison sociale « Plagniol de
James ». Sa buvette publique, où l'on distribue l'eau par un seul robinet
en métal blanc qui suffit amplement à la petite clientèle qu'elle possède,
est abritée sous une sorte de dôme situé au centre d'une galerie couverte où les malades peuvent séjourner en cas de mauvais temps.
Elle semble avoir plus de succès pour l'exportation hors Vichy que
pour la cure à Vichy même. Cependant, même au point de vue
commercial, son avenir est limité par le peu d'importance de son
débit actuel (1). Elle est, encore, une de ces sources que l'Etat aurait
grand intérêt à acquérir, quand ce ne serait que pour la faire disparaître et pour obstruer, à tout jamais, la légère fissure terrestre qui
l'alimente, et qui reçoit, certainement, son eau de la grande faille
tertiaire des *Célestins*.

RÉSUMÉ

Noms divers sous lesquels la Source Dubois *a été successivement désignée :* Puits
Dubois, Source du Puits Dubois, Source Dubois.

Année du captage de la source : 1874.

Profondeur du puits : 27 mètres.

Altitude du jaillissement naturel actuel : 234^{m}03.

Mode d'amenée de l'eau au robinet de distribution publique : Par un pompage méca-
nique.

Débit observé en 1887 : 15me par 24 heures.

Plus haute température observée : 16°, le 15 septembre 1907.

Plus basse température observée : 11°, le 24 juin 1890.

Température au robinet de distribution publique, le 15 septembre 1907 : 16°

Titre alcalin d'un litre d'eau puisé le 27 mai 1907 : 4^{gr}35, calculé en C^2O^4,NaO,HO.

(1) Ce débit serait, paraît-il, de 4 à 5 mètres cubes seulement par 24 heures.

CHAPITRE XI

LA SOURCE DES ÉTOILES

L a *Source des Etoiles* est relativement de date toute récente. Elle a été obtenue, en 1893, par un forage de 102 mètres de profondeur exécuté dans la déclivité la plus basse d'un champ situé presqu'à la limite sud de la commune de Vichy, au pied des coteaux du Vernet, à 25 mètres seulement en dehors du premier périmètre de protection et sur la droite de la route allant de Vichy à Abrest.

M. Théodore Reignier, propriétaire à Cusset, avait acquis ce champ, pour une superficie de mille mètres carrés, de Mlle Marie Defourniaux, du Vernet, le 1er décembre 1892 ; et pour une seconde partie, de deux mille mètres carrés, de Gervais Cornil et de son épouse, Mme Emilie Cornil, le 21 décembre 1892.

Ce fut au nom de M. Théodore Reignier que furent entrepris, au commencement de l'année 1893, les travaux de recherches d'abord, de captage ensuite, de cette *Source des Etoiles*, et ce fut par lui, aussi, que fut sollicitée, plus tard, l'autorisation de l'Etat, nécessaire à l'exploitation de son eau minérale.

Le sondage, commencé au fond d'un puits de sept mètres, ne traversa, tout d'abord, qu'un épais banc de cette marne qui constitue le sous-sol tertiaire de Vichy. Puis, au-dessous de 41 mètres, ces marnes furent entrecoupées par des plaquettes de calcaire et d'argile d'épaisseurs variées, jusqu'à la profondeur de 102 mètres. A cette cote, on trouva, le 1er avril 1893, le sable grossier, le sable aquifère dans lequel gisait l'eau minérale qui vint jaillir aussitôt dans le tube isolateur de recherches. Le captage de la source fut alors pratiqué suivant la méthode ordinaire et, pour modérer son premier débit, qui paraissait cependant assez faible, et lui assurer, dans l'avenir, un écoulement long et régulier, elle fut munie d'une tubulure et d'un appareil syphoïde au travers duquel elle vient sourdre encore aujourd'hui.

Aussitôt après ce captage, l'eau de la *Source des Etoiles* fut analysée par Parmentier, professeur de chimie à la Faculté des sciences de Clermont-Ferrand. Le jour où il vint faire, lui-même, le prélèvement de l'eau dont il devait étudier la composition, il en prit la température qu'il trouva être de 20° centigrades. Le débit de la source était alors, en moyenne, de 5 litres à la minute, soit de 7.200 litres par 24 heures, et sa composition par litre fut établie ainsi :

Acide carbonique	$5^{gr}129$
— chlorhydrique	0.324
— sulfurique	0.147
— arsénique	0.0008
Silice	0.018
Protoxyde de fer	0.013
Chaux	0.150
Magnésie	0.027
Potasse	0.023
Soude	2.566
Lithine	0.002
Alumine	0.006
Matières organiques	traces
Manganèse	traces
TOTAL	$8^{gr}4358$

De ces chiffres, Parmentier tira, comme suit, le groupement hypothétique des éléments :

Acide carbonique libre	$1^{gr}715$
Silice	0.048
Bicarbonate de chaux	0.433
— de magnésie	0.098
— de protoxyde de fer	0.032
— de potasse	0.048
— de soude	5.889
— de lithine	0.009
— de manganèse	traces
Chlorure de sodium	0.519

Sulfate de soude	0.2609	
Arséniate de soude	0.0014	
Matières organiques	traces	
Alumine	0.006	

TOTAL avec CO^2 libre .... $9^{gr}0593$

Le 1er mai 1894, sur le rapport de la Commission des Eaux minérales et après vérification des chiffres ci-dessus qui paraissaient au-dessus de la réalité, de telle sorte que la minéralisation de l'eau semblait être plus faible que celle qui résultait de l'analyse de Parmentier, l'Académie de médecine émit un avis favorable à la demande d'autorisation d'exploiter cette source et, le 29 mai 1894, M. le Ministre de l'intérieur en autorisait, par arrêté, l'exploitation.

Le 4 mars 1896, l'un de nous attribuait à l'eau de la *Source des Etoiles* une température de 20°8 et un titre alcalin, calculé par litre, en C^2O^4,NaO,HO de $5^{gr}70$. Le 15 mai 1906, M. Bretet indiquait à son tour, pour la même quantité, le titre hydrocalimétrique de $6^{gr}1$ calculé également en C^2O^4,NaO,HO. Enfin, le 27 septembre 1907, la température de l'eau de cette source, prise avec un thermomètre recuit de Baudin, était de 21°6, la température de l'air étant de 20° et la pression barométrique réduite à 0° de 761^m/^{m}. Ajoutons que, d'après ses propriétaires actuels, la *Source des Etoiles* aurait, en 1907, un débit qui varierait entre 5 et 6 litres 1/2 par minute, soit entre 7.200 et 9.360 par 24 heures.

Jusqu'à ce jour, l'exploitation de cette source ne semble pas avoir donné tout ce qu'on était en droit d'attendre d'elle.

Par suite de conventions, sous signatures privées, intervenues entre M. Théodore Reignier d'une part, et MM. Chervin, entrepreneur de charpente, Dumas, marchand de bois, — aux droits duquel M. Bonnard, banquier à Vichy, fut substitué dans la suite, — Baudon et Frobert, cimentiers à Vichy, d'autre part, ces derniers qui avaient formé, entre eux quatre, une sorte de société civile en furent, dès le début, les seuls propriétaires occultes, puisque c'était toujours M. Théodore Reignier — beau-père de MM. Baudon et Frobert — qui figurait en nom.

Après en avoir, eux-mêmes, commencé l'exploitation sous le couvert et sous le nom de M. Théodore Reignier, ils l'affermèrent, le 1ᵉʳ juillet 1897, pour une durée de 50 années, à M. Garnier, pharmacien à Paris, qui se réservait le droit de passer lui-même son bail à une société d'exploitation qu'il se proposait de constituer.

Une société en participation, dite la *Société nouvelle des Eaux minérales naturelles de Vichy, Source des Etoiles,* dont le siège social était 39, rue de Châteaudun, à Paris, fut, en effet, assez rapidement créée. Le 1ᵉʳ novembre 1897, M. Garnier lui cédait ce bail de 50 années qu'il avait obtenu de M. Théodore Reignier, ainsi que tous les avantages et toutes les charges qu'il comportait; et le 1ᵉʳ janvier 1900, une société anonyme, au capital de 1.000.000 de francs pouvant être porté à 1.500.000 francs, prenait, sous la même dénomination et dans le même siège social, la suite des affaires de la société d'exploitation en participation.

Cette dernière, ainsi que celle qui l'avait précédé, eut plutôt une existence mouvementée et quelque peu précaire. Les débuts, qui parurent assez heureux, n'eurent pas de lendemain, et, malgré des efforts inouïs et très souvent répétés de ses actionnaires, elle sombra totalement, le 19 juin 1906.

Entre temps, le 12 septembre 1902, MM. Chervin, Frobert, Bonnard et les héritiers de M. Baudon se substituaient ouvertement, comme co-propriétaires de la *Source des Etoiles,* à M. Théodore Reignier. Ils vendaient leur source et tous leurs droits d'exploitation ou autres à une société en commandite par actions désignée sous le nom : Henri Lustrat et Cⁱᵉ, dont le siège était 55, rue Rodier, à Paris, et dont le capital social primitif qui s'élevait à 110.000 francs fut porté, dans la suite, à 150.000 francs d'abord, puis à 175.000 francs.

Cette société, qui s'appelle : *Société mobilière et immobilière des Eaux minérales françaises et étrangères,* reprenait donc la *Source des Etoiles* et la propriété qui l'entoure, le 1ᵉʳ juillet 1906. Afin d'en assurer, dorénavant, l'exploitation, dont elle ne voulait pas assumer elle-même la charge, elle l'a louée pour 40 ans, avec promesse de vente, à une nouvelle société anonyme qui l'exploite maintenant — la *Société nationale des Eaux de sources et des Eaux minérales* — dont le siège social est 68, rue du Faubourg-Poissonnière, à Paris.

L'eau de la *Source des Etoiles,* à cause de son éloignement du centre thermal de Vichy, n'est employée, sur place, ni en boisson, ni en bains. Elle n'est utilisée que pour l'exportation et ne peut, par conséquent, servir qu'à un traitement à domicile.

RÉSUMÉ

Nom sous lequel la SOURCE DES ETOILES *a été jusqu'à ce jour toujours désignée :* SOURCE DES ETOILES.

Date du captage de la source : 1er avril 1893.

Profondeur du forage : 102 mètres.

Altitude du jaillissement naturel actuel : 268m80.

Mode d'amenée de l'eau au robinet de distribution publique ; Jaillit naturellement.

Débit observé en 1893 : 7.200 litres par 24 heures.

Débit actuel : S'élève jusqu'à 9.360 litres par 24 heures.

Plus haute température observée : 21°6, le 27 septembre 1907.

Plus basse température observée : 20°, en 1893.

Température au robinet de distribution publique, le 27 septembre 1907 : 21°6.

Titre alcalin d'un litre d'eau puisé le 15 mai 1906 : 6gr1 *calculé en* C^2O^4, NaO, HO.

CHAPITRE XII

LA SOURCE GÉNÉREUSE

B IEN avant le captage de la *Source des Etoiles*, MM. François Bardiaux, propriétaire au Vernet, et son gendre, M. Planchin, alors professeur à l'Ecole primaire supérieure de Vichy, avaient eu l'idée et le projet de chercher dans une parcelle de terrain qu'ils possédaient, sur la limite même des communes de Vichy et d'Abrest, une source d'eau minérale. Après avoir acquis pour leur propre compte un matériel fort complet de sondage, afin de faire eux-mêmes et comme ils l'entendraient leurs travaux de recherches, MM. Planchin et Bardiaux commencèrent leur forage vers la fin de juillet 1893. Ils s'établirent, sur la déclivité des coteaux du Vernet, à 30 mètres au sud de la *Source des Etoiles*, c'est-à-dire à 30 mètres plus près de la commune d'Abrest et à 49 mètres de la *Source Larbaud*, qui était alors un des confins du périmètre de protection des sources domaniales de Vichy.

Ils atteignirent le 16 novembre 1893 la couche aquifère; ils trouvèrent le filon à 102^{m}66 de profondeur. Comme celui de la *Source des Etoiles*, le forage de la *Source Généreuse* traversa successivement des assises marneuses et calcaires ainsi que quelques couches d'argile.

Le captage de cette source fut alors particulièrement soigné : « le tubage comprenait deux colonnes concentriques reposant respectivement sur des plaquettes de calcaire aux cotes 101.50 et 102.60. Une colonne ascensionnelle de fer creux, munie à sa base d'un bourrelet de plomb et d'une perruque de chanvre, reposait sur la plaquette de la cote 102.60. A cette colonne faisait suite une crépine percée de 24 trous atteignant la profondeur de 104^{m}50. Des coulées de béton assujettissaient et isolaient les tubes. Le captage se termina par un échappement syphoïde avec robinet régulateur (1) ».

Aussitôt après ce captage, cette source, qui était fort belle, débitait, par 24 heures, 128^{mc}8 d'eau minérale très limpide à une température de 20°. Analysée par M. Friedel, ingénieur ordinaire des mines et professeur à l'Ecole de Saint-Etienne, cette eau contenait, par litre, le groupement hypothétique suivant des éléments préalablement dosés :

Acide carbonique libre.....................	1^{gr}605
Bicarbonate de soude.....................	5.404
— de potasse	0.256
— de lithine	0.0038
— de chaux.....................	0.219
— de magnésie..................	0.070
— de fer......................	0.0053
— de manganèse	traces
Sulfate de soude........................	0.306
Chlorure de sodium	0.729
Arséniate de soude.......................	0.0006
Phosphate de soude......................	0.009
Silice.................................	0.065
Alumine................................	0.0016
TOTAL avec CO² libre.............	8^{gr}6743

La vérification faite, par le laboratoire de l'Académie de médecine, de quelques-uns de ces chiffres, amena, ce qui se produit toujours, une légère divergence. L'Académie, en effet, enregistra qu'il y avait 0^{gr}220 de bicarbonate de chaux au lieu de 0^{gr}219 ; 0^{gr}022 de bicarbonate de magnésie au lieu de 0^{gr}070, et 0^{gr}640 de chlorure de sodium au lieu de 0^{gr}729. Néanmoins, elle émettait, le 9 avril 1895, un avis favorable à la demande d'autorisation d'exploitation de la *Source Généreuse*, et M. le Ministre de l'intérieur faisait droit à cette demande par arrêté du 1er mai 1895.

En 1896, l'un de nous indiquait comme température de l'eau de cette source 23° centigrade 8, et, comme titre alcalin d'un litre d'eau calculé en C²O⁴,NaO,HO, le même chiffre que pour la *Source des Etoiles*, c'est-à-dire 5^{gr}70.

Le 15 mai 1906, M. Bretet attribuait comme titre hydrocalimétrique de la *Source Généreuse* le chiffre de 6^{gr}70 pour un litre, calculé

(1) *Bulletin de l'Académie de Médecine*, 3ᵉ série, t. XXXIII, p. 404.

en C^2O^4,NaO,HO. La température de l'eau de cette source prise au thermomètre recuit de Baudin était toujours de 23°8 le 27 septembre 1907, celle de l'air étant de 20° et la pression barométrique réduite à 0° de 761 $^m/^m$. Enfin, d'après M. Planchin lui-même, dont la compétence comme ingénieur hydrographe est hors de toute discussion, le débit de la *Source Généreuse*, en 1906, était, en moyenne, de 37^{mc}440 par 24 heures.

Comme sa voisine la *Source des Etoiles*, la *Source Généreuse* est trop éloignée du centre de Vichy pour pouvoir être utilisée en boisson par les malades pendant leur saison thermale. Aussi MM. Planchin et Bardiaux, dès le début de leur exploitation, la livrèrent-ils entièrement à l'exportation. Ils construisirent pour cela des bâtiments assez importants, ce qui les obligea, dès qu'ils virent leurs affaires prospérer, à acquérir, de MM. Gourut, Bert, Joseph Cornil et Solange, plus d'un hectare de terrain. Ils eurent, ainsi, le gros avantage de s'isoler quelque peu de leurs voisins et d'avoir leurs coudées plus franches pour se mouvoir autour de leur source.

Le 8 mars 1905, la *Source Généreuse* fut vendue, par M. et Mme Planchin et Mme veuve Bardiaux (1), à la *Compagnie des grandes Sources minérales françaises*, dont le siège social est 6, place de la Cathédrale, à Nancy. Cette compagnie, qui, en même temps que la vente de l'eau en bouteilles, exploite l'acide carbonique qui s'échappe de la *Source Généreuse* en assez grande abondance, a, dès 1906, créé une attraction dans sa propriété où elle répète les fameuses expériences de la Grotte du Chien. Elle liquéfie également le « gaz naturel de Vichy », et le livre, ainsi, au commerce de gros ou à la consommation particulière.

RÉSUMÉ

Nom sous lequel la SOURCE GÉNÉREUSE *a été jusqu'à ce jour toujours désignée :* SOURCE GÉNÉREUSE.

Date du captage de la source : 16 novembre 1893.

Profondeur du forage : 102^{m}66.

Altitude du jaillissement naturel actuel : 269 mètres.

Mode d'amenée de l'eau au robinet de distribution publique : Jaillit naturellement.

Débit observé en 1894 : 128^{mc}8 par 24 heures.

Débit actuel : 37^{mc}440 par 24 heures.

Plus haute température observée : 23°8, en 1896 et le 27 septembre 1907.

Plus basse température observée : 20°, en 1894.

Température au robinet de distribution publique, le 27 septembre 1907 : 23°8.

Titre alcalin d'un litre d'eau puisé le 15 mai 1906 : 6^{gr}70, *calculé en* C^2O^4,NaO,HO.

(1) M. François Bardiaux était décédé, au Vernet, le 7 janvier 1902.

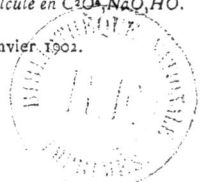

Table de " l'Histoire des Eaux minérales de Vichy "

(Le tome premier (814 pages) et les chapitres marqués d'un astérisque ont paru et sont en vente, le tome premier au prix de 25 francs et le premier et le second fascicules du tome second aux prix marqués sur leurs couvertures respectives.)

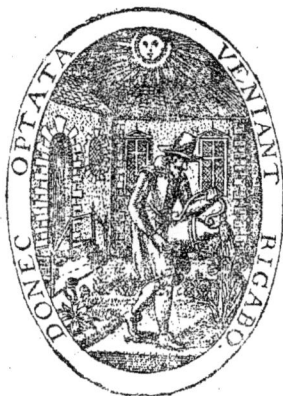

DONEC OPTATA VENIANT RIGABO

MOULINS, IMPRIMERIE CRÉPIN-LEBLOND

www.ingramcontent.com/pod-product-compliance
Lightning Source LLC
Chambersburg PA
CBHW060338200326
41519CB00011BA/1974